Knaur.

Knaur.

Über den Autor:
Werner Bartens, Jahrgang 1966, ist Arzt, Historiker und Hypochonder. Er studierte Medizin, Geschichte, Germanistik und war als Arzt an den Unikliniken Freiburg und Würzburg tätig; Forschungsaufenthalte in den USA und am Max-Planck-Institut für Immunbiologie. Heute ist er Redakteur der »Süddeutschen Zeitung« und lebt in Freiburg/Breisgau. Er ist Autor des Bestsellers »Lexikon der Medizin-Irrtümer« (Eichborn, 2004).

Werner Bartens

Die Krankmacher

Wie Ärzte und Patienten
immer neue Krankheiten erfinden

Knaur Taschenbuch Verlag

Besuchen Sie uns im Internet:
www.knaur.de

Vollständige Taschenbuchausgabe August 2005
Knaur Taschenbuch.
Ein Unternehmen der Droemerschen Verlagsanstalt
Th. Knaur Nachf. GmbH & Co. KG, München

Bei dem vorliegenden Buch handelt es sich um die Neuausgabe
des zuerst 2003 im Droemer Verlag erschienenen Titels
Was hab ich bloß? Die besten Krankheiten der Welt

Redaktion: Thomas Bertram
Umschlaggestaltung: ZERO Werbeagentur, München
Umschlagabbildung: ZEFA, Düsseldorf/Masterfile/Lloyd Sutton
Druck und Bindung: GGP Media GmbH, Pößneck
Printed in Germany
ISBN 3-426-77809-2

5 4 3 2 1

Inhalt

Vorwort

Krankheiten als Kulturtechniken sind lange Zeit unterschätzt worden. Doch welche Vielfalt an Symptomen und Beschwerden tut sich da auf! Zwar wurde schon früher schamhaft über die »Krankheit als Weg« geschrieben, und auch der sekundäre Krankheitsgewinn ist Medizinern und Rentenanstalten durchaus vertraut. Aber welcher Nutzen hinter vielen Leiden und Symptomen steckt, wurde bisher meist verschwiegen.

Glaubt der Partner Ihnen nicht mehr, wenn Sie Migräne haben? Fällt es den Kollegen langsam auf, dass Sie immer die gleichen Gründe für Ihr Fernbleiben angeben: Grippe, Ischias, Magenverstimmung? Nimmt Ihnen die Familie die Rückenschmerzen nicht mehr ab? Haben Sie aus Verzweiflung sogar schon ein Wellness-Wochenende gebucht?

Schluss mit falscher Scham oder zwanghaftem Fitness-Wahn! Entziehen Sie sich der Pflicht zum Wohlfühlen. Es gibt die passenden Leiden für jede Lebenslage – ob bei der Partnerwahl, im Beruf, Hobby oder in der Familie. Dabei muss allerdings auf die unterschiedliche Bedeutung der Leiden geachtet werden. Es gibt eine Hierarchie der Symptome, ausgesprochene Modediagnosen, aber auch Beschwerden, die längst »out« sind. Sportverletzungen sind immer gut und adeln die Betroffenen. Mit Nervenleiden und psychiatrischen Diagnosen sollte man hingegen vorsichtiger sein. Mit diesem Buch als Beschwerde-Führer finden Sie den Weg durch den unübersichtlichen Dschungel der Symptome und Erkrankungen.

Denn manche Krankheiten gibt es zwar noch, doch sie interessieren niemanden mehr – außer die Betroffenen: Krampfadern waren noch nie »in«. Die Migräne weckt höchstens noch Erinnerungen an den Geschlechterkampf der siebziger Jahre. Selbst der Herzinfarkt ist nicht mehr das, was er einmal war. Als er noch als »Managerkrankheit« galt, war der Infarkt eine »angesehene« Diagnose. Heute wird er nicht mehr so hoch bewertet, da Arbeiter ihn häufiger erleiden als Führungskräfte. Aus dem ehedem hoch geachteten »Herzschlag« ist eine Krankheit derjenigen geworden, die sich falsch ernähren oder den Fitness-Boom verschlafen haben.

Auch das gute alte Magengeschwür ist aus der Mode gekommen: Lange Zeit hieß es zwar: »Stress schlägt auf den Magen«, doch seit ein unscheinbares Bakterium als Ursache für die Mehrzahl der Magengeschwüre angesehen wird, müssen sich die Sensiblen ein anderes Symptom suchen, in dem sich ihr Leid manifestiert.

Damit keine Missverständnisse aufkommen: Wer krank ist, Schmerzen hat oder sonstwie leidet, ist grundsätzlich zu bedauern. Nichts ist schlimmer, als plötzlich auf unangenehme Art und Weise mit der eigenen Körperlichkeit konfrontiert zu werden. Ist das Leiden gar chronisch und besteht wenig Hoffnung auf Heilung, ist die Lage noch ernster. Doch so gravierend eine Diagnose für den Einzelnen und seine Angehörigen auch sein mag: Epidemiologisch gesehen ging es uns noch nie so gut wie heute. Nie war der gesundheitliche Zustand der Bevölkerung erfreulicher.

Die Lebenserwartung ist in den letzten Jahrzehnten kontinuierlich gestiegen. Etliche Infektionskrankheiten sind besiegt, die Häufigkeit der Herzkreislauferkrankungen geht zurück. Manche Wissenschaftler gehen davon aus, dass die Menschen im 21. Jahrhundert im Durchschnitt 100 Jahre alt werden könnten. Es scheint keine Frage mehr zu sein, dass die Bevölkerung in den wohlhabenden Staaten künftig gesünder und länger leben wird. Offen bleibt lediglich, wie schnell diese Entwicklung sich vollziehen wird. Schöne Aussichten, möchte man meinen.

Trotzdem klagen immer mehr Menschen über unklare Erkrankungen und diffuse Befindlichkeitsstörungen. Inzwischen gibt es unterschiedliche Leiden für jede Lebenslage. Die Gesellschaft hat sich auch in Gesundheits- und Krankheitsfragen ausdifferenziert. Männer leiden anders als Frauen, Lehrer anders als Ärzte, Wessis anders als Ossis. Nach der politischen Wende

1989 erfolgte auch ein Wechsel der Krankheitsbilder. Asthma und Allergien waren in der ehemaligen DDR, trotz der teilweise erheblichen Umweltbelastung, kaum verbreitet. Auch Hämorrhoiden wurden erst nach der Wende im Osten deutlich häufiger beobachtet.

Die Krankheitskonjunkturen können nicht allein mit Veränderungen der Ernährung, Umwelt oder Arbeit erklärt werden. Neue Erreger oder schädliche Substanzen tragen gleichfalls nur teilweise dazu bei. Entscheidender für den Auf- und Abstieg einzelner Krankheiten ist der Nutzen, den bestimmte Erkrankungen und Diagnosen in ihrer jeweiligen Zeit haben.

Um dies zu durchschauen, müssen aus eingebildeten Kranken ausgebildete Kranke werden. Wir sind bereits auf dem besten Weg dahin: Im Internet und in den immer zahlreicher werdenden Selbsthilfegruppen kursieren Wissen und Meinungen über Erkrankungen unabhängig von Ärzten und medizinischen Fakultäten. Das Reden über Krankheit wurde demokratisiert. Es gibt konkurrierende Modelle zur Erklärung einer Krankheit. Der Anspruch auf die alleinige Wahrheit kann auch in medizinischen Fragen immer seltener aufrechterhalten werden.

Das Reden über Krankheit und ihre möglichen Ursachen ist nicht nur ein Phänomen in akademisch geprägten Stadtteilen. Die Debatte um das Amalgam zog sich quer durch die Republik, der Streit um die Schädlichkeit von Wasseradern, Elektrosmog und Impfungen ist nicht schichtenspezifisch. Wie lange soll gestillt werden, wann kann auf Antibiotika verzichtet werden? – Das sind Fragen, die viele Menschen bewegen. Zwar ist in Wohngegenden der vermeintlich Besserverstehenden die Maxime »Lieber ein Problem als gar kein Gesprächsstoff« besonders ausgeprägt, doch das Leiden am und mit dem Zeitgeist beschränkt sich wahrlich nicht nur auf Quartiere, die zur Behaglichkeitsfalle werden können.

Schon heute haben in den Praxen der Mediziner fast die Hälfte aller Patienten »funktionelle Beschwerden«. Darunter werden chronische Leiden verstanden, bei denen nichts Krankhaftes festgestellt wird. Was hab ich bloß? Am häufigsten betroffen sind Magen und Darm, das Herzkreislaufssystem und der Rücken. Der Umgang damit ist schwierig. Bekommen die Patienten zu hören, sie hätten nichts, sind sie enttäuscht. Wird ihnen gesagt, sie hätten etwas, sind sie auch enttäuscht. Am besten sagt der Arzt: Wir finden keine Ursache, aber Sie haben trotzdem Beschwerden. Man muss sich allerdings fragen, wie weit die Diagnostik gehen soll und ab wann die Untersuchungen mehr schaden als die Beschwerden.

Ärzte müssen heute erkennen, wo sie Patienten »abholen« können, ob die Kranken und ihre Angehörigen eine naturwissenschaftliche Erklärung ihrer Leiden, eine psychische Deutung oder ein anderes Bezugssystem für die Auseinandersetzung mit der Krankheit bevorzugen. Ob sie an Schicksal oder Fremdbeeinflussung glauben. Eltern beanspruchen heute mehr Zeit denn je, ihre Sicht des Krankheitsprozesses ihrer Kinder darzustellen. Gute Ärzte sind solche, die diese Bedürfnisse respektieren. Schlechte wissen alles besser.

Heute nützt es weder Patienten noch Ärzten, wenn mit wissenschaftlichen Argumenten liebgewonnene Mythen von Entschlackung oder Entwässerungstees zerstört werden. Auch wenn es keine physiologische Entsprechung der Entschlackung gibt, auch wenn sich die Verengungen und Verkalkungen der Blutgefäße nicht wie bei einem Abflussrohr entfernen lassen und auch wenn eine »Reinigung« des Darms nicht möglich ist, dürfen diese Vorstellungswelten nicht ignoriert werden, soll eine Verständigungsebene zwischen Ärzten und Patienten erreicht werden.

Die Leiden, die zu einer bestimmten Zeit Konjunktur haben, sind symptomatisch für die jeweilige Epoche und ihre Befindlichkeiten. Es gab und gibt eine sich verändernde Hierarchie der Erkrankungen. Es gibt fast vergessene Erkrankungen und moderne Symptome, aber auch neue Deutungsmuster altbekannter Krankheiten. Entstehen Rückenschmerzen – zumindest bei den Herren der Schöpfung –, »wenn Männer sich verheben«? Nimmt die Diagnose Tinnitus zu, weil wir im hektischen Lärm des Alltags kaum noch Ruhe finden? Häufig werden Leiden mit Hektik und Stress begründet. »Der Körper wehrt sich«, lautet ein populäres Erklärungsmuster.

Die Art und Weise, wie Beschwerden erklärt werden, welche Gründe als Krankheitsursachen angegeben werden, verrät etwas darüber, was die Menschen in ihrer Zeit beschäftigt, wovor sie Angst haben und wovon sie sich überfordert fühlen. Das Reden über Krankheit, das Ringen um die richtige Lebensführung und die beste Behandlung geben Auskunft über den jeweiligen Glauben an heilsame Wirkungen, schädliche Einflüsse, zeugen aber auch vom schlechten Gewissen bei »kleinen Sünden«. Potenzielle und wirkliche Patienten meinen zu wissen, warum sie gerade »anfällig« sind oder sich nicht »schützen« konnten. Werden sie nicht ernst genommen, suchen sie ihr Heil bei anderen Heilkundigen. Dabei wünschen die meisten Menschen sich keine Alternative zur, sondern *innerhalb* der Schulmedizin.

Um die Bedürfnisse der Menschen zu befriedigen, ist eine »Befindlichkeitsindustrie« entstanden, von der viele profitieren wollen: Kranke und solche, die sich dafür halten, kämpfen um die Anerkennung ihres Leidens als »richtige« Krankheit, gründen Selbsthilfegruppen und Arbeitskreise. An ihrer Krankheitsüberzeugung halten sie unbeirrt fest. Nichts ist schlimmer, als die Schwere oder Ernsthaftigkeit ihrer Beschwerden in Frage zu stellen. Dabei hilft natürlich auch der Kult um die Laborwerte, die von Ärzten wie Patienten als moderner Fetisch entdeckt wurden und um deren Ober- und Untergrenzen beide eifrig streiten.

Mediziner und Therapeuten jeder Art erfinden neue Krankheiten, besetzen ihre jeweilige Nische, pathologisieren das bisher Normale und katalogisieren es in wichtig klingenden Diagnosen. Was, es gibt eine neue Krankheit? Das muss erforscht werden. Und schon finden Kongresse statt, Experten werden ausgerufen oder ernennen sich selbst, Pharmafirmen stellen Produkte zur Diagnose und Therapie her. Ein Leiden macht Karriere. Von diesem Zeitpunkt an entwickeln Diagnosen eine Eigendynamik, gegen die kein Kraut gewachsen ist.

So ist auf dem Gesundheitsmarkt ein schwer durchschaubares Gewirr entstanden. Es gibt Krankheitsklassiker, unseriöse Anbieter und Leiden, die nichts taugen. Der vorliegende Beschwerde-Führer nennt die »besten« Krankheiten ebenso wie »unattraktive« Leiden, mit denen Sie nur Ärger haben. Er will Ihnen helfen, die richtige Wahl zwischen Wohlbefinden und Befindlichkeitsstörung zu treffen.

I. Die richtige Vorbereitung

Die ständige Sorge um das fragile Selbst: Leiden mit dem Organ nach Wahl

Wenn man aber ihn selber hörte,
so hatte er 365 Krankheiten, nämlich alle Tage eine andere.
Johann Peter Hebel, *Der geheilte Patient*, 1810

Ist Sebastian B. krank? Er ist Anfang 40, verheiratet und hat einen sechsjährigen Sohn. Er arbeitet an der Universität Konstanz und hat seit Jahren Rückenschmerzen. Sebastians richtiger Name soll hier nicht erwähnt werden, von seinen Beschwerden »muss ja keiner wissen«. Sebastians Hausarzt konnte keine »organische Ursache« für die Schmerzen entdecken, schickte ihn zum Orthopäden, dann zum Radiologen. Er wurde untersucht, geröntgt und vermessen. Auf eigene Faust ging Sebastian zum Chiropraktiker. Keiner der Heilkundigen konnte einen »pathologischen Befund« bei ihm erheben, wie es in der Medizinersprache heißt.

Nach dem Doktorhopping versuchte Sebastian es mit Physiotherapie, Reizstrom und Thermalbädern. Drei unterschiedlich harte Matratzen hat er sich in den vergangenen vier Jahren gekauft. »Das zahlt keine Kasse«, sagt er, »denn vom Skelettsystem her ist ja angeblich alles in Ordnung.« Schmerzen hat er trotzdem, täglich, chro-

Beipackzettel

Chronische Rückenschmerzen

Auffälligste Symptome:
»Ich habe nicht gut geschlafen«, schlurfender Gang
Typische Zielgruppe/Verbreitung:
Männer »in den besten Jahren« zwischen Midlife Crisis und Pensionsanspruch
Vorteile:
ermöglicht getrennte Schlafzimmer, neue Matratzen oder Betten
Nachteile:
wenig originell, kaum dramatische Auftritte, reduzierte Freizeitaktivitäten, Orthopäden haben lange Wartezeiten
Nutzwert: ★

nisch. Morgens gegen fünf Uhr wacht er regelmäßig davon auf. Wälzt sich im Bett hin und her, bis es endlich Zeit fürs Frühstück ist. »Wir haben seit ein paar Jahren getrennte Schlafzimmer.« Ist Sebastian ein Hypochonder oder haben sich die Ärzte mit der Diagnose nur nicht genügend Mühe gegeben?

Oder was ist mit Christina S.? Die 38-Jährige aus München bekommt immer wieder Herzrasen. Einfach so – mal während ihrer Arbeit als Übersetzerin, mal abends in der Kneipe oder zu Hause. Manchmal ist es nur ein kurzes Stolpern in der Herzgegend, das sie plötzlich an ein Organ erinnert, das ansonsten weitgehend unbemerkt seine Arbeit verrichtet. Dann wieder ist es wie ein dumpfer Schlag oder sogar ein Aussetzer. Sie erschrickt und glaubt, dass sie jetzt sterben müsse. Dabei ist sie gertenschlank, raucht nicht und trinkt kaum Alkohol.

Beipackzettel

Herzstolpern

Auffälligste Symptome:
plötzlicher Griff an die Herzgegend und erschrockenes Zusammenzucken, bei Bedarf kalter Schweiß
Typische Zielgruppe/Verbreitung:
beide Geschlechter, jedes Alter; aber besonders geeignet für nervöse, blasse Frauen zwischen 25 und 45
Vorteile:
jederzeit anwendbar, lenkt alle Aufmerksamkeit auf die Betroffenen, große Bandbreite der Symptomatik – vom leichten Stolpern (»ach, da war nichts«) bis zum dramatischen Herzanfall; diagnostische Abklärung wenig belastend
Nachteile:
Stigmatisierung als hysterischer Simulant möglich
Nutzwert: ★★★★

Etliche Male schon hat sie den Facharzt aufgesucht. Ihr Cholesterin und der Blutdruck sind normal. EKG, Belastungs-EKG, Ultraschall und alle anderen Untersuchungen beim Kardiologen waren unauffällig. Na ja, fast. Vor kurzem wurde bei ihr eine kleine Vorwölbung einer Herzklappe, ein so genannter Mitralklappen-Prolaps, diagnostiziert. Die Mediziner versicherten ihr, diese Diagnose habe keine Krankheitsbedeutung, doch sie bleibt dabei: »Vielleicht ist das ja der Grund, warum mein Herz manchmal so stolpert.« Und dann erzählt sie von ihrer Familie. Die Mutter sei früh am Herzinfarkt gestorben, der Großvater und der Urgroßvater auch. Eine Tante habe ebenfalls »Herzprobleme«. »Ich weiß schon, woran ich mal sterben werde«, sagt sie halb im Spaß. »Und wenn das so weitergeht, dauert es gar nicht mehr lange.«

Die Mediziner haben ihr gesagt, sie sei vollkommen gesund. Ganz kann sie das nicht glauben. Schließlich hat sie immer wieder diese Rhythmusstörungen. Sie spürt es doch. Als sie von den Ärzten gefragt wurde, ob sie Stress habe, reagierte Christina gereizt. Klar habe sie Stress – und das nicht zu knapp. Ihr Mann wird immer zynischer, weil er beruflich hochqualifiziert ist, aber trotzdem keinen entsprechenden Job findet. Sie bringt das Geld nach Hause. Außerdem hat sich die Familie mit einem Hauskauf finanziell langfristig belastet. Zwei Kinder, beide noch in der Grundschule, halten sie außerdem auf Trab.

Wer hat heutzutage keinen Stress, fragt sie, wenn die Ärzte sie mal wieder auf ihre angespannte Situation ansprechen. Autogenes Training, Yoga und andere Entspannungstechniken wurden ihr empfohlen. Sie hat alles probiert. Dann solle sie eben ihren Lebenswandel überprüfen und gegebenenfalls ändern, lautete der medizinische Rat. »Guter Tipp«, sagt sie bitter, »soll ich mal eben ein anderer Mensch werden?«

Beipackzettel

Mitralklappen-Prolaps

Auffälligste Symptome:
keine, gelegentliches Herzstolpern
Typische Zielgruppe/Verbreitung:
Frauen mit Migräne
Vorteile:
kaum Beschwerden
Nachteile:
Zufallsbefund – wird womöglich nie entdeckt
Nutzwert: ★★★

Ulrike R. hat das zumindest versucht. Sie ist 41 Jahre alt. Sie kennt die Notaufnahmen und Krankenhäuser ihrer Heimatstadt Hamburg inzwischen ganz gut. Etliche Male ist sie verzweifelt dort aufgetaucht, hat sich als Notfall einliefern lassen oder ist allein gekommen. Immer sind es dieselben Beschwerden: Sie hat einen Kloß im Hals, der immer größer wird und ihr den Atem zu nehmen scheint. Sie trinkt eiskaltes Wasser, weil sie panische Angst hat, ihr Hals werde immer enger werden und von innen langsam zuschwellen. Sie traut sich nicht zu schlucken. Sie würgt, räuspert sich wieder und wieder, bis sie schließlich immer hektischer atmet. Durch die Hyperventilation wird ihr manchmal schwarz vor Augen, sie kollabiert, fällt der Länge nach hin. Einmal ist sie im Restaurant umgekippt und musste sich vor der Theke flach hinlegen, bis sie wieder normal atmen konnte und zur Ruhe kam.

Die Ärzte untersuchten sie jedes Mal aufs Neue. Stellten sie auf den Kopf, fertigten Röntgenbilder an spiegelten ihren Rachen, den Kehlkopf und die Luftröhre. Da war aber nichts, jedenfalls nichts Krankhaftes. Nach Abschluss der Untersuchungen blieb nur der so genannte »Globus hystericus« als Diagnose übrig – die wissenschaftliche Bezeichnung für ein hysterisches Engegefühl im Hals. Ein Arzt wollte witzig sein und sagte zu ihr: »Sie spinnen halt ein bisschen.« Der nächste riet, sie solle versuchen, »sich zu öffnen«. Ein anderer meinte es besser mit ihr. Er hatte ihr soeben in der Notaufnahme ein Beruhigungsmittel gespritzt und setzte sich zu ihr auf die Liege. »Sie müssen Ihr Leben ändern«, sagte er ganz ruhig und schaute sie dabei lange an. »Und das habe ich dann gemacht«, sagt Ulrike R.

Beipackzettel

Kloß im Hals – Globus hystericus

Auffälligste Symptome:
Engegefühl im Hals, Erstickungsangst
Typische Zielgruppe/Verbreitung:
theatralisch veranlagte Frauen (haben ja auch einen engeren Rachen als Männer)
Vorteile:
effektvolle Inszenierung, dramatischer Auftritt möglich
Nachteile:
verbraucht sich nach zwei, drei Anfällen; wird nach den Wechseljahren unglaubwürdig; unangenehme Untersuchungen zur Diagnostik nötig (Spiegelungen!)
Nutzwert: ★★

Heute kann sie über ihre damaligen »Anfälle« lachen. Vor vier Jahren war das noch anders. Bei der kleinsten Krise geriet sie aus dem Gleichgewicht, wurde unruhig und sah sich schon im Krankenhaus. Doch dann machte sie endlich mit ihrem Geliebten Schluss, mit dem sie ohnehin nie richtig zusammen gewesen war, von dem sie sich lange Zeit aber auch nicht hatte trennen können. Sie wechselte die Arbeitsstelle und nahm sich fortan mehr Zeit für sich. »Ich bin zwar noch die Alte, aber ich kann inzwischen ganz gut auf mich aufpassen.« Sie lächelt. So einfach ist das? »Ja«, sagt sie, »manchmal ist das so einfach.«

Nicht für Karsten O. Der 44-Jährige aus Frankfurt ist den Problemen immer aus dem Weg gegangen, ein Leben lang. Er ist froh, wenn er gerade noch davonkommt. Er hat Angst, dass man ihn übergeht. Seine Ängste versucht er durch vordergründige Freundlichkeit und Hilfsbereitschaft zu überspielen. Bei der Arbeit hat er sich durch geschicktes Taktieren einen angenehmen Posten erschlichen. Vor vier Jahren sollte seine Abteilung aufgelöst werden. Ihn wollte man strafversetzen. Dann bekam er plötzlich unklare Rückenschmerzen. Kein Arzt wusste, was er hatte. Karsten O. konnte sich nicht bewegen, lag flach. Ein halbes Jahr lang war er krankgeschrieben. Das genügte. Die Turbulenzen im Job waren mittlerweile ausgeräumt.

Vergangenes Jahr stand wieder eine Veränderung an, ihm wurde gekündigt. Jetzt war es nicht mehr Karstens Rücken, jetzt wurde ihm schwindelig. Er verlor den Boden unter den Füßen, konnte sich nicht mehr halten. Er bekam Ängste, die stärker wurden, wenn er sich darauf zu konzentrieren versuchte, dass ihm nicht schwindelig wurde. Dann wurde ihm natürlich erst recht schwindelig. Er legte sich in die Röhre zur Computertomographie. Nichts Auffälliges. Doch das beruhigte ihn nur kurz. Er hatte Angst vor der Angst.

Sein Leben war mittlerweile ziemlich brüchig geworden: Die Freundin wollte Abstand zu ihm und sich nicht dauerhaft binden, im Job schätzte keiner mehr seine Arbeit. Eigentlich ein Desaster. Bodenlos, haltlos – die Symbolik seiner Beschwerden schien allzu offensichtlich. Eigentlich genügend Signale für einen Neuanfang. Doch womit neu anfangen, woher die Zuversicht nehmen? Eine Freundin kennt ihn gut, weiß aber auch, dass er den Dingen nicht auf den Grund gehen will oder kann. Sie ist Medizinerin und kommentiert seine Beschwerden nur lakonisch: »Jetzt somatisiert er halt wieder.«

So leiden die Menschen. Manche laut und fast anklagend. Mit Blaulicht, Einweisung in die Notaufnahme und allen Schikanen. Andere leiden still vor sich hin, mit depressiven Schüben. Jeder an einem anderen Organ, an einer anderen Schwachstelle seines Körpers, jeder unter anderen Beschwerden. Vom Scheitel bis zur Sohle, die erstaunlichsten Symptome sind dabei. Keiner dieser Menschen ist lebensbedrohlich krank – aber ihr Leidensdruck ist enorm. Und so wechseln sie die Ärzte und Heiler und Therapeuten, suchen verzweifelt nach Erklärungen und finden dabei gelegentlich eine brauchbare Strategie. Manchmal gelingt ihnen sogar dauerhaft eine Lösung, wie Ulrike R. Gelegentlich halten die Hilfskonstruktionen für eine Weile, doch häufig erweisen sich die Auswege als brüchig oder untauglich und werden zu Irrwegen.

Beipackzettel

Schwindel

Auffälligste Symptome:
Dreh- und/oder Neigungsgefühl, ängstliches Festhalten an einem Gegenstand oder der Begleitung
Typische Zielgruppe/Verbreitung:
alle Altersgruppen, beide Geschlechter
Vorteile:
große Symptomvielfalt, kann die Distanz zu Mitmenschen vergrößern, diagnostische Abklärung dauert, weil es viele somatische Ursachen gibt, taugt als akutes Überlastungssymptom, aber auch als chronisches Leiden
Nachteile:
Sturzgefahr
Nutzwert: ★★★

Dann beginnt der diagnostisch-therapeutische Hürdenlauf von vorn. Hausarzt, Facharzt, Klinik, Naturheilkundler. Dann werden erneut Untersuchungen angestellt, Blutwerte analysiert, Bilder gemacht, Schläuche geschluckt und eingeführt. Haben Sie dies schon versucht, sind Sie bereits auf jenes untersucht worden? Wenn die Patienten Glück haben, finden sie einen Arzt oder

Therapeuten, der ihnen weiterhilft, oder sie kommen sich mit der Zeit selbst besser auf die Schliche. In vielen Fällen werden sie jedoch abgeschoben, weitergereicht, als nicht therapierbar, als Hypochonder oder Simulanten klassifiziert. Dann machen sie sich auf die Suche nach anderen Heilkundigen.

Wenn sie Pech haben, wird bei ihnen irgendwann eine kleine Unregelmäßigkeit, eine geringfügige Abweichung vom Normalbefund entdeckt. Das ist das Schlimmste, was passieren kann, denn dann wächst bei vielen Betroffenen die Überzeugung, sie seien ernsthaft körperlich krank – was in den seltensten Fällen zutrifft. Doch der Befund sitzt. Der Arzt hat es ja bescheinigt. Zunächst tritt zwar eine kurzzeitige Entlastung durch die »neue Diagnose« ein. Doch letztendlich verdeckt das medizinische Etikett nur die wahren Ursachen der Beschwerden. Und die nächste Krise kommt bestimmt. Dann wird das Leiden wieder schlimmer, den Hintergründen sind weder Arzt noch Patient näher gekommen. Die Enttäuschung beim Patienten wächst, und nur noch selten fühlt er sich beim Schulmediziner gut aufgehoben.

Vielleicht ist unser Anspruch einfach zu hoch. Wer ist schon alles auf einmal: glücklich, geborgen im privaten wie im beruflichen Umfeld, zufrieden in der Liebe und zugleich kerngesund? Die Weltgesundheitsorganisation hat mit ihrer Definition von Gesundheit als »Zustand vollkommenen körperlichen, geistigen und sozialen Wohlbefindens« die Latte jedenfalls ziemlich hoch gelegt. Wird jemand krank, so ist laut WHO-Definition mindestens ein Aspekt dieses Wohlbefindens gestört.

Und so kommt es zu einem unlösbaren Paradox – gesellschaftlich wie individuell: Der medizinische Fortschritt macht die Menschen nicht gesünder, sondern geht mit einer zunehmenden Pathologisierung unserer Lebensläufe einher. Einerseits soll jeder selbst sein Schicksal in die Hand nehmen und eigenverantwortlich für seine Gesundheit sorgen. Andererseits wird jede Veränderung, jeder Entwicklungsschritt mittlerweile auf die biologischen, seelischen und gesellschaftlichen Dimensionen hin untersucht. Und gleichzeitig unterliegen Gesunde wie Kranke dem inzwischen zur Pflicht gewordenen Wunsch, sich wohl zu fühlen.

Psychosomatische Krankheiten werden immer häufiger moralisierend bewertet: Krankheiten sind dann nicht einfach nur Krankheiten, sondern auch Botschaften und Signale für die Betroffenen, ihre Lebensführung zu ändern. Das kann nicht nur zur Gesunderhaltung führen, sondern auch zum »victim blaming«, zur Beschuldigung und Selbstbezichtigung der Kranken als Opfer ihrer selbst: Wer dafür sorgen kann, dass er gesund bleibt – so das unausgesprochene Credo –, ist schließlich selbst schuld, wenn er krank wird. Und um das zu verhindern, braucht es medizinische Experten.

Die Medizin hat sich darauf eingestellt. Im Streben nach Verwissenschaftlichung und auf der Suche nach immer neuen Beweisen ist es zu einer Aufsplitterung der Heilkunde gekommen: Krankheit wird immer einseitiger wahrgenommen: als Defekt auf der Ebene der Moleküle oder Gene, als chemisch-physikalisch fassbare Veränderung oder als einzig psychisch bedingt. Die Medizin beschreitet neue Wege, um die veränderten Patientenbedürfnisse zu befriedigen, die Heilkunde wandelt sich. Das Medizinsystem macht in dieser Situation immer neue Angebote und schafft neue Nachfragen. Die medizinischen Dienstleister versuchen – auch für sich selbst – neue Existenzberechtigungen aufzuzeigen, und für jedes Leiden wird der Fachmann gesucht. Damit geraten jeder Mensch, jede Lebenslage, jedes Organ zum möglichen Ansatz für eine Behandlung. Immer mehr Menschen unterliegen dem Zwang zur Diagnose und fühlen sich nur gesund auf Probe.

Stress als Prinzip

Da kriege ich grüne Stresspickel am Hintern.
Christof G., Lebenskünstler

»Jetzt mach bloß keinen Stress.« Über Termindruck und zu viel Arbeit klagt schließlich mindestens jeder Zweite. Private Probleme und die Doppelbelastung Beruf - Haushalt machen mehr als einem Drittel zu schaffen. Etwa ein Viertel gibt schwierige Aufgaben, Probleme mit Vorgesetzten und Kollegen, neue Arbeitsmethoden und seltener auch Unterforderung an – in dieser Reihenfolge sehen jüngsten Umfragen zufolge die Deutschen die häufigsten Auslöser von Stress. Besonders jüngere Leute, Arbeiter und Angestellte sind betroffen, bei Älteren und Selbständigen ist die Belastung nicht ganz so stark.

Natürlich haben wir Stress. Fast alle und fast immer. Es scheint eine Epidemie zu sein. Denn kaum jemand, der etwas auf sich hält, klagt nicht über Stress. Stress bei der Arbeit, Stress in der Freizeit und Stress in der Partnerschaft. Unsicherer Arbeitsplatz, Terminhatz, Zeitmangel, Informationsflut und Mehrfachbelastungen – die Ursachen sind vielfältig, die Diagnose bleibt dieselbe. Mittlerweile ist von Stress die Rede, wenn die globalen Aktienmärkte crashen, aber auch, wenn die Milch überkocht, der Chef mal wieder cholerisch ist und das Baby schreit. Stress gibt es en gros und en detail – für jeden ist das passende Angebot dabei.

Um zu den »Gestressten« zu gehören, braucht man das S-Wort gar nicht selbst im Munde zu führen. Denn kaum fällt eine Antwort am Telefon knapper, die Begrüßung auf dem Flur nüchterner, das Lächeln müder oder der Tratsch in der Kantine kürzer aus, kommt sofort die besorgte Frage: »Bist du im Stress?« Für das Bestehen in der schönen neuen Arbeitswelt scheint es unabdingbar zu sein, diese Frage zu bejahen und alles »stressig« zu finden. Denn wer keinen Stress hat, so der Umkehrschluss, ist nicht richtig ausgelastet und macht sich irgendwie verdächtig.

Stress scheint eine Sucht zu sein, und wie fast alle Süchte macht auch Stress krank. Denn die ständige Anspannung und den körperlichen Daueralarm hält auf Dauer kein Mensch aus. Bei Stress wird der Organismus durch Hormonkaskaden und Nervenimpulse in einen Zustand erhöhter Kampf- und Reaktionsbereitschaft versetzt. Dieses Konzept ist aus evolutionärer Sicht sinnvoll, ermöglichte es doch unseren Urahnen, sich in Sekundenbruchteilen auf den Kampf mit dem Säbelzahntiger einzustellen – oder zumindest auf die Flucht vor ihm. Dieses instinktiv ablaufende Muster, das in brenzligen Situationen zu einer angemessenen Reaktion führt, richtet sich jedoch gegen den eigenen Körper, wenn es ständig beansprucht, aber nie ausgelebt wird. Denn heutzutage laufen wir dem Partner ja in der Regel nicht davon, springen dem Vorgesetzten nicht ins Gesicht oder kratzen dem nervigen Geschäftspartner die Augen aus. Dies wäre zwar gesünder, ist aber gesellschaftlich wenig akzeptiert.

Beipackzettel

Stress

Auffälligste Symptome:
alle Symptome möglich
Typische Zielgruppe/Verbreitung:
vom Grundschüler bis zum Greis
Vorteile:
tut nicht weh, keine Krankheitsursache ist anerkannter
Nachteile:
alle kennen es, Jammern darüber langweilt
Nutzwert: ★★★★★

Und so richtet sich die aufgestaute Energie gegen uns selbst. Die Selbstzerstörung bei Dauerstress betrifft den gesamten Organismus. Im Gehirn werden Nervenzellen zerstört, die Gedächtnisleistung lässt nach. Der Magen wird weniger durchblutet und ist dadurch empfindlicher für die körpereigene Magensäure wie auch für von außen eindringende Keime. Der Stoffwechsel der Muskeln ändert sich, sie schrumpfen. Der Blutdruck steigt, die

Innenwand der Blutgefäße wird geschädigt. Blutzellen, Fett und Zucker lagern sich dort an und verstopfen das Gefäß langsam von innen. Das Abwehrsystem wird geschwächt, Krankheitserreger können schlechter bekämpft werden. Und die Libido sinkt ebenfalls.

Als der österreichische Biochemiker Hans Selye 1950 den Begriff »Stress« für körperliche Anpassungsreaktionen auf schädigende Einflüsse etablierte, war die unaufhaltsame Karriere des Wortes noch nicht zu erahnen. Mittlerweile wird »Stress« in jeder Sprache verstanden. Selye hatte in einem Artikel im Fachblatt *Nature* zwar schon 1936 von »Stress« gesprochen, doch erst nach dem Zweiten Weltkrieg setzte sich das Modell durch. Selye war maßgeblich von physiologischen Forschungen beeinflusst, etwa von dem Begriff »Homöostase«, der ein dynamisches Gleichgewicht im Körper meint, oder durch die Vorstellung eines »inneren Milieus«, womit die Selbstregulierung des Organismus bezeichnet wird.

Besonders stressanfällig seien erfolgsorientierte, ehrgeizige Menschen, lautete lange Zeit die Faustformel. Heut weiß man: Wer seinen Stress genießt, wird seltener krank als derjenige, der darunter leidet. Reizbarkeit und Wut, Misstrauen und Zynismus erhöhen die schädlichen Wirkungen von Stress enorm. Die größten Stressfaktoren in der Arbeitswelt sind Ausweglosigkeit und fehlender Gestaltungsspielraum. Schon der Arbeiter, der sich seine Tätigkeit selbst einteilen kann, ist weniger gefährdet. Manche Wissenschaftler lehnen es sogar ab, von Stress zu sprechen, wenn man frei entscheiden kann, wie viel man sich zumutet. Wer hingegen einen Job ohne Aussicht auf Beförderung hat, eine monotone Arbeit unter Akkordbedingungen verrichten muss und wenig Anerkennung bekommt, steigert sein Krankheitsrisiko erheblich. Deswegen hat der Fließbandarbeiter in einer Fabrik ein zwei- bis vierfach höheres Risiko, einen Infarkt zu erleiden, als der gleichaltrige Fabrikdirektor.

Für Selye war das Reaktionsmuster des Körpers auf Stress gleichförmig – unabhängig von der zu Grunde liegenden Belastung oder dem schädigenden Einfluss, den er als »Stressor« bezeichnete: Zunächst komme es zu einer Alarmreaktion mit Ausschüttung von Stresshormonen wie Adrenalin und Kortison, dann zu einer Abwehrphase, in der sich der Körper auf eine Auseinandersetzung einstelle. Schließlich folge eine Phase der Erschöpfung. Physiologisch stimmt das zwar immer noch, doch in der Alltagssprache werden nahezu alle Überlastungssyndrome auf Stress zurückgeführt. Stress ist immer und überall, Zivilisationsplage Nummer eins, potenzielle Ursache für jedes Leiden, von kalten Füßen bis Krebs.

Das ist das Nützliche am Stress. So gut wie jedes Verhalten unserer Mitmenschen kann ihn auslösen. Umweltfaktoren, das Wetter oder Katastrophen sowieso. Die Umstände in Beruf, Partnerschaft oder Familie werden ebenfalls gerne als Grund genannt. Doch nicht nur das, was als Stress empfunden wird, ist eine individuell beliebig zu füllende Leerstelle. Stress kann alle möglichen Beschwerden hervorrufen. Grüne Stresspickel, dünnes Haar, fahle Haut, einen sauren Magen und natürlich Migräne, Herzstolpern und Muskelverspannungen. Kein körperliches Symptom – vom Zipperlein bis zum kompletten Zusammenbruch –, das nicht »stressbedingt« sein kann. Stress lässt dem Einzelnen genügend Gestaltungsspielraum zur Ausformung seiner Gebrechen. Stress ist der universale Schlüssel für alle modernen Leiden, das Zauberwort für seelische und körperliche Symptome jeder Art.

Allergisch gegen alles und jeden

Kennst du die zehn häufigsten Krankheiten?
1. Allergien, 2. Migräne, 3. Gastritis, 4. Polyarthritis,
5. Diabetes, 6. Asthma, 7. Krebserkrankungen, 8. Herzinfarkt,
9. Leberzirrhose, 10. Gehirnschlag. Was hast denn du davon?
Du siehst ja auch schon ganz schön alt aus.
Anhalterin Anna in *Hundstage*,
BRD 2001, Regie: Ulrich Seidl

Draußen blüht es, die Temperaturen klettern endlich wieder auf sommerliche Werte – doch für manche Menschen beginnt mit den Frühlingsgefühlen auch die Leidenszeit. Die Nase läuft, die Augen brennen, und ständig müssen sie niesen. Wenn Hasel, Erle und Birke ihre prall gefüllten Pollenbeutel in die Frühlingsluft entleeren, gibt es für viele Menschen kein Halten mehr. Nach Schätzungen der Deutschen Gesellschaft für Allergologie leiden allein in Deutschland etwa zwölf Millionen Menschen an Heuschnupfen. Nimmt man alle Allergieformen zusammen, sind bis zu 25 Millionen Menschen in Deutschland betroffen – Tendenz steigend.

Allergien meint jeder zu kennen. Der ursprünglich medizinische Begriff ist zu einem der beliebtesten Schlagworte unserer Zeit geworden, das bereits umgangssprachlich verwendet wird. Dabei sind Allergien keineswegs neu. Als vor mehr als hundert Jahren exotische Früchte wie Kiwi oder Ananas erstmals nach Europa kamen, entwickelten einige Menschen eine Nahrungsmittelallergie auf das leckere Obst.

Für die Zunahme von Allergien gibt es verschiedene Gründe. Einerseits kommen wir immer häufiger mit immer mehr künstlichen, chemischen oder einfach nur fremdartigen Substanzen in Berührung. Darauf sind die meisten Lebensmittel- und Kontaktallergien zurückzuführen. Andererseits haben sich unser Lebensstil und unsere Vorstellung von Sauberkeit und Hygiene in den vergangenen Jahrzehnten deutlich verändert – mit negativen Auswirkungen auf unsere Gesundheit.

Ein Vergleich zwischen Stadt und Land zeigt dies: Obwohl es auf dem Land deutlich mehr Pollen, Gräser und andere potenziell Heuschnupfen, Asthma und Allergien auslösende Substanzen gibt, sind diese Leiden in städtischen Regionen weitaus verbreiteter. Bauernkinder und Menschen, die in ländlichen Regionen leben, sind seltener von diesen Zivilisationsleiden betroffen – wahrscheinlich gerade weil sie ständig mit den entsprechenden Substanzen in Berührung kommen.

So werden Kinder, die im Grünen aufwachsen, einer »natürlichen« Desensibilisierung ausgesetzt, während Stadtkinder in einer vergleichsweise sterilen Umgebung groß werden und dann in fortgeschrittenerem Alter unvermittelt mit den auslösenden Substanzen, den Allergenen, in Kontakt kommen. Der Körper ist nicht auf die neuartigen Stoffe vorbereitet und antwortet mit einer Überreaktion.

Beipackzettel

Allergie

Auffälligste Symptome:
vom unscheinbaren Pickel über Nesselsucht bis zu Atemnot
Typische Zielgruppe/Verbreitung:
vom Kleinkind bis zum Greis
Vorteile:
alle Herzen fliegen Ihnen zu, denn jeder kennt besonders fiese Auslöser
Nachteile:
kann wirklich gefährlich werden
Nutzwert: ★★★★

Durch immer hygienischere Wohnverhältnisse bei immer weniger Kontakt mit fremden Substanzen kommt es zu immer mehr Allergien. Außerdem tragen die immer besseren Dämm- und Isoliermaterialien in Häusern dazu bei, dass Allergien gegen Hausstaub zunehmen, weil sich die Milben in den wohltemperierten Räumen heute wohler fühlen als in den zugigen, aber besser durchlüfteten Häusern älterer Bauart. Wir schirmen uns ab, leben und arbeiten in klimatisierten, ventilierten, gefilterten und weitgehend temperaturkonstanten Räumen. Der Preis dafür: Die Überempfindlichkeit in einer ansonsten reizarmen Umgebung nimmt zu.

»Schmuddelkinder« leben – zumindest was die mögliche Entwicklung von Allergien angeht – gesünder. Und ein Putzfimmel kann die Familie nicht nur nerven, sondern sie auch anfälliger für Allergien machen. Ärzte raten daher dazu, Kinder in Maßen im Dreck spielen zu lassen und nicht gleich alles abzuwischen und wegzuwerfen, was den Kleinen heruntergefallen ist. Denn gerade in die Vorschulzeit fallen die für das Immunsystem prägenden Jahre, in denen der Körper lernt, sich mit fremdartigen Stoffen auseinander zu setzen. So wurde die deutlich geringere Allergiehäufigkeit in der ehemaligen DDR auf die Betreuung vieler Kinder in Krippen zurückgeführt, wo sie frühzeitig mit Krankheitserregern und anderen fremden Stoffen in Kontakt kamen und der Körper sich daran gewöhnen konnte, angemessen zu reagieren – und nicht mit einer überschießenden, allergischen Reaktion. Allergien und Heuschnupfen sind übrigens nicht nur lästige, aber weitgehend harmlose Befindlichkeitsstörungen. Nach mehreren Jahren kann durch einen »Etagenwechsel« aus einem Heuschnupfen sogar ein chronisches Asthma werden.

Die Beteiligung der Psyche an Allergien wird immer wieder diskutiert und ist nicht zu bestreiten. Doch können die stärksten Belastungen und der ärgste Stress allein keine Allergie auslösen, wenn nicht eine entsprechende Neigung vorhanden ist. Die Veranlagung, die familiäre Komponente, spielt dabei eine entscheidende Rolle, schließlich leiden manchmal bereits Kleinkinder an Allergien. Zum Beispiel Paul. Er ist ein aufgeweckter Junge – rote Haare, helle Haut. Seine Ohren stehen ein bisschen ab. Sein Vater hat starken Heuschnupfen, und seine Haut zeigt immer wieder allergische Veränderungen. Paul ist gerade drei Jahre alt und darf nur selten das essen, was alle Kinder gerne essen: Nudeln, Kuchen, Schokolade, Milch. Pauls Eltern kaufen seine Nahrung zu großen Teilen im Reformhaus. Er trinkt Ziegenmilch, und wenn er Kuchen, Kekse oder Nudeln bekommt, sind sie ohne Weizenmehl zubereitet.

Paul leidet an verschiedenen Nahrungsmittelallergien – unter anderem gegen Milcheiweiß und Weizen, um nur die folgenreichsten zu nennen. Kommt er zum Bäcker mit, wird ihm öfter ein süßes Teilchen oder eine Brezel angeboten. »Nein, das darf ich nicht«, sagt Paul dann leise, so als hüte er ein kleines Geheimnis. Es scheint ihm nicht einmal etwas auszumachen, denn Paul weiß noch genau, was passiert, wenn er doch mal das isst, was alle anderen essen. »Dann brennt es, und ich kriege rote Punkte«, sagt Paul. So war es das erste Mal, als er zehn Monate alt war, so war es das letzte Mal, als sie vor den Ferien im Kindergarten aus Salzteig Figuren geknetet hatten. Allein vom Anfassen des Mehls waren Pauls Gesicht und Hals rot geworden und seine Lippen angeschwollen.

Schon beim Kontakt mit den geringsten Spuren Weizenmehl überzieht Pauls Körper sich mit roten Quaddeln. Um seinen Mund bildet sich ein roter Hof, und die Mundwinkel springen auf. Die Quaddeln jucken, die Nesselsucht ist unerträglich. Manchmal verspürt Paul auch ein Engegefühl im Hals, und das Atmen fällt ihm schwer. Glücklicherweise ist das bislang selten vorgekommen. Seine Eltern haben schon seit langem eine Notfallapotheke im Haus – Kortisonzäpfchen und ein Spray zur Erweiterung der Bronchien. Sie hoffen, dass sich wenigstens ein paar der allergischen Beschwerden legen, wenn Paul eingeschult wird, und ein paar weitere, wenn er in die Pubertät kommt.

Obwohl kein Zweifel daran besteht, dass Allergien zugenommen haben, dass sie äußerst lästig sind und manchmal sogar lebensgefährlich werden können, hat ihr unaufhaltsamer Aufstieg zu einer der häufigsten Diagnosen überhaupt auch eine gleichsam kulturelle Komponente. Allergien scheinen das Signum unserer Zeit zu sein: Jeder Körper ist reizbar und anfällig – für den Ausbruch einer Allergie genügt die individuelle Kombination aus innerer Belastung und äußeren Reizen. Etwa so, wie zu jedem Schloss ein Schlüssel und zu jedem Topf ein Deckel passt, gibt es zu jedem Reiz und jeder Belastung die entsprechende allergische Reaktion. Deshalb werden Allergien auch nicht als »passagere Erscheinungen« wahrgenommen, als biographische Episoden, die vorübergehen können, sondern als Dauerzustand.

Während Stress als unspezifische Belastung auf uns einwirkt und mal im Beruf, mal in der Beziehung oder in der Freizeit als besonders bedrückend empfunden wird, bedroht die Allergie als spezifischer Krankmacher unser Wohlbefinden. Hier kann ein einzelner Stoff, eine bestimmte Substanz als Auslöser für das Leiden dingfest gemacht werden. Nicht die diffuse Last der Welt oder die Atmosphäre im Betrieb machen den Betroffenen zu schaffen, sondern diese Polle, jene Milbe oder dieses Lösungsmittel. Kein Wunder, dass schon früh in der Karriere der Allergie die umgangssprachliche Wendung »Ich bin allergisch gegen den/die …« entstand. Der Grund für körperliche Störungen wird gleichsam auf einen unliebsamen Mitmenschen projiziert und auf den mobbenden Kollegen oder den Partner, der einem das Leben zur Hölle macht, übertragen.

Der Allergietest beim Arzt versinnbildlicht die individuelle wie allgemeine Komponente der Allergie. Hier wird untersucht, worauf der Einzelne empfindlich reagiert, obwohl die Auslöser häufig Allerweltsstoffe wie Hausstaub, Birkenpollen oder – schon etwas origineller – Latex sind. Daher müssen auch eine besondere Veranlagung, eine spezielle Belastung und der »richtige« Zeitpunkt hinzukommen, damit der Einzelne allergisch reagiert. Die verhältnismäßig neue Disziplin der Psychoneuroimmunologie versucht dem komplexen Verhältnis von Psyche, Nervensystem und körpereigener Abwehr auf die Spur zu kommen.

Vielleicht ist deshalb die Allergie die typische Krankheit der Moderne: Die Auslöser sind in der Regel allgemein bekannt und zumeist allgegenwärtig, wie Gräser, Mehl oder Staub. Während einer besonderen Überlastungssituation und in Kombination mit einer besonderen Anfälligkeit können sie jedoch eine überschießende Abwehrreaktion des Körpers hervorrufen, die sich schließlich nicht nur gegen das auslösende Agens, sondern gegen den

Körper selbst wendet. Der Vergleich der Allergie mit anderen »Zeitkrankheiten«, bei denen der Körper mit äußeren Reizen, Einflüssen und Informationen – ob sie nun als »Allergene« oder »Stressoren« bezeichnet werden – nicht mehr fertig wird und unangemessen reagiert, drängt sich auf.

Leiden wie die Allergie ermöglichen es dem Einzelnen, seine individuelle Disposition und momentane Anfälligkeit als typische Merkmale im allergischen Beschwerdebild auszudrücken. Die Auslöser sind so vertraut, dass jeder sie kennt und jeder ein potenziell Betroffener sein kann, wenn er nur im »richtigen« Moment erwischt wird.

Selbsterfahrung I:
Herz, was willst du mehr?

Die ständige Sorge um die Gesundheit
ist auch eine Krankheit.
Platon

Es riecht nach Desinfektionsmitteln und diversen Körperflüssigkeiten. Mir ist von der dumpfen, stickigen Luft ganz flau im Magen. Dazu die unbequemen, harten Stühle. Wir sitzen auf einem langen, abgedunkelten Flur im Universitätsklinikum Göttingen. Ich weiß nicht, in welchem Stockwerk wir uns befinden, alles sieht nach Keller aus. Es ist Samstagabend gegen 22 Uhr. Wir warten auf einen Arzt. Nicht irgendwo auf einer Station, sondern zwischen Bewusstlosen und stöhnenden Unfallopfern, die hektisch in den OP-Bereich geschoben werden. Wir befinden uns in der Notaufnahme.

Meine Mutter sitzt angespannt neben mir, ich rutsche auf dem Stuhl hin und her. Sie will mich beruhigen, will immer wieder tröstend meine Hand ergreifen. Ich wehre ab, schließlich bin ich schon 16 Jahre alt.

Zwei Ärzte kommen den Gang entlang auf uns zu. Sie sind vielleicht Mitte dreißig. Einer biegt in einen abgedunkelten Raum ab, der andere begrüßt uns. Ich solle mitkommen, fordert er mich auf. Zur Untersuchung, zum EKG. Meine Mutter steht zögernd auf, will auch mitkommen, doch das erscheint mir unpassend. Sie setzt sich wieder.

Mein Herz pocht bis zum Hals. Ich bin aufgeregt. Ich folge dem Arzt in ein kleines Nebenzimmer. Mir schießt der Gedanke durch den Kopf, dass ich vielleicht bald sterben muss. Eine schreckliche Vorstellung, denn ich habe noch nie mit einem Mädchen geschlafen. Ich nehme mir vor, den heutigen Tag zu überleben und darauf zu hoffen, dass ich nicht von dieser Welt gehen muss, ohne diese Erfahrung gemacht zu haben.

Der Mediziner horcht mich ausführlich ab, an der Brust, am Rücken. Er fühlt meinen Puls, misst den Blutdruck, fragt nach meinen Beschwerden. Gegenwärtig spüre ich ziemlich wenig – außer meinem Herzschlag, einer diffusen Aufgeregtheit und der Ahnung, hier irgendwie fehl am Platze zu sein. Dann klebt der Arzt sorgfältig Elektroden auf meine Brust.

Mittags war ich Joggen gewesen. Ein heißer Tag. Vielleicht sieben, acht Kilometer auf ebener Strecke. Danach noch ein paar Dehnübungen. Nach einer Dreiviertelstunde war ich wieder zu Hause. Ich stand verschwitzt vor dem Kühlschrank, die Schuhe in der Hand. Plötzlich zuckte ich zusammen. Da war etwas, ein ungewohntes Stechen in der Brust. Ich hatte bei den abschließenden Dehnübungen auch noch Schultern und Arme kreisen lassen und ein paar federnde Bewegungen gemacht. Meine Mutter sah, wie ich kurz das Gesicht zur Grimasse verzog und mich an die Brust fasste. Sofort fragte sie besorgt: »Tut dir was weh?«

Ich wollte nicht wehleidig sein und jammern, andererseits hatte mich der plötzliche Stich in der Brustgegend selbst erschreckt. Also antwortete ich pflichtschuldigst: »Ach, nur so ein leichtes Ziehen zwischen den Rippen.« Ich hatte vor einem halben Jahr angefangen zu joggen und seitdem erhebliche Fortschritte in der Kunst der Selbstbeobachtung gemacht. Schließlich hatte ich begeistert James Fixx' Jogger-Bibel *Das komplette Buch vom Laufen* verschlungen und mir auch bald den Rat des Autors zu eigen gemacht, regelmäßig Protokoll über meine Lauferlebnisse zu führen. Anfangs fand ich das zwar noch etwas albern, aber dann legte ich eine Art Lauftagebuch an, in dem ich nicht nur die jeweilige Zeit und Strecke notierte, sondern auch – wie Fixx es empfohlen hatte – aufschrieb, wie ich mich während des Laufens fühlte, wie das Wetter mein Training beeinflusste und welche Widrigkeiten und körperlichen Veränderungen ich an mir beobachtete.

Schließlich wusste James Fixx in seinem Buch nicht nur von den üblichen Joggerkämpfen mit aggressiven Hunden, die nur spielen wollen, zu berichten. Er kannte auch eine faszinierende Vielfalt von Laufextremisten: Läufer, die für das Laufen ihre Frau verlassen oder den Job aufgegeben hatten. Außerdem wusste er, was bei durchs Laufen aufgescheuerten Brustwarzen oder in der Kälte angefrorenen Penisspitzen zu tun war. Das waren viel versprechende Ansätze. Wer weiß, was ich im Laufe meiner Joggerkarriere noch alles Abenteuerliches erleben würde.

Fixx' Buch machte starken Eindruck auf mich. Allerdings war mir auch nicht die Zeitungsnotiz im *Göttinger Tageblatt* irgendwann zu Beginn der achtziger Jahre entgangen, dass der »Joggingpapst« Fixx im Alter von gerade mal 52 Jahren beim Laufen tot zusammengebrochen sei. Das irritierte mich. Seine Angehörigen hatten zwar versichert, er habe an einem Herzfehler gelitten und wäre ohne sein regelmäßiges Ausdauertraining noch viel früher gestorben, doch erste Zweifel waren gesät. Da hieß es, frühzeitig auf alle Symptome zu achten und die womöglich entscheidenden Warnhinweise des Körpers nicht zu ignorieren. Also erklärte ich meiner Mutter nochmals meine Beschwerden – eigentlich wollte ich sie damit beruhigen: »Wahrscheinlich ist es ja nichts. Aber komisch ist es schon. Jedenfalls ist es das erste Mal, dass ich nach dem Joggen ein Stechen in der Herzgegend habe.«

Beipackzettel

Stiche in der Herzgegend

Auffälligste Symptome:
erschrockener Griff an die Brust (siehe auch »Herzstolpern«)
Typische Zielgruppe/Verbreitung:
Männer häufiger als Frauen, alle Altersklassen
Vorteile:
sofortige Untersuchung möglich; je nach Alter als Wachstumsbeschwerden (Jugend) oder Vorbote einer Herzerkrankung zu interpretieren (ab 35)
Nachteile:
nach diagnostischer Abklärung erst Jahre später wieder verwendbar
Nutzwert: ★★

Das war das entscheidende Stichwort: Herzgegend. Die Augen meiner Mutter weiteten sich. Sie wurde unruhig, sie fragte nach. Ich versuchte ihre Sorgen zu zerstreuen. Ich redete davon, dass es sich bestimmt nur um eine kurze Reizung handele – ähnlich wie die »Wachstumsschmerzen«, die immer als Erklärung herhalten mussten, wenn mir in der Pubertät die Knie wehtaten. Bestimmt war es auch diesmal so: kleine Unpässlichkeit, nach dem Duschen sofort wieder vorbei. Doch meine Mutter ließ nicht locker. Schließlich sagte sie mit fester Stimme: »Lass uns zum Arzt gehen. Ich zieh mich nur schnell um. Denk dran, was mit Papa passiert ist.«

Mit meinem Vater, das war so: Es war ein Tag im Mai, genauer, der 9. Mai 1979. Ich war 12 Jahre alt. Keine besonderen Vorkommnisse, ich musste zur Schule, wie immer. Ich weiß nicht einmal mehr, welcher Wochentag es war. Normalerweise weckte mich meine Mutter immer morgens um halb sieben. Dann blieb noch Zeit für das Frühstück, um 7.10 Uhr fuhr der Bus in die Stadt. An diesem 9. Mai war alles anders. Ich frühstückte nicht, ich nahm nicht den Bus, ich ging nicht zur Schule.

Ich wurde früher wach. Ich wurde durch lautes Schluchzen und Weinen geweckt. Auf dem Flur hörte ich Schritte und dann gedämpfte Männerstimmen. Ich hörte, wie meine Mutter immer wieder »O nein, o nein« rief. Sie schrie es in sich hinein, mit tiefer Verzweiflung und laut, gleichzeitig hatte ihr Weinen etwas Beschwörendes und in sich Gekehrtes. Ich wusste sofort, was passiert war. Manchmal hörte ich zwischen den fremden Schritten und dem Schluchzen meiner Mutter auch die Stimme meiner Schwester, die ebenfalls weinte. Dann kam wieder das rhythmische »O nein, o nein« meiner Mutter. Ich blieb reglos liegen. Ich wollte nicht aus meinem Zimmer, sondern mir am liebsten die Decke über den Kopf ziehen, weiter schlafen und irgendwann später aufwachen mit der vagen Erinnerung an einen bösen, fernen Traum.

Dann stand ich doch auf. Wie in Trance ging ich auf den Flur. Dort stand ich im Schlafanzug, ein Sanitäter huschte an mir vorbei. Ich sah meine weinende Mutter, die meine Schwester im Arm hielt. Ich sagte etwas, um irgendetwas zu sagen, und fragte, obwohl ich es längst wusste: »Was ist denn los?« Meine Mutter schluchzte, sagte: »Papa ist tot«, und dann brach sie in einen

Weinkrampf aus. Was unmittelbar danach passierte, weiß ich nicht mehr. Ich hatte nur das unbestimmte Gefühl, meiner Trauer weder Ausdruck geben zu können noch zu wollen. Nicht hier und nicht so. Es kam mir fast obszön vor, in Anwesenheit von Fremden zu klagen und zu schluchzen. Ein Arzt und zwei Sanitäter flitzten noch immer hektisch durchs Haus, obwohl mein Vater doch längst tot war.

Danach folgte die unendliche Geschichte. Immer und immer wieder wurde sie erzählt, wahrscheinlich jedes Mal leicht abgeändert, bis das übrig blieb, was bis heute als die »amtliche« Version vom Tod meines Vaters gilt: Am Abend vorher sei ihm »nicht gut« gewesen. Er hatte blass ausgesehen, über Magendruck und Sodbrennen geklagt. Ein flaues Gefühl, kein Appetit. Er aß nur wenig. Wie immer lag er abends noch auf dem Sofa und schaute ein bisschen fern. Dann ging er früh ins Bett. Und am nächsten Morgen war er tot.

Ich sehe abwechselnd verschiedene Bilder: wie er sich abends verabschiedete, bevor er ins Bett ging, wie er am Tisch saß und wenig aß. Vielleicht ein wenig wortkarger als sonst, vielleicht ein bisschen blasser. Aber nachträglich verschwimmt die Erinnerung, nachträglich versuchen sich die schemenhaften Eindrücke an das medizinische Wissen um seinen Tod anzupassen. Dann das Bild von meinem Vater im offenen Sarg, das Kinn festgebunden. Es sah feierlich und lächerlich zugleich aus, wie der Sarg im Flur unseres Hauses stand. Ausgelegt mit weiß glänzendem Stoff, darin mein Vater, seltsam und fremd. Das war nicht mein Vater! Er hatte etwas Entrücktes, fast Herrschaftliches, einen Ausdruck ferner Güte. Dazu passten nicht diese eingefallenen Wangen, der wächserne Gesichtsausdruck. So kannte ich ihn nicht. Und dann die Hautfarbe. Der gräuliche Ton – nein, das war er nicht.

Meine Mutter erzählte in den Wochen danach mehrmals, wie es ihr ergangen sei, was sie erlebt habe, am Morgen des 9. Mai, neben ihm. Sie sei gegen sechs Uhr wach geworden, weil er sich »so komisch bewegt« habe. Sie habe an ihm gerüttelt und geschrien. Dann habe er noch zwei-, dreimal »tief geröchelt« und schließlich mit offenem Mund zur Decke gestarrt. Sie sei zum Telefon gerannt, um den Notarzt zu alarmieren, aber eigentlich habe sie schon gewusst, dass mein Vater tot war. Anfangs wollte ich ihre Darstellung immer wieder hören, nach einiger Zeit konnte ich sie nicht mehr ertragen.

In den Tagen nach seinem Tod wurde immer wieder die jüngste Krankengeschichte aufgerollt. Das Problem war: Da gab es nicht viel aufzurollen. Mein Vater war vor kurzem 50 Jahre alt geworden und bis dahin immer kerngesund gewesen. Er war zwar nicht sehnig-durchtrainiert, aber schlank und hoch gewachsen. Dazu eine rosige, frische Gesichtsfarbe und festes, schwarzes Haar. Früher war er jeden Morgen in den nahen Fluss hinterm Haus gesprungen, wo er ein paar Züge schwamm. In den letzten Jahren duschte er immerhin noch jeden Morgen kalt. Er war so gut wie nie krank, keine Operationen, keine Unfälle. Einmal hatte er sich beim Arbeiten im Garten am Ellenbogen verletzt; die Schleimbeutelentzündung, wegen der er ein paar Tage im Krankenhaus behandelt werden musste, war die einzige »Krankheit«, an die ich mich bei ihm erinnern konnte.

Geraucht hat er wie ein Schlot. Schon als 15-jähriger Flak-Helfer hatte er damit angefangen. Dann war er 1945, als 16-Jähriger, in Belgien in amerikanische Gefangenschaft geraten. Dort hatte er weiter geraucht und es sein Leben lang nicht aufgegeben. Eine Packung »Lord extra« täglich – mindestens –, zuletzt waren es manchmal sogar zwei.

Sport hatte er kaum getrieben. Früher wohl mal ein bisschen Fußball gespielt, aber nicht im Verein, das war's. Er fuhr nicht Fahrrad, besaß nicht einmal ein eigenes, und wenn er doch mal auf meinem saß, sah es unpassend aus. Bei einem Schulfest wurden er und der Vater eines Mitschülers für ein Spiel nach vorn auf die Bühne der Aula gebeten. Beide sollten einen »Elterntest« bestehen und dazu Liegestütze machen. Annette, in die ich damals in der 6. Klasse zaghaft verliebt war, beaufsichtigte die beiden und spornte sie an. Der Vater des Mitschülers war bei der Bundeswehr und pumpte in der Aula unablässig seinen kräftigen Oberkörper auf und nieder. Mein Vater versuchte es, bekam aber nicht einen einzigen Liegestütz hin. Ich schämte mich. Vielleicht lag es an der Schleimbeutelentzündung am Ellenbogen.

Bei ihren Nachforschungen und Erklärungsversuchen stieß meine Mutter noch auf einen anderen Zwischenfall, der zum frühen Ableben meines Vaters beigetragen haben mochte. Im März, wenige Monate vor seinem Tod, war mein Vater morgens im Badezimmer zusammengebrochen. Es ging ganz schnell, er schlug auf dem Fliesenboden hin, verletzte sich aber nicht. Nach wenigen Minuten saß er schon wieder am Frühstückstisch. Er ging an diesem Tag trotzdem pünktlich zur Arbeit, suchte aber noch in derselben Woche unseren Hausarzt auf. Der beruhigte ihn und sprach von einem »schwachen Kreislauf«, der morgens schon mal Anlaufschwierigkeiten haben könne. Kein Grund, sich Sorgen zu machen.

Beipackzettel

Schwacher Kreislauf

Auffälligste Symptome:
»schwarz vor Augen«, kurzes Zusammenklappen
Typische Zielgruppe/Verbreitung:
Frauen, die ohnmächtig werden; inaktive Männer
Vorteile:
alte Hausärzte verordnen nach wie vor ein Gläschen Sekt
Nachteile:
veraltet, Betroffene werden als schwächlich und unsportlich eingeschätzt
Nutzwert: ★

Eine Zeit lang schien unser Hausarzt mitschuldig am Tod meines Vaters zu sein. Zumindest aus der Sicht meiner Mutter. Immerhin hatte er die eindeutigen Vorzeichen eines drohenden Herzinfarkts wenige Monate zuvor nicht erkannt und die damaligen Beschwerden meines Vaters leichthin abgetan. Später, als ich dann Medizin studierte, dachte ich häufig daran, was passiert wäre, wenn sich mein Vater nach dem Zwischenfall im Badezimmer einem Belastungs-EKG unterzogen hätte und entsprechend behandelt worden wäre. Hätte, wäre, wenn. Vorbei.

Mit diesen Gedanken saß ich in der Notaufnahme der Universitätsklinik Göttingen und wartete auf die Auswertung des

EKGs. Es war mir ein bisschen peinlich, hier zu sein und als Notfall behandelt zu werden. Andererseits: Wir waren ja schließlich nicht zum Vergnügen hier. Ein Arzt hatte uns geschickt. Meine Mutter hatte, nachdem ich ihr zu Hause nochmals präzise meine Beschwerden geschildert hatte, am Nachmittag den Arzt angerufen. Es war nicht unser Hausarzt im Nachbardorf, den wir trotz seiner diagnostischen Trägheit bei den Beschwerden meines Vaters weiter konsultierten, sondern ein junger Mediziner, den wir nicht kannten und der nur für den Wochenenddienst in der Praxis seines Kollegen anzutreffen war.

Als wir zu ihm in die Praxis kamen, machte er ein sorgenvolles Gesicht. Er versuchte zwischendurch zwar, sich kumpelhaft zu geben, sprach aber auch davon, dass man besonders in jungen Jahren gar nicht genug auf etwaige Störungen des Körpers achten könne. Dann klebte er mir diverse EKG-Elektroden auf die Brust. Während das rot-weiß karierte Papier durch das Aufzeichnungsgerät lief und mit blauen Zacken, Kurven und Ausschlägen bedruckt wurde, verfinsterte sich die Miene des Arztes.

Dann sah er wieder so aus, als ob er mich mit einem »Na, Sportskamerad« in die Rippen knuffen wollte. Schließlich lachte er fast, als er sagte: »Da sind ein paar Veränderungen im EKG, die mir gar nicht gefallen.« Meine Mutter schaute unsicher von ihm zu mir und dann wieder zu ihm. Er fuhr fort: »Das könnte wirklich etwas Ernsthaftes sein, dieser Zacken gehört nicht dahin. Aber mir fehlen an diesem Gerät die Ableitungen, um alle Seiten des Herzens erfassen zu können und wirklich sicher zu sein.« Er tat so, als müsse er sich für die mangelnde technische Ausrüstung in der Praxis seines Kollegen entschuldigen.

Meine Mutter erzählte dem Arzt ausführlich vom Schicksal meines Vaters. Doch wahrscheinlich hatte der Mediziner auch ohne diese Schilderungen längst den Plan gefasst, seine Unsicherheit zu verbergen, indem er seine diffuse Diagnose absichern ließ. »Ich würde Ihnen raten, in die Uniklinik nach Göttingen zu fahren«, sagte er mit Nachdruck.

Der Arzt im Göttinger Klinikum schmunzelte abschätzig,

nachdem er das EKG ausgewertet hatte. Er hatte diesen typischen Medizinerblick, der ausdrückte: Glaubt ihr, ich habe in meinem Nachtdienst nichts Besseres zu tun? Sollte er etwas Ähnliches gedacht haben, so blieb er doch höflich und erklärte, dass der Zacken auf dem EKG, der dem Kollegen in der Praxis »gar nicht gefallen« hatte, Ausdruck eines »inkompletten Rechtsschenkelblocks« sei. Ein schlechter Scherz – war ich also doch ernsthaft krank?

Dann kam die Entwarnung: Der inkomplette Rechtsschenkelblock ist ein häufiger Zufallsbefund beim EKG und zumeist »ohne klinische Bedeutung« – das heißt: nichts Gefährliches, macht keine Beschwerden. Er käme besonders bei großen, schlanken oder aber auch bei sehr sportlichen Menschen vor. Das klang schon besser. Sportlich wollte ich gerne sein – und groß war ich mit 1,98 Meter ohne Frage. Und die Beschwerden? Der Arzt erzählte uns etwas von einer »Interkostalneuralgie« und den Nerven und Muskeln, die sich zwischen den Rippen befänden und die bei Erschütterungen durch das Laufen oder anderen mehr oder weniger abrupten Bewegungen schon mal schmerzhaft gereizt oder gedehnt werden könnten.

Beipackzettel

Inkompletter Rechtsschenkelblock

Auffälligste Symptome:
keine – harmlose Variante im EKG
Typische Zielgruppe/Verbreitung:
junge Menschen zwischen 15 und 35, im Alter hat man sich daran gewöhnt
Vorteile:
Diagnose ohne Beschwerden; man gehört zu der positiv bewerteten Gruppe der Jungen, Schlanken und Sportlichen
Nachteile:
Zufallsbefund, wird oft spät oder gar nicht entdeckt
Nutzwert: ★★★★

Auf dem Rückweg hatte sich meine Mutter noch nicht ganz beruhigt. Sie war zwar froh, dass wir »der Sache auf den Grund gegangen« waren, aber immer noch sorgte sie sich. Ich versuchte ihr zu erklären, dass sich meine Beschwerden als harmloser Muskelkater zwischen den Rippen erwiesen hätten. Eine ungewöhnliche Stelle zwar, aber eben harmlos. Sie beharrte auf ihrer Deutung. Schließlich habe der Arzt eine Diagnose gefunden und einen »Block am Herzen« festgestellt. Darauf müsse man in Zukunft weiter achten, ich solle mich schonen, und außerdem wüsste ich ja, was mit Papa passiert sei.

Ein Grundstein war gelegt. Ich war zwar nicht krank, aber Befund und Diagnose würden unauslöschlich in meiner imaginären Krankenakte dokumentiert bleiben.

II. Besser leiden in jeder Lebenslage

Leiden für jüngere Frauen: PMS, Abzählreime und andere Hormonopfer

Die Frauen haben es ja von Zeit zu Zeit auch nicht leicht, wir Männer aber müssen uns rasieren.
Kurt Tucholsky

Als meine Schwester 12 oder 13 Jahre alt war, bekam sie eines Tages plötzlich Bauchschmerzen. Es zog im Unterleib, ihr ging es nicht gut. Sie legte sich auf unser Sofa, fasste sich an den Bauch, und zwei, drei Stunden später war der Hausarzt da. Er drückte hier ein bisschen und da ein bisschen auf ihr herum, ließ meine Mutter einen Eisbeutel fertig machen und besorgte meiner Schwester ein Bett im Krankenhaus. Am späteren Nachmittag fuhren wir sie hin, am nächsten Morgen wurde ihr der Blinddarm entfernt.

Frauen sind schon bedauernswerte Wesen. Das fängt bereits in jungen Jahren an. In der Pubertät, wenn erstmalig die monatliche Regelblutung einsetzt, verändert sich der Körper, und bei vielen jungen Frauen kommt es zu bisher unbekannten und ungewohnten Schmerzen und Beschwerden. Es drückt und zieht im Unterleib. Den meisten Frauen gelingt die Gewöhnung an den neuen Zustand mit Hilfe von Freundinnen, Eltern und ohne medizinischen Beistand. In anderen Fällen wird ein Arzt aufgesucht, was gelegentlich zu unerwarteten Ergebnissen führt – etwa der Entfernung des gemeinhin als »Blinddarm« bezeichneten Wurmfortsatzes.

Ich weiß nicht, ob meine Schwester tatsächlich an einem entzündeten Wurmfortsatz litt. Das ist heute, mehr als 25 Jahre später, auch egal. Sie bekam eine bikinitaugliche Narbe, und was weg ist, ist weg. In Deutschland werden fast doppelt so viele Mädchen wie Jungen mit Verdacht auf »Blinddarmentzündung« ins Krankenhaus eingewiesen und auch operiert. Im internationalen Vergleich drohen Mädchen hier zu Lande ungleich häufiger wegen Beschwerden im Unterbauch unters Messer zu geraten. Medizinkritiker vertreten die These, dass der prüde Umgang mit der beginnenden weiblichen Geschlechtsreife dazu führe, dass die Operationszahlen für Appendektomien in Deutschland ein weltweit unerreichtes Niveau erreicht haben. Es gibt keine genauen Zahlen darüber, wie viele derartige Operationen unnötig waren und sind, doch ist den jungen Frauen zu wünschen, dass sie bei den ersten Regelbeschwerden nicht zwangsläufig einem Chrirurgen in die Hände fallen.

Beipackzettel

Prämenstruelles Syndrom

Auffälligste Symptome:
sie nervt
Typische Zielgruppe/Verbreitung:
Frauen zwischen 12 und 52
Vorteile:
er bleibt ein paar Tage auf Distanz
Nachteile:
er bleibt womöglich für immer auf Distanz
Nutzwert: ★★

Wenn Frauen den Beginn der Geschlechtsreife halbwegs schadlos überstanden haben, werden manche zu Opfern ihrer Hormone. Bis zu 5 Prozent aller Frauen zwischen 15 und 45 leiden am so genannten »prämenstruellen Syndrom«. Die Stimmung schwankt abhängig vom Zyklus, die Frauen stehen sich selbst im Weg, sind wahlweise reizbar aggressiv oder ängstlich und depressiv. Die Konzentration lässt nach, die Brüste spannen, Kopf und Unterleib tun weh. Außerdem kommen sie sich aufgetrieben und behäbig vor. Die Medizin hat bisher noch keine wirkungsvolle Behandlungsmöglichkeit entdeckt. In einem Fachbuch werden Frauen damit getröstet, dass die Prognose gut sei, weil die Symptome zeitlich »spätestens durch das Eintreten der Menopause limitiert« seien.

Und dann stellt sich für die meisten Frauen irgendwann die Frage der Verhütung. Zwar gibt es einfache Methoden für den Mann, doch noch immer ist Verhütung zumeist Frauensache – weil sie die möglichen Folgen direkter zu tragen haben und Männer sich weltweit nach wie vor schwer mit der Verhütung tun.

Einige Zahlen belegen dies eindrucksvoll: Glaubt man der Weltgesundheitsorganisation (WHO), finden pro 24 Stunden über 100 Millionen Geschlechtsakte statt. Sie führen zu einer Million Empfängnissen, von denen 500 000 ungeplant und 250 000 ungewollt sind. Daher kommt es pro 24 Stunden zu mehr als 150 000 Abtreibungen, an denen täglich 500 Frauen sterben.

Dagegen »die Pille«: keine Last mehr mit der Lust – welch ein Luxus. Keine morgendlichen Abzählreime, kein Befühlen von Schleim, kein Messen der Temperatur, keine unzuverlässigen Schwämme, Säfte, Zäpfchen, Plomben, Portiokappen und Präservative. Eine kleine, runde Tablette, unabhängig vom Sex, irgendwann eingenommen, das ist alles. Einfach und sicher. Ein kleiner Schluck für die Frau, ein großer Schritt für die Menschheit.

Sie hat viele Väter, wenige Mütter, und ihr genauer Empfängnistermin ist unbekannt. Wie alle Geburtshelfer wissen, kommt es immer darauf an, wer zählt. Auf den Ort und Zeitpunkt der Geburt kann man sich einfacher einigen: »Die Pille« kam in 2200 Metern Höhe, in Mexico City, zur Welt. Dort arbeitete der junge Chemiestudent Luis Miramontes im Labor von Carl Djerassi an seiner Diplomarbeit. Am 15. Oktober 1951 gelang es Miramontes, einen Wirkstoff mit dem zungenbrecherischen Namen 19-Nor-17alpha-ethinyl-Testosteron herzustellen. Zur Auswertung der Substanz, die fortan als »Norethisteron« bezeichnet wurde, schickte Djerassis Arbeitsgruppe das Präparat nach Madison/Wisconsin. Die dortigen Analysen ergaben, dass es sich bei dem Produkt um ein Hormon handelte, das wirksamer als jedes andere bisher verfügbare orale Verhütungsmittel war.

Im November 1951 wurde von der mexikanischen Firma Syntex bereits der Patentantrag für Norethisteron eingereicht, und im März 1952 erschien unter den Namen Djerassi, Miramontes und Rosenkranz eine Zusammenfassung der experimentellen Details. 1957 wurde das Mittel für erste klinische Studien in den USA zugelassen, 1960 dann für den allgemeinen Gebrauch.

Als die »grüne Sex-Bombe« *(Bild)* am 1. Juni 1961 unter dem

Namen »Anovlar« von Schering in Westdeutschland auf den Markt gebracht wurde, kündigte der Pharmakonzern die Pille verschämt als »Mittel gegen Menstruationsbeschwerden« an. Allerdings wurde im Kleingedruckten auf eine nicht unerhebliche Nebenwirkung hingewiesen: »empfängnisverhütend«. Es war schon immer hilfreich, den Beipackzettel aufmerksam zu lesen.

Unsere sozialistischen Schwestern im Osten mussten ein wenig länger auf die Pille warten. Erst im Jahr 1965 wurde die vom VEB Jenapharm entwickelte Pille »Ovosiston« als erstes orales Verhütungsmittel in das Arzneimittelregister der DDR eingetragen.

Nach Angaben der Vereinten Nationen nehmen heute mehr als 100 Millionen Frauen weltweit die Pille – etwa 8 Prozent aller Frauen im gebärfähigen Alter. Die Pille ist allerdings in erster Linie ein Verhütungsmittel der reichen Länder: In den Industriestaaten nehmen 17 Prozent der Frauen die Hormontabletten ein (23 Prozent in Australien, 20 Prozent in Europa, etwa 12 Prozent in den USA und nur 5 Prozent in Asien). In Japan ist die Pille erst seit 1999 zugelassen, wird dort aber nur von weniger als ein Prozent der Frauen genutzt. Der Vatikan ist der einzige Staat, in dem die Pille bis heute nicht zugelassen ist. In Deutschland verhüten etwa ein Drittel aller Frauen im fortpflanzungsfähigen Alter mit der Pille, bei Frauen zwischen 14 und 24 Jahren ist es die Hälfte. Von den über 35-Jährigen nehmen sie nur noch 24 Prozent, unter den Frauen über 40 Jahren sind es 16 Prozent.

Obwohl sie in den meisten industrialisierten Ländern zu Beginn der sechziger Jahre auf den Markt kam, erhitzte die Debatte um die damals noch »Antibabypille« genannte Tablette bis weit in die siebziger Jahre hinein die Gemüter. Zunächst durfte die Pille in Deutschland nämlich nur verheirateten Frauen, die bereits Kinder hatten, verschrieben werden. Um trotzdem an die begehrten Hormone zu kommen, wurden die Adressen von freigebigen Ärzten verteilt, und manche verheiratete Frau ließ sich Pillenrezepte für die Freundin ausstellen. Gegen diese Beschränkung der Geburtenkontrolle regte sich Widerstand, und in den sechziger Jahren gingen in Westdeutschland Frauen nicht nur aus Protest gegen den Vietnamkrieg und autoritäre Machtstrukturen auf die Straße, sondern forderten auch vehement die »Freiheit für die Pille«.

Gegner der Pille in den prüden sechziger Jahren befürchteten bei einer Freigabe des oralen Verhütungsmittels indes den Untergang des Abendlandes in der Gestalt sexueller Freizügigkeit und Verwahrlosung der Jugend. In der »Ulmer Erklärung« gaben 200 konservative Ärzte und Professoren 1964 ihrer Sorge vor solch »hemmungsloser Genusssucht« Ausdruck. In der Enzyklika »Humanae Vitae«, im Juli 1968 veröffentlicht, setzte Papst Paul VI. ganz auf die »natürliche Geburtenregelung« und untersagte jede Form der chemischen, hormonellen oder mechanischen Empfängnisverhütung. Auch wenn die deutschen Bischöfe betonten, dass eine Enzyklika – sie meinten besonders die »Pillen-Enzyklika« – »nicht unfehlbar« sei, stellte die katholische Kirche mit dieser fundamentalistischen Haltung selbst treue Anhänger des Vatikans auf eine harte Probe. Bis heute ist das päpstliche Urteil für viele Katholiken Symbol der Entfremdung zwischen Kirche und Gläubigen. Auf dem Katholikentag in Essen 1968 verteilte eine »katholische außerparlamentarische Opposition« Flugblätter mit dem Slogan: »Wir reden nicht über die Pille, wir nehmen sie.«

Ob die Pille wirklich zur Emanzipation und Befreiung weiblichen Begehrens geführt hat, ist umstritten. Auf jeden Fall hat sie dazu beigetragen, dass die Trennung von Sexualität und Fortpflanzung fortan einfacher zu praktizieren war und mit der Zeit auch gesellschaftsfähig wurde. Dabei ging es allerdings zunächst um die Befreiung von gesellschaftlichen Zwängen und Ängsten, die seit jeher mit vorehelicher Intimität verbunden gewesen waren: der Angst vor der Schande, ein uneheliches Kind zu bekommen und zum »gefallenen Mädchen« zu werden.

Im gern gepflegten Mythos von der »freien Liebe« erscheint die Pille allzu einseitig in rosigem Licht: wilde Partys in den Siebzigern und überall willige Mädchen, die, wenn sie Lust hatten, den freundlichen Mitdemonstranten zum spontanen Beischlaf ermunterten. Die Realität sah, wie immer, ein bisschen trostloser aus, auch wenn sich die Mittfünfziger von heute gern der goldenen Zeiten erinnern, als die Pille endlich in aller Munde und Aids noch keine Bedrohung war. »Wer zweimal mit derselben pennt, gehört schon zum Establishment«, lautete die flotte Parole für den freien Verkehr, selbst wenn sich dieser häufig als reine Männerphantasie erwies. Dennoch wurde mit der Einnahme der Pille unzweifelhaft das erleichtert, was später zur »sexuellen Revolution« verklärt wurde.

Artgerechtes Verhalten

Der sexuelle Revolutionär

Auffälligste Symptome:
läuft nackt durch die Wohnung; schließt die Klotür nicht ab; zieht sich um, auch wenn Besuch da ist; »Ich kenne Oswald Kolle persönlich«
Typische Zielgruppe/Verbreitung:
FKK-Anhänger über fünfzig, alte Kommunarden
Vorteile:
Spaß an der eigenen Legendenbildung
Nachteile:
keiner will Opas Geschichten aus dem Geschlechterkrieg mehr hören, hohe Heizkosten
Bewertung: ★

Ebenso wenig geradlinig wie ihre gesellschaftliche Akzeptanz verlief die Beurteilung der mit der Pille verbundenen gesundheitlichen Vorteile und Risiken. Um die anfangs skeptischen Frauen von den segensreichen Wirkungen der Pille zu überzeugen, wiesen Arzneimittelhersteller und Ärzte in den sechziger Jahren verstärkt darauf hin, dass Schwangerschaften mit Komplikationen verbunden sein können und manche Frauen bei der Geburt sterben.

So wurden die natürlichen Vorgänge um Schwangerschaft und Geburt pathologisiert und als Bedrohung dargestellt – da sei es doch weniger riskant, die Pille zu nehmen. Mit dem Slogan »Andromeda ist von ihren Ketten befreit« bewarb eine Pharmafirma 1964 die hormonelle Empfängnisverhütung und sah sogleich das baldige »Ende der Unterdrückung der Frau durch den Zyklus und die Störungen ihres reproduktiven Apparates« gekommen. Die Frau und ihre zyklischen Veränderungen wurden zum medizinischen Problem. Fortan galt es den weiblichen Körper zu normieren und zu regulieren.

Lange hielt sich die Einschätzung, dass an der Entstehung der Pille nur Männer beteiligt gewesen seien. Dieser Irrglaube führte dazu, dass die Entwicklung der Kontrazeptiva von manchen Kritikerinnen als ein groß angelegtes medizinisches Experiment der Männer an den Frauen gedeutet wurde. Die amerikanische Ethnologin Margaret Mead etwa schrieb in den sechziger Jahren: »Die Pille ist ausschließlich die Erfindung von Männern. Und warum haben sie sie erfunden? Weil sie ausgesprochen ungern Versuche mit ihrem eigenen Körper anstellen, aber dafür umso lieber mit dem weiblichen Körper. Es wäre sehr viel sicherer, an Männern herumzuexperimentieren, statt an Frauen herumzupfuschen.«

In den siebziger und achtziger Jahren änderte sich die Einschätzung der Pille. Zwar brachte sie Frauen neue Freiheiten, die auch zunehmend akzeptiert wurden, doch in die Diskussion mischte sich bald die Angst vor möglichen Risiken. Die »Pillenkritik« entdeckte immer neue mögliche Nebenwirkungen. Sie reichten von harmloseren Beschwerden wie Kopfschmerzen und Übergewicht bis zu Thrombose, Schlaganfällen, seelischen Störungen und Krebs. Jetzt wurde den Frauen plötzlich vermittelt, dass sie ein größeres Risiko eingingen, wenn sie die Pille einnähmen.

Zur veränderten Wahrnehmung der Antibabypille kam es auch, weil die Frauen – unter Schlagworten wie »unser Körper, unser Leben« – immer häufiger selbst definierten, was gefährlich für sie sein könnte und was nicht. Die Pille wurde als »Chemie« verunglimpft, Frauen wollten ihrem inneren Rhythmus, ihrer Fruchtbarkeit keine wie auch immer geartete Gewalt antun – manchmal ging es auch lediglich darum, die typische »Pillenfigur«, bei der sich Fettpölsterchen an Hüften und Oberschenkeln bilden, zu vermeiden.

Artgerechtes Verhalten

Die Pillenkritikerin

Auffälligste Symptome:
»Mein Körper gehört mir«, »Ich will diese Chemie nicht«
Typische Zielgruppe/Verbreitung:
Frauen ab dreißig, die Angst um ihre Figur haben
Vorteile:
die Illusion des selbstbestimmten Lebens
Nachteile:
ungewollte Schwangerschaften
Bewertung: ★★★

Seit den neunziger Jahren stehen die Hormone in Tablettenform wieder etwas besser da, weil die gesundheitlichen Risiken mit der Zeit deutlich minimiert wurden. Das Verhältnis zur Pille ist nüchterner und neutraler geworden – ein Arzneimittel eben. Die Ärzte mussten sich allerdings daran gewöhnen, ihr Jahrtausende altes Deutungsmonopol der Risiken neuerdings mit den Frauen zu teilen. Eine Demokratisierung der medizinischen Kosten-Nutzen-Abwägung fand statt. »Das klassische Konzept der ärztlichen Selbstregulierung hat ausgedient«, erklärte der Medizinhistoriker Ulrich Tröhler anlässlich einer Tagung zur Risikowahrnehmung in der Medizin. »Lange Zeit hatten es die Ärzte geschafft, die Risiken allein zu definieren und sich auch als die Experten zu profilieren, die sie in den Griff bekommen.«

Gegenläufig zur öffentlichen »Karriere« der Pille verhielt sich die Bewertung von Kondomen. Galten Präservative vor 1960 als ebenso sicheres wie übliches Mittel zur Verhütung, so wurden sie mit der Verbreitung der Pille als schmuddelig und unsicher bewertet. »Seit dem Aufkommen von Aids gelten Kondome hingegen wieder als zuverlässig und akzeptabel«, so Lara Marks, Medizinsoziologin am Imperial College in London.

Artgerechtes Verhalten

Der Kondom-Muffel

Auffälligste Symptome:
»Ich kann dann nicht mehr«, »Habe eine Latex-Allergie«
Typische Zielgruppe/Verbreitung:
Männer
Vorteile:
ohne ist schöner
Nachteile:
ungewollte Vaterschaft, Geschlechtskrankheiten
Bewertung: ★

Während Frauen, die die Pille nahmen, in den sechziger und siebziger Jahren vor ihrer ständigen sexuellen »Verfügbarkeit« für die Männer gewarnt wurden, dominiert gegenwärtig die Warnung vor Aids, wenn es mit Pille, aber ohne Kondom zur Sache geht. Dennoch ist die Pille bis heute besonders bei jungen Frauen beliebt, die ohne Angst vor einer Schwangerschaft erste sexuelle Erfahrungen machen möchten.

Mit zunehmendem Alter wenden viele Frauen sich jedoch wieder von der Pille ab. Bei den Beratungsstellen von Pro Familia klagt die Hälfte aller Pillennutzerinnen über unbefriedigenden Sex, Libidoverlust und depressive Verstimmungen. Zur endgültigen Befreiung der weiblichen Lust braucht es anscheinend doch mehr als eine Hormontablette. Eine junge Frauenärztin wies in dem Dokumentarfilm *Macht die Pille frei?* schon 1972 auf einige Widersprüche hin: »Eigentlich ist es ein Unding, dass ich zum

Arzt muss, wenn ich mit einem Mann schlafen will. Dass ich ein Rezept für ein Medikament brauche, obwohl ich nicht krank bin. Und dass ich jahrelang ein Medikament schlucke, nur wegen dreier kritischer Tage im Monat.«

Leiden für ältere Frauen: Krank auf Rezept

Sollte jemals die Geschichte des Siegeszugs der Hormone geschrieben werden, müsste sie mit dem Gynäkologen Robert Wilson beginnen. Im Sommer 1963, so die Legende, kam eine besondere Patientin in die Sprechstunde des New Yorker Frauenarztes. Eine agile Mittfünfzigerin stand da: dynamisch, straffer Körper, rosige Haut. Der Doktor staunte nicht schlecht. Ob sie denn gar keine Schwierigkeiten mit den Wechseljahren habe, wollte er wissen. Sie schüttelte ungläubig den Kopf und lachte: So etwas kenne sie nicht.

Das New Yorker Superweib nahm schon seit Jahren die Pille und führte ihrem Körper damit auch jenseits der fünfzig noch regelmäßig weibliche Geschlechtshormone zu. Für Dr. Wilson die Bestätigung, dass Sexualhormone jung und gesund erhalten. Der Frauenarzt wurde fortan zu einem Missionar in Sachen Hormonersatztherapie; immer wieder führte er die alterslose Patientin aus Manhattan als lebenden Beweis für seine Theorie an. Wilson schrieb den Bestseller *Forever feminine*, der 1966 in den USA erschien und in dem er die Wechseljahre zu einer behandlungsbedürftigen Krankheit erklärte, bei der die Frauen »kastriert« würden. Die Rettung der alternden Frau, so Wilsons Credo, bestünde in einer dauerhaften Hormongabe.

Außerdem wusste Wilson von etlichen leidenden Männern zu berichten. »Bringen Sie meine Frau wieder in Ordnung,

Beipackzettel

Wechseljahre

Auffälligste Symptome:
Hitzewallungen, trockene Schleimhäute, gereizte Stimmung, Depressionen
Typische Zielgruppe/Verbreitung:
Frauen zwischen 45 und 65
Vorteile:
Schluss mit der Verhütung, das ist aber auch alles
Nachteile:
in jeder Lebenslage – dazu die Risiken der Hormontherapie
Nutzwert: ★

sie macht mich ganz verrückt«, soll ein genervter Gatte zu Wilson gesagt und dabei sein geladenes Gewehr in der Arztpraxis auf den Tisch gelegt haben. »Sie hat sich in letzter Zeit völlig verändert, mäkelt nur noch herum und kriegt keine Mahlzeit mehr auf den Tisch.« Dann spielte er an seinem Gewehr herum. »Wenn Sie es nicht schaffen, ihr zu helfen, bringe ich sie um.« Die geplagte Ehefrau blieb vorläufig am Leben – dank ein bisschen Östrogen, das ihr der Frauenarzt sofort verschrieb.

Der Hormon-Cocktail als Lebensretter? Jahrelang sah es so aus. Der frühe und langfristige Hormonersatz, wenn die körpereigene Produktion nachließ, schien der Garant für weibliche Gesundheit zu sein. Feminin und attraktiv bis ins hohe Alter, das war die Fata Morgana, der Ärzte wie Frauen begierig nachliefen. Hormonersatz galt als Jungbrunnen und Quell ewiger Gesundheit, als Schutz vor brüchigen Knochen, Herzinfarkt und welker Haut. Vorbei die Zeiten, da Frauen sich noch – wie die Generation ihrer Mütter – auf ein späteres Schicksal mit Witwenbuckel und Krückstock einstellen mussten.

Die Frauen schienen von der Substitution ihrer vom Körper nicht mehr in ausreichender Menge produzierten Hormone nur zu profitieren. Östrogene und später die Kombination von Östrogenen und Gestagenen galten als das Allheilmittel für weibliche Schönheit und Gesundheit – und außerdem als vorbeugende Kur gegen Alzheimer und Brustkrebs. Und nebenbei blieben die Haare voller, die Haut straffer, und die typischen Wechseljahrsbeschwerden ließen sich gut lindern.

Viele Frauen nahmen die neue Behandlungsmöglichkeit gerne an. Im Glauben daran, sich und ihrem Körper etwas Gutes zu tun, wurde die Hormongabe zum Wundermittel für die Frau in den besten Jahren. In einer Mischung aus »Weil ich es mir wert bin« und »Mein Körper gehört mir« festigte sich in den siebziger und achtziger Jahren ein weibliches Selbstwertgefühl, das sich erst Jahre später unter dem Schlagwort »Frauengesundheit« auch von der Medizin vereinnahmen ließ.

Der Siegeszug der pharmakologischen Aufbauhelfer schien

unaufhaltbar zu sein. In den neunziger Jahren wurde der Hormon-Cocktail als das Schönheitsmittel gepriesen, das man auf die berühmte einsame Insel mitnehmen müsste. Prominente wie die Schauspielerin Joan Collins schwärmten von den kleinen Pillen nach der Menopause: »Warum unnötig leiden: Hormonersatz behebt die Mängel, die uns Frauen nach den Wechseljahren zu schaffen machen.« Und das frühere Model Cheryll Ladd war froh, dass ihr Mann sie immer wieder zum Arztbesuch gedrängt hatte: »Es ist ein Riesenunterschied in der Lebensqualität. Seit ich Hormone nehme, fühle ich mich wieder wie ich selbst.«

Man könnte die Geschichte der Hormonersatztherapie allerdings auch mit Julia Bauer beginnen. Es ist eine wahre und eine traurige Geschichte. Die 66-Jährige, die in Wirklichkeit nicht so heißt, war stets auf ihr Äußeres bedacht und noch ziemlich aktiv. Gemeinsam mit ihrem Mann unternahm die ehemalige Medizinisch-technische Assistentin regelmäßig Reisen, Theaterbesuche, Einkaufsbummel.

Seit einiger Zeit hatte sie die grauen Haare am Morgen auf ihrem Kopfkissen bemerkt. Weil es mit der Zeit immer mehr wurden, beschloss sie, zum Arzt zu gehen. Es war im Frühjahr 2001, der Mediziner empfahl eine Hormonkombination. Sie helfe nicht nur häufig gegen den Haarausfall, sondern sei bei vielen Frauen auch gut für Knochen und Herz. Frau Bauer vertrug die Tabletten gut und bemerkte keinerlei Nebenwirkungen – außer den erwünschten: Nach sechs Monaten hatte ihr Haarausfall spürbar nachgelassen, außerdem fühlten sich ihre Haare viel fester und voller an.

Julia Bauer nahm die Medikamente weiter ein. Sie fühlte sich wohl – und das sah man ihr auch an. Doch wenige Wochen später verspürte sie morgens im Bad einen ziehenden Schmerz in der rechten Wade. Weil der Schmerz tagsüber nicht nachließ, begab sie sich abends in die Notaufnahme. Dort wurde eine Thrombose im rechten Unterschenkel diagnostiziert.

Nach mehrtägigem Krankenhausaufenthalt erhielt Julia Bauer vom Arzt ein Mittel zur Blutverdünnung, damit sie vor der Entstehung neuer Gerinnsel oder gar einer Lungenembolie geschützt wäre. Die tägliche Tabletteneinnahme wie auch die Blutkontrollen beim Hausarzt behielt sie penibel bei. Drei Monate später war die Thrombose schon beinahe vergessen; sie hatte sich fast vollständig zurückgebildet. Die Gefahr einer Lungenembolie bestand nicht mehr.

Doch Wochen später kam es erneut zu einem Zwischenfall: Julia Bauer hatte nachts eine Gehirnblutung erlitten – wahrscheinlich auf Grund der Mittel, die sie zur Blutverdünnung einnahm. Ihr Mann hatte erst nach einiger Zeit bemerkt, dass seine Frau neben ihm röchelte. Es bestand akute Lebensgefahr. In einer Notoperation wurde ein kleines Loch in die Schädeldecke gebohrt. Das Blut wurde durch diese Öffnung abgesaugt, der Druck auf das Gehirn gesenkt und die Blutung mit Hilfe kleiner Klammern gestoppt.

Nach drei Wochen Intensivstation wurde Julia Bauer in eine Reha-Klinik verlegt. Sie lernte nur langsam, wieder zu schlucken. Weitere drei Monaten dauerte es, bis die Beatmungskanüle aus ihrer Luftröhre entfernt werden konnte. Das Sprechen musste sie mühsam wieder erlernen. Ihr Haar war in den Monaten im Krankenhaus etwas lichter geworden, aber das nahm sie kaum wahr. Im Mai 2002 erlitt sie abermals eine Hirnblutung, an der sie diesmal starb.

Die tragische Geschichte von Julia Bauer erregte – außer in ihrer Familie und ihrem Freundeskreis – keine besondere Aufmerksamkeit. Trotzdem könnte es sein, dass demnächst das letzte Kapitel in der Geschichte der Hormonersatztherapie geschrieben wird. Denn in den USA wurde im Juli 2002 eine große Untersuchung zur Hormonersatztherapie, die »Women's Health Initiative« (WHI), abgebrochen. In der ursprünglich bis zum Jahr 2005 geplanten WHI-Studie mit rund 16 000 Frauen zwischen 50 und 79 Jahren waren zu viele Nebenwirkungen aufgetreten: Im Vergleich zu den 8000 Frauen, die ein Scheinpräparat bekamen, traten bei den 8000 Frauen, die eine Hormonkombination mit Gestagenen und Östrogenen erhielten, 41 Prozent mehr

Schlaganfälle, 29 Prozent mehr Herzinfarkte und doppelt so viele Thrombosen und Embolien auf. Außerdem war der Anteil von Frauen mit Brustkrebs um 26 Prozent erhöht. Die Verantwortlichen der Nationalen Gesundheitsinstitute NIH zogen die Notbremse und stoppten die Studie.

»Das ist schon dramatisch«, findet Martin Reincke, Sprecher der Deutschen Gesellschaft für Endokrinologie. »Schließlich hat man nicht am Ende der Studie festgestellt, dass es zu viele Nebenwirkungen gab, sondern sie aus diesem Grund vorzeitig abgebrochen.« Dabei war diese mit Abstand größte und gründlichste wissenschaftliche Studie entwickelt worden, um die Schutzwirkung der Hormone zu belegen. Doch nun erwies sich die vermeintliche Vorbeugung nicht nur als nicht nützlich, sondern sogar als schädlich. »Wer Gutes für die Frauen tun will, kann ihnen jetzt nicht weiter Medikamente geben, die mit Risiken – Krebs und Herzinfarkt – einhergehen«, sagt Martina Dören, Professorin für Frauengesundheit an der FU Berlin.

Die Untersuchung in den USA ergab zwar auch, dass durch die Hormongabe die Häufigkeit von Dickdarmkrebs und Knochenbrüchen gesenkt wurde. Trotzdem überwogen die Risiken die möglichen Vorteile: »Ich kann doch die Frauen nicht vor die Wahl stellen und eine Langzeittherapie zur Vorbeugung von Knochenbrüchen empfehlen, die gleichzeitig mit einem Brustkrebsrisiko einhergeht. So kann ich mit Rat suchenden Frauen nicht umgehen«, meint Martina Dören.

Das Konzept einer Hormongabe zur Vorbeugung gegen spätere Altersbeschwerden in und nach den Wechseljahren steht seit Jahren zunehmend in der Kritik. Dennoch ist die Erfahrung einer heute 58-jährigen Archivarin, der jedes Mal, wenn sie in den vergangenen 15 Jahren beim Frauenarzt war, Hormone empfohlen wurden, obwohl sie keine Beschwerden hatte, kein Einzelfall. »Ich stünde doch voll im Leben, ich bräuchte das, um durchzuhalten, hat mir der Arzt immer gesagt«, erinnert sie sich, »aber ich wollte das Zeug nicht nehmen. Wozu auch?« Die Dame lehnte ab, es ging ihr ja gut.

Es ist erstaunlich, wie zäh viele Mediziner in Deutschland an einer langfristigen Hormongabe festhalten. »Dabei sind die Wechseljahre keine Krankheit, sondern ein physiologischer Zustand, der allenfalls für einen kurzen Zeitraum der Behandlung bedarf«, ruft Martin Reincke in Erinnerung. Doch trotz erdrückender Beweise leugnen viele Frauenärzte auch weiterhin eine Gefährdung ihrer Patientinnen. Spielt hier die Angst der männlichen Gynäkologen eine Rolle, ihren Einfluss auf die Frauen zu verlieren? Oder ist es die gerade in Deutschland weit verbreitete Unfähigkeit, Irrtümer einzugestehen und eine lange Zeit unangetastete Lehrmeinung aufzugeben?

Alexander Teichmann ist Mitglied im Vorstand des Berufsverbands der Frauenärzte. Unter dem Namen des Professors aus Aschaffenburg ist wenige Tage nach Bekanntgabe der WHI-Ergebnisse ein beschwichtigender Brief zur Auslage in den Praxen und zur Beruhigung der Frauen erstellt worden. Darin werden die Risiken klein geredet, manche ganz verschwiegen. Außerdem wird den Frauen suggeriert, die Ergebnisse aus den USA ließen sich nicht auf hiesige Verhältnisse übertragen – trotz entsprechender Warnungen des Bundesamts für Arzneimittel und Medizinprodukte (BfArM). Die Thrombosen, Embolien und Herzinfarkte werden nicht erwähnt. Lapidar heißt es, die WHI-Studie habe »keine Senkung der Herz-Kreislauf-Erkrankungen« erbracht. Und die Zunahme der Brustkrebserkrankungen nach der Hormongabe wird geradezu zynisch interpretiert: Schließlich seien solche Tumore »deutlich weniger gefährlich«, denn sie könnten »durch das beschleunigte Wachstum früher erkannt und entfernt« und »deutlich besser« geheilt werden.

Zur weiteren Information, so war dem Begleitschreiben zu entnehmen, könnten bei den Unternehmen Schering und deren Tochterunternehmen Jenapharm weitere Patientinnen-Informationen angefordert werden. Freundlicherweise hätten die Pharmafirmen »auch diese Faxaktion unterstützt«, hieß es. Selten wurden die Verbindungen und Befangenheiten zwischen Medizin und Pharmaindustrie deutlicher offen gelegt, auch wenn

Teichmann mitteilen ließ, dass Schering und nicht er das Schreiben verfasst habe. Er sei lediglich als Autor vorgesehen gewesen.

Zwar distanzierten sich mehrere Vorstandsmitglieder des Berufsverbands von dem industrienahen Schreiben und der merkwürdigen Interpretation der WHI-Studie. Doch für die Ärzte ist es schwer, Glaubwürdigkeit zurückzugewinnen. In kaum einer medizinischen Disziplin lassen es sich die so genannten Meinungsbildner nehmen, als Referenten auf Veranstaltungen aufzutreten, die von Pharmafirmen gesponsert werden. Auch wenn Ärzte sich auf ihre Unabhängigkeit berufen, ist ein Interessenskonflikt programmiert: Wer verkündet schon gerne für ein Pharmaunternehmen unangenehme Wahrheiten, wenn er hinterher das Vortragshonorar von eben diesem Unternehmen einstreicht?

Nicht nur angesichts solcher irritierender Schreiben drängt sich der Verdacht auf, dass es beim Streit um die Hormone nicht primär um die Frauen geht. Auf die Hinweise des Amts und die Kritik mancher seiner Kollegen angesprochen, entgegnet Teichmann lapidar: »Als Bedenkenträger und Warner hat man in Deutschland immer eine gute Position.«

Wie andere Präsidiumsmitglieder in den Fachverbänden der Gynäkologen sieht auch Teichmann keine Veranlassung, die Verschreibungspraxis in Deutschland zu ändern. In Deutschland würden Frauen sowieso nur nach individueller Abklärung und für

Artgerechtes Verhalten

Der ärztliche Standesvertreter

Auffälligste Symptome:
leugnet jede kritische Untersuchung; schimpft auf die Medien; betont die wichtige Rolle der Pharmaindustrie
Typische Zielgruppe/Verbreitung:
Chefärzte oder Betreiber großer Arztpraxen
Vorteile:
attraktive Reisen, lukrative Beraterverträge und Honorare
Nachteile:
manchmal werden die Abhängigkeiten zu offensichtlich
Bewertung: ★

kurze Zeit zur Linderung ihrer akuten Beschwerden mit Hormonen behandelt – die Vorbeugung sei längst kein Thema mehr, meint Teichmann. Wer Frauen die Medikamente über Jahre hinweg unkritisch verschreibe, gehöre eben zu den schwarzen Schafen.

Davon muss es eine ganze Menge geben. Denn nach den verfügbaren Zahlen zu Verkauf und Verschreibung der Hormonpräparate werden sie in Deutschland Frauen im Durchschnitt acht Jahre lang verordnet. Viel zu lange – und nach den jüngsten Ergebnissen der WHI-Studie eine grobe Fahrlässigkeit.

Für die hartnäckige Verordnungspraxis mag auch Geld eine Rolle spielen: Seit den siebziger und achtziger Jahren, als Mediziner eine Hormonversorgung für alle Frauen diskutierten und in einem Beitrag im *Deutschen Ärzteblatt* die Verweigerung von Hormonen als unterlassene Hilfeleistung bezeichnet wurde, ist die Verschreibung von etwa 80 Millionen Tagesdosen um mehr als das Zehnfache auf knapp eine Milliarde Tagesdosen jährlich gestiegen. Sechs Millionen Frauen in den USA und fast fünf Millionen in Deutschland nehmen Hormone in und nach den Wechseljahren. Allein in Deutschland erstatten die Krankenkassen 500 Millionen Euro jährlich für die Präparate. Zumindest was den Hormonverbrauch angeht, steht Deutschland europaweit an der Spitze. In der Altersgruppe der 50- bis 60-Jährigen schluckt fast jede zweite Frau hier zu Lande die Präparate.

Dabei gibt es seit Jahren Hinweise, dass Extrahormone der Gesundheit gefährlich werden könnten. Umsichtige Ärzte empfehlen, sie nur wenige Monate zu Beginn der Wechseljahre zu nehmen, um die Beschwerden zu lindern: dann, wenn die Hitzewallungen unerträglich sind, die Scheide trocken wird, Sex keinen Spaß mehr macht, die Frauen nicht schlafen können und depressiv werden. Sind die Beschwerden abgeklungen – meist nach einigen Monaten – ist es Zeit, das Präparat wieder abzusetzen. Die meisten gefährlichen Nebenwirkungen setzen ja erst nach einer Einnahmedauer von zwei, drei Jahren ein. »Es geht nicht darum, Frauen die Hormone ganz vorzuenthalten. Jede

Frau muss das letztlich selbst entscheiden«, sagt die 43-jährige Martina Dören. »Ich würde auch welche nehmen, wenn ich Hitzewallungen bekäme – aber nicht 20 Jahre lang.«

Doch die Frauen sollten über die möglichen Risiken einer Hormongabe ebenso aufgeklärt werden wie über den fraglos vorhandenen Nutzen, der von einigen Ärzten immer noch überbetont wird. Dann könnten sie selbst über die Einnahme entscheiden – nach entsprechender Aufklärung und mit freundlicher Unterstützung ihrer Ärzte.

Leiden für Männer: Potenzverlust, Last mit der Lust und *mors in coitu*

Sprechen Sie mit Ihrem Arzt darüber.
Fußballidol Pelé in der Viagra-Werbung

Wenn Männer zu sehr lieben, kann das schon mal schief gehen. Der Tod während des Geschlechtsakts hat immer wieder die Phantasie von Künstlern, Literaten und Fremdgängern angeregt. Lange Zeit waren Fachwelt wie interessierte Laien der Meinung, dass der »mors in coitu« Männer besonders häufig in fremden Betten dahinraffe. Glaubte man etwa einer japanischen Studie aus den sechziger Jahren, lagen nur sieben von 34 Männern in den Armen ihrer Partnerin, als sie auf dem Höhepunkt der Lust entschliefen. Eine deutsche Untersuchung kam zehn Jahre später zu ganz ähnlichen Ergebnissen – hier zu Lande starben angeblich nur drei von 30 Männern während des partnerschaftlichen Verkehrs. Der Rest verschied aushäusig.

Die Sache schien klar: Den von Herz-Kreislauf-Leiden, Bluthochdruck oder Diabetes bereits geschwächten Männern machte ihr schlechtes Gewissen den Garaus. Statt sich im Bordell oder bei der Geliebten zu entspannen, versagte beim verbotenen Liebesspiel das gestresste und gepeinigte Herz endgültig. Eine willkommene Erklärung für den plötzlichen Herztod, die außerdem unbedingte Treue nahe legte und notorische Ehebrecher an das peinliche Schicksal König Frederiks gemahnte: Der Dänenherrscher brach 1912 zusammen, der Legende nach, als er in einem Hamburger Freudenhaus zu Besuch weilte. Um ihm die öffentliche Schmach zu ersparen, trugen die Liebesdienerinnen den schwächelnden Regenten angeblich auf den Gänsemarkt, wo er schließlich verstarb.

In den neunziger Jahren wurde der Mythos vom gefährlichen Höhepunkt in fremden Betten allerdings zunehmend entkräftet. Eine groß angelegte Untersuchung an mehr als 10 000 Toten zeigte 1996, dass nur 43 von ihnen durch plötzlichen »Stress« gestorben waren – ganze drei davon während des Akts. Unter den unerwarteten Todesfällen bei Männern macht der »mors in coitu« damit nicht einmal 1 Prozent aus.

Obwohl das Risiko, beim Liebesspiel vom Tod ereilt zu werden – in welchem Bett auch immer –, als ziemlich gering erachtet werden kann, scheuen besonders Männer mit bereits vorhandenem Herzleiden die Wonnen der Lust. Sie fürchten den Infarkt, wenn sie sich sexuell zu sehr verausgaben. Dabei hat auch hier die Wissenschaft längst Entwarnung gegeben. Die Herzfrequenz bleibt beim Orgasmus im ungefährlichen Bereich von etwas weniger als 120 Schlägen pro Minute.

Die Position beim Akt ist übrigens nicht so entscheidend für die Kreislaufbelastung – die Herzfrequenz beträgt 117 Schläge in der Minute, wenn der Mann unten liegt, 114, wenn er obenauf ist. Auch der Verbrauch von Sauerstoff und der Stoffwechsel werden durch Sex nicht stärker beansprucht als etwa bei der Hausarbeit oder beim Golfen.

Beipackzettel

Tod in fremden Betten

Auffälligste Symptome:
Exitus
Typische Zielgruppe/Verbreitung:
Männer fortgeschrittenen Alters beim Seitensprung
Vorteile:
zweifelhafter posthumer Ruhm als toller Hecht
Nachteile:
schwer zu planen, Wiederholung unmöglich, zweifelhafter posthumer Ruhm als Ehebrecher
Nutzwert: ★★

Einem weitaus höheren Risiko sind allerdings herzkranke Männer ausgesetzt, die zur sexuellen Aufbauhilfe auf »Viagra« setzen. Laut Angaben des Herstellers Pfizer sind seit der Markteinführung von »Viagra« 1998 mehr als 50 Millionen Rezepte für mehr als 15 Millionen Männer weltweit ausgestellt worden

(Stand: 2002). Besonders Patienten, die bereits nitrathaltige Herzmittel einnehmen, kann der blaue Potenzhelfer gefährlich werden. Mehr als 30 Todesfälle werden in Deutschland mit »Viagra« in Verbindung gebracht. Ein Bericht des Gesundheitsministeriums, der diese Zahl nannte, sorgte im September 2001 für Aufsehen. Demnach sei es in Europa zu 77 und weltweit sogar zu 616 Todesfällen nach der Einnahme von »Viagra« gekommen.

Auf Rückfrage war dann alles wieder nicht so gemeint. Das Bundesinstitut für Arzneimittel und Medizinprodukte in Bonn sprach am 7. September 2001 von einem »rein zeitlichen Zusammenhang« zwischen den Todesfällen und der Einnahme von Viagra und erklärte, dass es »keinen sicheren Nachweis für einen ursächlichen Zusammenhang« gebe. Die Hinweise auf Tod durch Viagra bei den 30 Fällen seien »mehr oder weniger stark«, ein Zusammenhang werde für »möglich gehalten«, die Ursachenskala schwanke »zwischen möglich und sicher«. Auf der anderen Seite hatte das Institut schon im Januar 2000 alle Patienten, »denen auf Grund von schweren Herz-Kreislauf-Erkrankungen von sexuellen Aktivitäten abzuraten ist«, davor gewarnt, die Potenzpille zu schlucken.

Beipackzettel

Impotenz

Auffälligste Symptome:
es fällt nichts mehr auf
Typische Zielgruppe/Verbreitung:
Männer jeden Alters
Vorteile:
wenn sie es akzeptiert, muss Mann nicht mehr müssen; wer offen darüber spricht und einer »anders verstandenen Männlichkeit« das Wort redet, kann sich zeitweise interessierter Zuwendung aus frauenbewegten Kreisen sicher sein
Nachteile:
irgendetwas fehlt beim Sex; Minderwertigkeitsgefühle, in jungen Jahren Abstempelung zum »Psycho«
Nutzwert: ★★

Das verunsichert natürlich Männer, die an »erektiler Dysfunktion«, wie Impotenz wissenschaftlich genannt wird, leiden. Selbsthilfegruppen geben an, dass 4,5 Millionen Männer in Deutschland davon betroffen sind – das wären mehr als zehn Prozent aller Männer hier zu Lande. Seit »Viagra« auf dem

Markt ist und der Hersteller Pfizer in einer weltweiten Werbekampagne das Fußballidol Pelé den Männern ins Gewissen reden ließ (»Sprechen Sie mit Ihrem Arzt darüber ...«), ist die Impotenz endgültig von der Medizin vereinnahmt worden. Impotenz ist keine gelegentliche Unpässlichkeit mehr, sondern zu einer therapiebedürftigen Krankheit geworden.

Natürlich ist es schön und allen Männern zu wünschen, wenn ihnen von der Medizin geholfen werden kann. Doch seit die Impotenz aus dem Tabubereich in den Mittelpunkt des gesundheitlichen wie des gesellschaftlichen Interesses gerückt ist, wird Männern unabhängig von ihrem tatsächlichen Leidensdruck suggeriert, sie müssten immer und überall können. Und so laufen ältere Männer dem Idealbild des rüstigen Rentners hinterher und orientieren sich an fidelen Vorbildern wie Anthony Quinn oder Charlie Chaplin, die mit 80 Jahren noch Nachwuchs zeugten. Jüngere geraten in Panik, wenn es mal nicht so läuft wie erwartet. Und dann werfen ihnen die Frauen auch noch vor, sie dächten immer nur an das Eine.

Leiden für Dumme: Ach, Zucker macht krank?

Hans-Josef Brinkmann ist zuckerkrank, kein Zweifel. Worin die Ursache für den Diabetes des 46-Jährigen liegt und ob gar jemand Schuld an seiner Erkrankung hat, darüber streiten sich die Rechtsgelehrten. Brinkmann ist selbst Jurist in gehobener Position und Vizepräsident des Landgerichts in Neubrandenburg. Für ihn ist die Sache eindeutig: Coca-Cola und der Süßwarenhersteller Masterfood (»Mars«, »Snickers«, »Milky Way«) tragen die Verantwortung für seine Diabetes-Erkrankung. Deshalb hat er beide Unternehmen auf jeweils etwa 6000 Euro Schmerzensgeld verklagt. Außerdem sollen Coca-Cola und Masterfood für alle weiteren Gesundheitsschäden Brinkmanns aufkommen und zukünftige Behandlungskosten übernehmen.

Am 12. November 2001 begann vor der 16. Zivilkammer des Essener Landgerichts die Verhandlung seiner Klage gegen Coca-Cola. Brinkmann schilderte ausführlich seine lange Leidensgeschichte. In einem Tante-Emma-Laden – den er allerdings ebenso wenig wie all die anderen Dealer der gefährlichen Stoffe verklagte – habe alles angefangen. Dort sei er bereits in früher Jugend auf den Geschmack von Cola und Schokoriegeln gekommen. Der Jurist bekannte, schon damals nach der Schule gerne Süßigkeiten gegessen zu haben.

Seit 1994 jedoch hatte sich die Lage dramatisch zugespitzt. »Zur Bekämpfung von Arbeitsstress« bei seiner neuen Stelle am Landgericht Neubrandenburg hatte der Jurist die süßen Sachen Tag für Tag ebenso arglos wie gleichsam automatisch zu sich genommen. Er habe den Werbeslogans der Unternehmen (»Mars macht mobil – bei Arbeit, Sport und Spiel«, »Snickers – und der Hunger ist gegessen«) vorbehaltlos geglaubt. Nicht nur gelegentlich, »für den kleinen Hunger zwischendurch«, sondern zweimal am Tag habe er »den Süßkram« in sich hineingeschlungen. Zwischen 1994 und 1998 habe er »nur abgepackte Nahrungsmittel« gegessen – auch wegen der angeblich mangelhaften Hygiene in der Kantine des Neubrandenburger Landgerichts.

Die Justizbehörde war unterbesetzt und Brinkmann überlastet. Der Jurist arbeitete viel und aß unregelmäßig. Tagtäglich spülte er zum zweiten Frühstück und am Nachmittag mindestens je einen Schokoriegel mit Cola hinunter. Seit 1994 habe er jährlich etwa 27 Kilogramm reinen Traubenzucker konsumiert, so die Rechnung des Richters. Ungesunde Ernährung, kein Sport, da half es auch wenig, dass er zum Frühstück »mal ein Radieschen oder eine Tomate« aß. Nach wenigen Jahren zeigte sein Lebensstil Wirkung. Brinkmann wog bei 1,87 Meter Körpergröße 111 Kilogramm, schwitzte stark und hatte ständig Durst. Die Nieren machten nicht mehr mit. 1998 wurde bei dem Richter Diabetes mellitus Typ II, der so genannte Alterszucker, diagnostiziert.

Für Brinkmann steht fest, dass der jahrelange Konsum der braunen Brause und der Schokoriegel seine Stoffwechselkrankheit ausgelöst hat. Denn nachdem Brinkmann Cola und Schokoriegel aus seiner Ernährung gestrichen hatte, besserte sich der Diabetes angeblich deutlich. Niemand hatte Brinkmann auf die gesundheitsgefährdende Wirkung dieser »Nahrungsmittel« bei

Artgerechtes Verhalten

Opfer der Süßwaren-, der Hamburger-, der Tabakindustrie

Auffälligste Symptome:
Querulantentum, nachträgliche Besserwisserei
Typische Zielgruppe/Verbreitung:
meistens Männer
Vorteile:
neues, zeitintensives Hobby; in den USA hoher Schadensersatz möglich
Nachteile:
unklare Folgen: soziale Ächtung als Depp oder Anerkennung als »Cleverle«, das hohe Entschädigungssummen kassiert
Bewertung: ★★★

einem solchen Dauerkonsum hingewiesen. Das Unternehmen Coca-Cola habe die Verbraucher über entsprechende Risiken »nicht ausreichend informiert«, lautet sein Vorwurf. Außerdem fehlten – anders als bei Zigaretten – eindeutige »Warnhinweise in der Werbung«, sekundierte Brinkmanns Anwalt Burkhard Oexmann. Aggressive Werbemethoden suggerierten eher das Gegenteil. Nach Ansicht Brinkmanns hätten die Unternehmen deutliche Kennzeichnungen auf ihren Produkten anbringen müssen: »Nicht für dauerhaften Konsum geeignet«, zum Beispiel.

Coca-Cola reagierte gelassen auf die Anschuldigungen. Rechtsanwalt Ulf Heil teilte mit, dass es sich bei dem Erfrischungsgetränk um ein »einwandfreies« und seit Jahrzehnten hergestelltes »ganz normales Lebensmittel« handele, »das den gesetzlichen Vorschriften entspricht und in haftungsrechtlichem Sinne fehlerlos ist«. Auch sei es gemäß Lebensmittelrecht und anderen Vorschriften gekennzeichnet. Und schließlich sei ein Zusammenhang zwischen dem Konsum von Zucker und einer Diabetes-Erkrankung wissenschaftlich bisher nicht eindeutig erwiesen. Das stimmt: Cola enthält keine Zutaten, die bei gesunden Menschen unmittelbar eine Diabetes-Erkrankung hervorrufen. Gegen diese Behauptung empörte Brinkmann sich gegen Ende der Verhandlung lautstark: »Soll hier etwa behauptet werden, Coca-Cola sei ein ganz normales Lebensmittel?«

Verhandlung und Urteilsverkündung wurden zunächst vom November auf den 17. Dezember 2001 verschoben, was Brinkmann und sein Anwalt bereits als »einen Etappensieg« werteten. Im Dezember wurde die Entscheidung wiederum auf Sommer 2002 vertagt. Offensichtlich bestehe bei der Kammer noch erheblicher Informationsbedarf, so Brinkmanns Interpretation. Einen Vergleichsvorschlag des Klägers lehnte Coca-Cola indes ab. Er sah vor, dass das Unternehmen die Prozesskosten übernähme und die Wirkung des Getränks auf die Gesundheit wissenschaftlich untersuchen ließe.

Nun ist Coca-Cola ja einiges an Kummer gewöhnt. Der klebrigen Limonade werden allerhand seltsame Dinge nachgesagt, seit sie vor mehr als hundert Jahren erstmals durch durstige Kehlen floss. Kaum auszurotten ist etwa der Mythos, dass Cola den Rost von alten Nägeln lösen könne. Auch der Glaube daran, dass Cola über Nacht ein Stück Fleisch zersetzen könne, hält sich hartnäckig. Nichts von beidem ist wahr – wie sollte unser Magen sonst ohne größeren Schaden ein paar Gläser Cola überstehen? Wenn die Brause wirklich solche Wunderdinge vollbringen könnte, würde die Verursachung von Diabetes wohl zu einer ihrer leichteren Übungen gehören.

Doch Brinkmann hatte ja nicht nur Coca-Cola im Visier: Am 24. April 2002 wurde auch die Klage des Juristen gegen den in Viersen ansässigen Schokoriegelhersteller Masterfood vor dem Landgericht Mönchengladbach verhandelt – und abgewiesen. Jurist Brinkmann hatte eine stark übergewichtige, mehr als 1200 Seiten umfassende Klageschrift eingereicht und auch in diesem Fall auf das »erhebliche gesundheitliche Gefährdungspotenzial« der Süßigkeiten hingewiesen. Er forderte wiederum 6000 Euro Schmerzensgeld für seinen Diabetes sowie die Rückerstattung von 800 Euro für die Zahnbehandlung, da sein Karies ebenfalls auf den Konsum der Schokoriegel zurückzuführen sei.

Brinkmann räumte zwar ein, dass sein Rechtsanspruch an Masterfood zumindest »zweifelhaft« sei, allerdings wollte er die rechtliche Grundsatzfrage klären, ob Schokoriegel auch weiterhin ohne Beanstandung als »gesunde Nahrung« verkauft werden dürften. Außerdem wollte er erreichen, dass nicht nur auf Cola, sondern auch auf Schokoriegeln mögliche Gesundheitsgefahren erwähnt werden.

Dass wir zu viel, zu fett und zu süß essen, ist hinlänglich bekannt. Trotzdem gibt es in der Forschung keinen ernst zu nehmenden Hinweis auf einen direkten Zusammenhang zwischen zu viel Zucker und Altersdiabetes. Dazu muss schon eine entsprechende Veranlagung vorhanden sein. Indirekt kann hoher Zuckerkonsum über Fettleibigkeit natürlich zu Folgeschäden führen. Richter Wilfried Woltz in Mönchengladbach wies seinen Kollegen denn auch darauf hin, dass es mittlerweile »Allgemeinwissen sei, dass übermäßiger Zuckerkonsum zu Zahnschäden oder Übergewicht führen kann«. Ebenso erläuterte er geduldig, dass der hohe Zuckeranteil »eine Eigenschaft jeder Süßigkeit sei, die der Verbraucher auch erwarte«.

Der »Fall Brinkmann« klingt nach einer juristischen Posse, einer Farce. Oder nach Gesundheitsaufklärung für Dumme. Oder ist Brinkmann ein unbelehrbarer Prozesshansel, der einen Schuldigen für seine persönlichen Verfehlungen sucht und der Gesellschaft oder wahlweise den Lebensmittelmultis die Kosten für seine Laster und seine undisziplinierte Lebensführung aufbürden will? Immerhin waren in den USA Klagen mit immensen Schadensersatzansprüchen gegen Zigarettenhersteller durchaus erfolgreich.

Vielleicht wollte Hans-Josef Brinkmann unserer Gesellschaft auch einen Spiegel vorhalten und auf ebenso unerträgliche wie akzeptierte Missstände hinweisen. Hat er sich für uns zum Opfer gemacht und am eigenen Körper die Qual des süßen Lebens durchlitten? Wir dürfen gespannt sein. Und gefasst den Prozessen entgegensehen, die in Zukunft gegen die Hersteller von »Nutella«, »Nimm2« und »Prinzenrolle«-Keksen geführt werden.

Der Richter in Mönchengladbach mochte in Brinkmann nicht den Märtyrer für die gute Sache sehen. Im Sommer 2002 begründete er die Abweisung von Brinkmanns Klage, der zur Urteilsverkündung gar nicht erst erschienen war: »Die Klage ist ein typisches Beispiel für unsere Spaß-, Spiel- und Genussgesellschaft. Wenn sich dann die typischen Gefahren verwirklichen, sollen immer die anderen schuld sein.«

Leiden für allein erziehende Mütter: Wie Kinder krank gemacht werden

Mama will always find out where you've been. Mama's gonna keep baby healthy and clean. You'll always be baby to me.
Pink Floyd, »Mother«, *The Wall*, 1979

Allein erziehende Mütter stehen hier zu Lande unter Artenschutz. Das hat seine guten Gründe, denn viele haben es wirklich nicht leicht: Der Mann hat sie sitzen lassen, er zahlt keinen Unterhalt, und sie können nicht arbeiten, weil sie sich um die Kinder kümmern müssen. Ausreichend Plätze für die Kinderbetreuung sind in den meisten Regionen des Landes noch immer Mangelware. Wer keine Freunde oder familiäre Unterstützung im Rücken hat, ist schlecht dran. Das Geld reicht oft hinten und vorne nicht. Mehr als ein Drittel der allein erziehenden Mütter in Deutschland ist auf Sozialhilfe angewiesen.

Es gibt aber auch die anderen. Frauen, die von ihren ehemaligen Partnern genügend finanzielle Unterstützung erhalten. Die noch Nebenverdienste haben oder sich aus anderen Gründen keine Geldsorgen machen müssen. Sie wohnen zumeist in den Speckgürteln der Städte, und ihr Leben dreht sich ausschließlich um Wohl und Wehe ihrer Kinder. Die Väter werden außen vor gelassen, ihre Besuchszeiten beschränkt. Dass die Kinder krank gemacht werden, ist Teil dieser Strategie.

Charlotte ist fünf Jahre alt und ein aufgewecktes Kind. Meist ist sie ausgelassen und guter Dinge – außer wenn ihre Eltern sich streiten. Das tun sie nicht so oft, denn sie leben seit drei Jahren getrennt. Dennoch bekommt Charlotte viel von den Streitereien der beiden mit, weil es dabei meist um sie geht. Der Vater will sie häufiger sehen als die drei Tage im Monat, die ihm die Mutter zugesteht. Charlotte selbst will das auch, aber die Mutter ist dagegen. Sie glaubt, Charlotte sei noch zu klein, um jedes Wochenende oder mehrere Tage hintereinander mit dem Vater zu verbringen. Erst kurz vor ihrem fünften Geburtstag hat sie das erste Mal bei ihm übernachtet. Dabei hatte sie sich das schon gewünscht, als sie drei Jahre alt war. Aber sie traut sich nicht, das ihrer Mutter auch zu sagen. Denn sie spürt, dass die Mutter dagegen ist. »Mama will das nicht«, sagt sie, »aber ich weiß auch nicht, warum.« Und dann bekommt Charlotte manchmal Bauchschmerzen. Oder Kopfweh.

Dabei fühlt Charlotte sich beim Vater wohl, sie hat ja beide Eltern lieb. Manchmal wird ihr Besuch beim Vater kurzfristig abgesagt, weil sie plötzlich krank geworden ist. Der Vater darf sie dann weder abholen noch besuchen. Zum Kindergarten bringen oder dort abholen darf er sie auch nicht. Weil er nicht weiß, wo der Kindergarten ist, glaubt Charlotte. Dabei leben beide Eltern in derselben Stadt, nur wenige Kilometer voneinander entfernt. Es könnte so einfach sein. Wenn Charlotte vom Vater abgeholt wird, erklärt die Mutter warnend, er solle aufpassen, weil Charlotte an »Verstopfung« leide. Beim Vater geht Charlotte dann, kaum dass sie da ist, aufs Klo. Von Verstopfung keine Spur.

Noch sind Charlottes Beschwerden meistens nur vorübergehend. Sie verschwinden so schnell, wie sie gekommen sind. Aber die Mutter wird es sicherlich eines Tages geschafft haben, dass sie länger bestehen. Dabei will sie ja nur das Beste für ihr Kind. Das redet sie sich zumindest ein. Sie ist um das Wohlergehen ihrer Tochter besorgt. Wenn sie Grippe hat, geht sie mit ihr nicht nur zum Kinderarzt, sondern auch zur Homöopathin. Je nach Beschwerden bekommt Charlotte dann Fieberzäpfchen – auf jeden Fall aber homöopathische Kügelchen. Um ihre Entwicklung zu fördern, bringt die Mutter Charlotte einmal in der Woche zur Heilpädagogin, und damit sie die Trennung gut verkraftet, gibt es regelmäßige Termine bei der Kinder- und Jugendpsychotherapeutin. Die Therapeutin meint zwar, Charlotte sei völlig normal, aber für die lieben Kleinen kann man ja nicht genug tun. Bei so viel Betreuung und Fürsorge wird das Kind kaum gesund bleiben.

Allein erziehende Mütter

Auffälligste Symptome:
haben mehr Probleme als ihre Kinder
Typische Zielgruppe/Verbreitung:
Frauen zwischen 18 und 48
Vorteile:
allein erziehende Mütter stehen unter Artenschutz und genießen große Anteilnahme im Freundes- und Bekanntenkreis
Nachteile:
potenzielle neue Partner werden abgeschreckt
Bewertung: ★★★

Als Charlotte einmal einen Ausschlag bekam, gab ihre Mutter bestimmten Nahrungsmitteln die Schuld. Manche Sachen soll sie bis heute nicht essen. Sie könnte ja wieder einen Ausschlag oder einen wunden Po bekommen. Dabei lautet eine altbekannte Regel unter Haut- und Kinderärzten: »Wenn sich die Eltern streiten, bekommen die Kinder Ekzeme.«

Wolfgang Kilchling ist Internist und betreibt seine Praxis seit 17 Jahren. Er hat beobachtet, dass seine Patienten ein ausgeprägtes Erklärungsbedürfnis haben. Oft reichen die Ausführungen des Arztes nicht aus. Kilchling weiß, dass einige seiner Patienten nicht nur zu ihm, sondern auch zu Homöopathen und Heilpraktikern gehen. »Sie lassen sich bei mir schulmedizinisch abklären. Wenn es nichts Ernstes ist, nehmen sie außerdem noch ein paar Kügelchen.« Diese Haltung zwischen Sorge um das fragile Ich und naivem Vertrauen in die Heilkraft der Natur treibt bei manchen Patienten widersprüchliche Blüten: »Sie wollen sich einerseits gesund ernähren, achten auf jedes Detail, lassen sich aber andererseits nicht impfen und kommen dann mit schwersten Erkrankungen aus den Tropen zurück.«

Außerdem hat der Mediziner festgestellt, dass sich die Gegensätze verstärken. Manche Menschen haben im hektischen Alltag gar keine Zeit, über Krankheiten nachzudenken und sich zu fragen, ob ihnen etwas fehlen könnte. Andererseits seien junge Mütter heute viel besorgter und gingen mit ihrem Nachwuchs schneller zum Arzt als noch vor einigen Jahren. »Wenn sich heute eine Frau für die Mutterrolle entscheidet, tut sie dies häufig mit einer Intensität und Ernsthaftigkeit, die neu ist.« Perfektionismus in jeder Lebenslage.

So kommt es, dass Mütter ihren Töchtern bereits im Kindergartenalter einreden, sie hätten »Pilze« im Darm und müssten deshalb auf bestimmte Nahrungsmittel und Spielsachen verzichten. »Das war bis vor kurzem eine Modewelle. Deswegen habe ich auch häufig auf Pilze untersucht«, sagt Kilchling, »aber nach der Behandlung hat sich meistens nichts geändert. Die Beschwerden sind geblieben.«

Beipackzettel

Pilze im Darm

Auffälligste Symptome:
unklare Bauchschmerzen; überprotektive Mutter
Typische Zielgruppe/Verbreitung:
Kinder von Müttern, die sonst nichts zu tun haben
Vorteile:
die Mutter kann das Kinderzimmer aufräumen und auf Pilze untersuchen
Nachteile:
das Kind lernt früh, wie es mit Beschwerden Aufmerksamkeit auf sich lenkt
Nutzwert: ★★

Den Kindern schadet die übertriebene Fürsorge meistens. Sie lernen früh, Aufmerksamkeit auf sich zu ziehen und mit Hilfe von körperlichen Symptomen zu erreichen, dass sich alles um sie dreht. Charlotte etwa sagt immer mal wieder, dass es ihr hier und da wehtut. Dann guckt sie neugierig um sich. Wenn niemand reagiert, spielt sie den ganzen Tag über weiter und nichts ist mehr von ihren vermeintlichen Beschwerden zu hören. Wenn man sie abends danach fragt, hat sie das Bauchweh oder die Kopfschmerzen von vorhin meist schon wieder vergessen.

Mütter profitieren davon, wenn Kinder bestimmte Beschwerdebilder erlernen. Ist diese Grundlage einmal vorhanden, lassen sie keine Erkältung, keinen Schmerz, keine Befindlichkeitsstörung ohne professionelle Betreuung verstreichen. Nur nichts versäumen, nur das Beste für mein Kind. Kein Thema – außer »meiner robbt schon« – ist unter Müttern beliebter als der Austausch über plötzlich notwendig gewordene Arztbesuche, wichtige Vorsorgemaßnahmen und unterstützende Therapien. Neben der sozialen Anerkennung im Bekanntenkreis hat dies außerdem den erwünschten Effekt, dass die Kinder länger unter der alles abwehrenden, alles beschützenden mütterlichen Käseglocke bleiben. Das glauben zumindest die Mütter. Die Abkehr von der überprotektiven Mutter, die Flucht vor der Glucke, wird später dann nur umso heftiger.

Mit der Zeit haben die Mütter eine regelrechte Armada von Beschwerden für ihre lieben Kleinen entdeckt. Im Grundschulalter sind sicher Aufmerksamkeitsstörung und Hyperaktivität die prominentesten Diagnosen, gefolgt von Legasthenie, Lese- und Rechtschreibschwächen aller Art und diversen Fehl-, Über- und Schwerbegabungen. Impfungen abzulehnen gehört in jedem Alter bei einer bestimmten Klientel von Müttern dazu. Doch auch das Säuglings- und Kleinkindalter hat in den letzten Jahren etliche Symptome geboten, die bei Mutter und Kind die gewünschte Wirkung erzielen.

Artgerechtes Verhalten

Der Impfgegner

Auffälligste Symptome:
Skepsis gegenüber der Schulmedizin; betrifft in erster Linie die eigenen Kinder; »Ich habe da was im Internet gefunden«
Typische Zielgruppe/Verbreitung:
Lehrer und andere vermeintlich »Besserverstehende«
Vorteile:
man findet überall Gleichgesinnte, der Gesprächsstoff über ignorante Ärzte und den korrupten medizinisch-industriellen Komplex geht nicht aus
Nachteile:
ernste Infektionskrankheiten
Bewertung: ★★★

Regen Zulauf findet beispielsweise das KiSS-Syndrom. Die so harmlos klingende Abkürzung steht für »Kopfgelenk-induzierte Symmetrie-Störungen«. Die Diagnose ist bereits im Säuglingsalter zu gebrauchen – wenn das Kind den Kopf häufiger nach links als nach rechts dreht, mit etwas gebogenem Rücken im Bett liegt, ständig schreit oder sich nur auf eine Seite rollt. Aus Sicht von KiSS-Therapeuten und Eltern sind Kopfweh, Schlafstörungen, Fieber und natürlich Aufmerksamkeitsstörungen auf das ominöse Syndrom zurückzuführen – aber auch Dreimonatskoliken, Sabbern und selbst kahle Stellen am Kopf.

KiSS-Therapeuten behandeln die vermeintliche Störung mit Druck im Nacken und lassen sich das Handauflegen mit etwa 50 Euro pro Sitzung bezahlen – die Kassen übernehmen die fragwürdige Therapie nicht. Denn die selbst ernannten Heiler berufen sich bei der Behandlung allein auf ihre persönliche Erfahrung und massieren bestimmte »Wahrnehmungsrezeptoren«, die sie zwischen Schultern und Kopf vermuten. Die Wartezeiten bei manchen KiSS-Spezialisten betragen mehrere Wochen, die Praxen sind voll, die Diagnose boomt.

Dabei bezweifeln so gut wie alle etablierten Kinderneurologen, dass es das Krankheitsbild überhaupt gibt. Wissenschaftliche Untersuchungen zu der Krankheit liegen nicht vor, bei der Beschreibung von Ursache, Diagnose und Behandlung wird es vage. Das Vokabular mag jedoch manchen Müttern aus dem Herzen sprechen: Da ist von »langen und erschwerten Geburten mit Saugglockenbenutzung« die Rede, von »Schieflagen« oder »Enge« im Mutterleib und dem Weg zurück zur Natürlichkeit. Durch alle diese Missstände würden »die noch zarten Kopfgelenke geschädigt (Nackenschlag) und es kommt zu Asymmetrie«. Die Kanäle zum und vom Gehirn, so ist in einer Broschüre zu lesen, müssten »frei gemacht« werden. Blockaden lösen, »falsche Informationen« abwehren – hier kann das Wörterbuch des medizinischen Gutmenschen erweitert werden.

Die Deutsche Gesellschaft für Neuropädiatrie, die Vereinigung der auf Nerven- und Muskelleiden spezialisierten Kinderärzte in Deutschland, hält die Krankheit für nicht existent und warnt vor Manipulationen im Bereich der Halswirbelsäule. Schließlich ist es schon vorgekommen, dass durch die Drückerei im Nacken nicht erkannte Gelenk- oder Verknöcherungsstörungen verschlimmert wurden.

Dennoch halten viele Eltern und Kinderärzte unbeirrt an KiSS fest. KiSS-Therapeuten schätzen, dass »bis zu 10 Prozent der Säuglinge« auffällig sind, bauen die neu entdeckte Marktlücke aus und preisen sich selbst als die einzigen Spezialisten an, die das Leiden in den Griff bekämen. Und die Eltern fühlen sich durch die Diagnose entlastet, wenn das Quengeln des Kindes oder seine momentane Unpässlichkeit endlich einen anständigen medizinischen Namen bekommt.

Beipackzettel

KiSS-Syndrom

Auffälligste Symptome:
normales Kind, kranke Mutter
Typische Zielgruppe/Verbreitung:
Mütter
Vorteile:
die Mutter fühlt sich entlastet, der Therapeut verdient
Nachteile:
das Kind wird krank geredet, Verletzungen der Halswirbelsäule
Nutzwert: ★★

Natürlich muss zunächst die Bedrohung in schillernden Farben ausgemalt und der Bedarf geweckt werden: Auf einer Internet-Seite ist zu erfahren, dass »30 Prozent der Bevölkerung betroffen sein dürften«, wobei »von 10 Prozent Therapiebedürftigen tatsächlich weniger als 1 Prozent behandelt werden«. Das hat nicht nur für die lieben Kleinen Folgen. Auch im Erwachsenenalter drohen noch mannigfache Gebrechen, wie Halswirbelsäulenbeschwerden, Rückenschmerzen, Bandscheibenvorfall, Ohrgeräusche, Gleichgewichtsstörungen oder Schwindel.

Dass hinter gelegentlichen Asymmetrien in den meisten Fällen kein Krankheitswert steckt und die meisten Schieflagen in wenigen Wochen von allein verschwinden, tut nichts zur Sache. Dafür ist der Nutzen der neuen Diagnose für Eltern wie Therapeuten einfach zu groß. Und so werden Kinder, bevor sie sich wehren können, übertherapiert und krank geredet, bis auch der harmloseste Entwicklungsschritt zum behandlungsbedürftigen Problem geworden ist. Die Eltern sind mit der Zeit so fixiert auf das Leiden ihrer Lieben, dass sie es irgendwann nicht mehr akzeptieren können, wenn sie doch einmal an einen Arzt geraten, der ihnen sagt: »Keine Sorge, alles normal.«

Leiden für Kinder: Hyperaktivität und Aufmerksamkeitsdefizit

In der Schule habe ich oft Mist gebaut und mich gehauen, aber auch auf dem Sportplatz, auf dem Fußballplatz – eigentlich überall. Ich hatte einfach zu viel Energie. Hyperaktiv nennt man das heute.
Sven Ottke, seit 1998 Boxweltmeister im Supermittelgewicht, *SZ-Magazin*, 23. 8. 2002

Benjamin ist vier Jahre alt. Seine Mutter kommt mit ihm in eine Fachklinik zur Familienrehabilitation. Der jüngere Bruder ist auch dabei. Sechs Wochen werden die drei dableiben. Bei Benjamin hat vor zwei Jahren ein Hausarzt die Diagnose »Aufmerksamkeitsdefizit« gestellt, da war er gerade mal zwei Jahre alt. Seit dieser Zeit nimmt er täglich »Ritalin«, ein Psychopharmakon, das zurzeit fast so häufig wie Hustensaft verschrieben wird. Benjamin klammert sich an die Hand seiner Mutter und schaut sich ängstlich in der ungewohnten Umgebung um. »Er ist jetzt wieder ganz normal«, sagt die Mutter, »wir haben die Krankheit im Griff.«

Im Gespräch mit der Ärztin und dem Psychologen erzählt die Mutter mehr über Benjamin. Wie artig er jetzt im Kindergarten sei, wie schön er zu Hause spiele. Wie zufrieden die Familie mittlerweile mit ihm sei. Vom Rest der Familie redet die Mutter kaum. Die Ärztin fragt nach, möchte von den Beziehungen der Kinder untereinander und zu den Eltern wissen, von möglichen Problemen des Paares. Zögerlich sagt die Mutter: »Ja, die gibt es schon.« Dann sprudelt es nur so aus ihr hervor. Sie ist erst 34 Jahre alt, aber stark übergewichtig, »das sieht man ja«. Aber »das ist nur das geringste Problem«. Bei ihrem Mann wurde vor wenigen Jahren ein Krebsleiden festgestellt, und »die ganze Familie hat arg darunter gelitten«. Kaum sei es ihm wieder besser gegangen, hätte er einen schweren Arbeitsunfall gehabt. Tagelang sei fraglich gewesen, ob er überlebe.

Die Mutter atmet durch, redet und redet, bis sie schließlich ihre Kinder anschaut und anfängt zu weinen. Bei der nächsten Besprechung ist ihr anzumerken, wie entlastet sie sich fühlt. »Ich habe doch mit kaum jemand über meine Sorgen sprechen können«, sagt sie zum Psychologen, »und dann war der Benni immer so unruhig.« Am nächsten Tag hat sie wieder eine Besprechung mit der Ärztin. Sie einigen sich darauf, bei Benjamin das »Ritalin« für ein paar Tage wegzulassen.

In den nächsten Tagen beobachtet die Mutter ihren Sohn genau. Doch weder sie noch die Ärzte und Therapeuten können eine Verhaltensänderung bei Benjamin feststellen. Er spielt ausgelassen mit den anderen, er zieht sich zum Malen zurück. Mal ist er ungeduldig, dann wieder »artig« – wie das bei Vierjährigen eben so ist. Der Versuch mit dem Aussetzen des Medikaments hat geklappt. Offensichtlich gehörte Benjamin doch nicht zur Gruppe der »Zappelkinder«. Die Diagnose war vorschnell gewesen.

Beipackzettel

Aufmerksamkeitsdefizit/ Hyperaktivität

Auffälligste Symptome:
Zappelphilipp, Quasselstrippe, Hans-guck-in-die-Luft
Typische Zielgruppe/Verbreitung:
Kinder ab zwei Jahren, jetzt auch für Erwachsene
Vorteile:
wer in einem »kreativen« Beruf arbeitet, kann sich einbilden, seine Eigenheiten vorteilhaft eingesetzt zu haben; lässt sich gut mit den Leiden allein erziehender Mütter kombinieren
Nachteile:
stark ideologisch überfrachtet – man kann es nur falsch machen: Wenn Eltern eine Ritalingabe zulassen, gelten sie als Erziehungsversager, wenn nicht, als Rabeneltern, die ihren Kindern die notwendige Behandlung vorenthalten
Nutzwert: ★★★★

Und wie ist es bei Philipp? Auch er ist ziemlich unruhig und springt ständig umher. Die Eltern sind an der Grenze ihrer Toleranz, als es beim Abendessen wieder hoch hergeht. Der Vater versucht es zunächst noch mit Ermahnungen: »Ob der Philipp heute still wohl bei Tische sitzen will? Also sprach in ernstem Ton der Papa zu seinem Sohn.« Die Mutter scheint hingegen bereits resigniert zu haben: »Und die Mutter blickte stumm auf dem ganzen Tisch herum.« Schließlich sind beide verärgert und mit ihrem pädagogischen Latein am Ende: »Beide sind gar zornig sehr.« Eindrucksvoll hat der Frankfurter Nervenarzt Dr. Heinrich Hoffmann schon im Jahr 1845 die Figur des Zappelphilipp beschrieben.

Den notorischen Zappelphilipp, den Struwwelpeter und auch den Hans-guck-in-die-Luft hat es schon immer gegeben. Etliche Märchen und Erzählungen ranken sich um Kinder, die nicht still sitzen können, sich nicht konzentrieren und nur Unfug anstellen. Die immer etwas anderes im Sinn haben, unruhig sind, in der Klasse stören und weder von ihren Eltern noch von den Lehrern in den Griff zu bekommen sind. Kleine Plagegeister – große Wirkung. Bisher dachten Eltern und Erzieher immer: Das ist eine Phase, das geht vorüber.

Doch in den letzten Jahren nimmt die Diagnose »Hyperkinetisches Syndrom« (HKS) bei Kindern nahezu epidemische Ausmaße an. Häufig wird das Krankheitsbild auch als »Aufmerksamkeitsdefizitsyndrom« (ADS) mit oder ohne Hyperaktivität bezeichnet. Im Englischen dominiert die Bezeichnung ADHD, die für »Attention Deficit Hyperactivity Disorder« steht – ein Begriff, der die verschiedenen Störungen zusammenfasst. Natürlich gibt es hyperaktive und hyperkinetische Kinder, die sich kaum konzentrieren können und Hilfe brauchen. In vielen Fällen sind die schnelle Diagnose und die frühe und dauerhafte Verordnung von Medikamenten jedoch sehr fragwürdig.

Etwa bei dem sechsjährigen Julian. Als er drei Jahre alt war, wurde er im Kindergarten auffällig – was immer das heißt. Julian konnte früh laufen, war sprachbegabt und impulsiv, »sprang« von Spiel zu Spiel hin und her. Die Kindergärtnerinnen besuchten in dieser Zeit gerade eine Fortbildung zum Thema ADHD und nahmen die Eltern eines Tages beiseite. »Wir waren schon froh, dass sie uns darauf hingewiesen haben«, erinnert sich die Mutter. Wenige Tage später suchten sie einen renommierten Kinderpsychiater im Fränkischen auf. Der untersuchte Julian fünf Stunden lang und stellte dann fest: »Der Junge braucht Ritalin.«

Die Mutter war zunächst skeptisch, wollte ihrem Sohn nicht »solch einen Psychohammer« zumuten. Der Arzt redete auf sie ein, machte ihr ein schlechtes Gewissen: »Wollen Sie wirklich Ihrem Sohn die Entwicklung verderben?« Die Eltern waren schon so gut wie überzeugt, »wollten ihn darauf einstellen, bevor er in die Schule kommt«. Wollten verhindern, dass er in die Rolle des Klassenkaspers gerät und im Freundeskreis den Stempel als Zappelphilipp bekommt.

Doch sie gingen mit Julian auch zur heilpädagogischen Behandlung. Dort verstärkten sich ihre Bedenken wieder. Der Therapeut riet, abzuwarten. Das war vor eineinhalb Jahren. Julian hat seitdem nicht eine einzige »Ritalin«-Tablette genommen. Stattdessen ist er jede Woche beim Heiltherapeuten. Macht Spiele, die seine Motorik schulen, und Konzentrationsübungen. »Er braucht das Zeug nicht«, sagt seine Mutter, »aber wenn wir merken, dass er unter seinem Bewegungsdrang oder dem Konzentrationsmangel leidet, dann kriegt er's.«

Seriöse Autoren nennen eine Häufigkeit von maximal 2 bis 4 Prozent aller schulpflichtigen Kinder für das ADHD. Der Schwerpunkt liegt im Grundschulalter, jener Zeit, in der erstmals stärkere Anpassungs- und Leistungsanforderungen an Kinder gestellt werden. Aber auch Jugendliche sind gelegentlich noch vom ADHD betroffen, Jungen etwa siebenmal häufiger als Mädchen. Es gibt allerdings auch Schätzungen, die davon ausgehen, dass die Diagnose ADHD auf 40 Prozent aller männlichen Grundschüler zutreffe. Allein in Nordrhein-Westfalen sollen einer Erhebung zufolge, die im Dezember 2001 bekannt wurde, mindestens 10 000 Kinder regelmäßig Medikamente gegen Konzentrationsstörungen einnehmen. Etliche Kinder nehmen die Mittel im Selbstversuch, in anderen Fällen auf Anraten der Eltern.

Erfahrungen aus der Praxis zeigen, dass in vielen Fällen weder die Diagnose noch die Therapie wissenschaftlichen Leitlinien und Empfehlungen entsprechen. Häufig wird eine ausführliche, das gesamte Umfeld des Kindes umfassende Anamnese versäumt. Manche selbst ernannten »Experten« – eine Kinderärztin aus Bremen rühmt sich beispielsweise damit – stellen die Diagnose sogar am Telefon. Und so ist die Verordnung von »Ritalin« drastisch gestiegen: Weltweit nahm die Einnahme von 1990 bis 1995 von drei Tonnen auf 8,5 Tonnen zu (wobei 90 Prozent des Medikaments in den USA verbraucht wurden). In den USA wurde die Zahl der mit Stimulanzien behandelten Kinder 1996 auf 1,5 Millionen (2,8 Prozent aller Kinder) geschätzt. Noch massiver war der Anstieg seit Mitte der neunziger Jahre.

In Deutschland ist der Verbrauch des Medikaments von 1995 bis 2000 um mehr als das 40fache gestiegen. »Ritalin« und »Medikinet« sind die Handelsnahmen für die verschreibungspflichtige Substanz Methylphenidat. Sie greift in den Stoffwechsel des Gehirns ein und fällt unter das Betäubungsmittelgesetz. Methylphenidat beeinflusst die Konzentration der Überträgersubstanz Dopamin. Es wirkt als Stimulanz und vermindert die Dichte der so genannten Dopamin-Transporter, so dass die Menge des vorhandenen Dopamins an den Nervenverbindungen erhöht wird.

Methylphenidat wurde erstmals 1944 von dem bei der Ciba tätigen Arzneimittelchemiker Leandro Panizzon hergestellt. Er probierte das Medikament im Selbstversuch aus, bemerkte jedoch kaum Veränderungen. Seine Frau Marguerite schien von der belebenden Wirkung des Mittels aber durchaus zu profitieren. Sie nahm die Pille angeblich vor dem Tennisspielen – mit Erfolg. Panizzon benannte die Substanz daher nach dem Kosenamen seiner Frau Rita und gab den Tabletten den Namen »Ritalin«. 1954 kam das Mittel auf den Markt, und zwar beschränkt zur Behandlung von Menschen mit »gesteigerter Ermüdbarkeit«, »depressiven Verstimmungszuständen« und in der »Rekonvaleszenz«. Schon damals diente das Medikament dazu, den beruflichen und gesellschaftlichen Anforderungen zu genügen. Laut Beipackzettel sollte »nach durchwachter durchgrübelter Nacht« die Leistungsfähigkeit für den kommenden Tag wiederhergestellt werden.

Stellt die »Ritalin«-Gabe an Kinder nun eine angemessene Behandlung dar oder handelt es sich nur um eine einfache Lösung für den Umgang mit unbequemen und häufig auch äußerst anstrengenden Kindern? Der sechsjährige Sascha ist so ein unbequemes Kind. Seine Eltern kamen mit ihm zur Familientherapie. Die Diagnose kannten sie schon vorher. Der einzige Grund für den Arztbesuch: »Ritalin« auf Rezept. »Er hat die Konzentrationsstörung. Wir brauchen dieses Mittel, damit er die Schule schafft«, sagt die Mutter dem Mediziner. Sascha schaukelt derweil auf dem Stuhl hin und her und schaut gelangweilt aus dem Fenster. Das Betreuungsteam ist unschlüssig, wie zu verfahren sei.

Schließlich kommt nach und nach heraus, dass Saschas Eltern sich schon etliche Male getrennt hatten. Dass die Mutter mehrfach an depressiven Krisen litt und der Vater ständig überarbeitet war, weil er Schichtdienst hatte. Außerdem musste der Frau vor kurzem ein Teil der Gebärmutter entfernt werden. Und jetzt plant die Familie auch noch, auf dem Grundstück der Eltern des Mannes ein Haus zu bauen. Die Finanzierung ist wackelig. Sie will nicht so nah neben den Schwiegereltern wohnen, er schwärmt vom günstigen Bauplatz. Mehrere Konflikte, keiner richtig angesprochen, geschweige denn gelöst. »Ach das, das haben wir längst geklärt«, antwortet die Mutter jedes Mal unwirsch, wenn der Psychologe sie auf die familiären Probleme anspricht. Sie sollen ihrem Sascha »Ritalin« verschreiben und damit basta. Dann werde schon alles gut.

Sascha bekommt die Psychopillen. Morgens eine, abends eine. Die Familie ist zufrieden. Sascha schluckt die Medikamente, wird pharmakologisch gedämpft. Die massiven Konflikte des Paares sind nicht weiter Thema. Häufig befriedigt die Diagnose ADHD bei allen Beteiligten wesentliche Bedürfnisse – bei Psychologen, Ärzten und natürlich bei den Eltern. Das Kind wird kaum gefragt. Schließlich haben sich alle darauf geeinigt, dass das Kind krank sei. Dann wird das »hilfreiche« Medikament verordnet. Das Kind ist ruhig gestellt, und die Beteiligten sind entlastet. So können die wahren Ursachen für die Verhaltensauffälligkeit des Kindes im Hintergrund bleiben. Das schwierige familiäre Umfeld, die Probleme der Eltern, Schwierigkeiten in der Schule – alles bleibt auf diese Weise unbenannt und unerkannt. Konflikte werden verleugnet. Und Ärzte und Psychologen müssen nicht mühsam das soziale Geflecht entwirren, in das das Kind möglicherweise unheilbar verstrickt ist. Die Kinder, die das Kreuz der Diagnose auf sich nehmen, werden zu »Mother's little helper« – sie entlasten die Familie, indem sich alles auf das vermeintlich kranke Kind konzentriert, während die eigentlichen Ursachen der Spannungen unangetastet bleiben.

Dass »auffällige« Kinder und ihre Eltern Hilfe und Unterstützung brauchen, ist unbestritten – sonst werden sie frühzeitig isoliert und bleiben Außenseiter in der Gruppe, in der Klasse und erst recht in der Familie. Ob diese Unterstützung allerdings hauptsächlich in Form von Medikamenten geleistet werden kann und muss, ist äußerst umstritten.

Mittlerweile sind Kinder mit ADHD umfassend untersucht worden. Es gibt allerhand Hinweise auf körperliche Ursachen für ihre Erkrankung – aber keine eindeutigen Beweise: Bei manchen Kindern wurde eine genetisch bedingte Empfindlichkeit festgestellt. Bei anderen gibt es messbare Störungen der so genannten »Impulskontrolle«, das heißt der Steuerung von Bewegungen. Auch sind manche Hirnregionen bei ADHD-Kindern offensichtlich kleiner oder anders gestaltet als bei vermeintlich gesunden Kindern. Schließlich wurden noch Unterschiede in den elektrischen Hirnströmen festgestellt. Auch die Durchblutung mancher Hirnareale ist verändert – ebenso wie die Konzentration des Überträgerstoffs Dopamin.

Dennoch kann bis heute nicht eindeutig gesagt werden, ob diese Abweichungen harmlose Varianten vom Normalen oder krankhaft sind. Ob sie die Ursache oder die Wirkung des ADHD ausmachen. Oftmals war der Anteil der vermeintlichen ADHD-Kinder, die eine der medizinisch messbaren Veränderungen aufwiesen, viel zu gering, um daraus gültige Schlüsse für die Diagnostik zu ziehen. Sicher war nach etlichen Untersuchungen nur eines: Stress verstärkt die Symptome. Deswegen richten sich die Kriterien für eine Diagnose auch nach wie vor nach dem Verhalten der Kinder – und sind damit sehr stark von der Sorgfalt und Subjektivität der Untersuchenden abhängig.

Verwunderlich ist, dass die medizinische Forschung auf der einen Seite ihr technisches Arsenal auffährt, nach möglichen Abweichungen in der Gehirnstruktur, dem Stoffwechsel oder der Erregbarkeit des Nervensystems sucht und letztendlich für die Diagnose doch darauf zurückgreift, ob die Kinder »häufig Einzelheiten nicht beachten«, »häufig nicht zuhören« oder »sich oft durch äußere Reize ablenken« lassen. Und: Wer will schon beurteilen, ob ein Kind Schwierigkeiten hat, »ruhig zu spielen oder sich mit Freizeitaktivitäten ruhig zu beschäftigen«. Fachleute wie Franz Joseph Freisleder, Kinder- und Jugendpsychiater in München, geben denn auch freimütig zu, dass »eine gewisse diagnostische Unschärfe in den vergangenen Jahren dazu führte, dass der psychiatrische Störungsbegriff der hyperkinetischen Störungen zu breit ausgelegt wurde«.

Besorgnis erregend ist auch die Art und Weise, wie Methylphenidat in Kinderhände gelangt. Mancherorts werden die Psychopillen bereits auf dem Schulhof »gedealt«. Die Drogenbeauftragte der Bundesregierung, Marion Caspers-Merk beklagte, »dass ein großer Teil der Methylphenidat-Verordnungen nicht von Kinderärzten oder Kinderpsychiatern vorgenommen wird«. Stattdessen erfolge sie vor allem »von Hausärzten, Laborärzten, HNO-Ärzten, Frauenärzten, Radiologen und sogar von Zahnärzten«.

Methylphenidat galt nach Ansicht der meisten Experten bisher als harmlos. Doch genaue Untersuchungen darüber, wie sich Psychopharmaka auf das frühkindliche Gehirn und seine Entwicklung auswirken, liegen kaum vor. Jüngste Studien an Ratten und anderen Tieren ergaben, dass »Ritalin« die Struktur des Gehirns nachhaltig verändern kann und möglicherweise das Wachstum von Nervenfortsätzen hemmt. Schon warnen Wissenschaftler vor Spätschäden bis hin zur Parkinson-Krankheit. Die Schüttellähmung wird schließlich durch einen Dopamin-Mangel ausgelöst, und in den Stoffwechsel dieser Substanz greift »Ritalin« ein. Doch inzwischen kommen Eltern sogar schon mit Zweijährigen in die Praxen der Ärzte und fordern das Medikament. Ein regelrechter Boom herrscht vor der Einschulung: Die Paare haben selbst die Diagnose des ADHD gestellt und verlangen nun, dass die Ärzte ihrem Kind das Mittel verordnen, damit es in der Schule mitkommt und »keine Schwierigkeiten« macht.

Dabei machen manche Symptome der ADHD unter evolutionärem Aspekt Sinn. Unsere Urahnen in der Steinzeit waren möglicherweise durchaus im Vorteil, wenn sie bei der Jagd impulsiv reagieren konnten. Heute, in sich immer schneller verändernden Lebenswelten, ist hingegen zumeist die bedachtsame Problemlösung von Vorteil. Nur Leistungssportler, Leute in »kreativen« Berufen oder Workaholics haben vielleicht noch einen Selektionsvorteil als hyperkinetische Erwachsene.

Und die soll es mittlerweile recht häufig geben. Das Syndrom wird in letzter Zeit vermehrt Erwachsenen zugeschrieben. Kürzlich vermutete die Zeitschrift *Time* gar, Bill Clinton sei davon betroffen. Betrachtet man die im Jahr 2000 in der *Deutschen Medizinischen Wochenschrift* publizierten Diagnosekriterien der Aufmerksamkeitsdefizit-/Hyperaktivitätsstörung für Erwachsene (»unterbricht andere«, »kann nur schwer warten, bis er an der Reihe ist«, »ist bei Alltagstätigkeiten häufig vergesslich« oder »lässt sich öfter durch äußere Reize ablenken«), fragt man sich allerdings, wer – ob Kind oder Erwachsener – heutzutage nicht Hyperaktivität, Aufmerksamkeitsdefizite oder beides aufweist.

Die Konjunktur von ADHD erinnert in vielerlei Hinsicht an die »Hysteriewelle« Ende des 19. Jahrhunderts. Die Hysterie entwickelte sich damals zu einer Epidemie unter Frauen. Eine

Ursache dafür bestand in der Art der Symptome. Betroffene Frauen weckten mit ihren obszönen Körperverrenkungen unverkennbar sexuelle Assoziationen. Die Hysterie wurde einseitig als Krankheit der Gebärmutter gedeutet. Dadurch blieb die eigentliche Ursache im Verborgenen, aber die Erkrankung wurde gesellschaftlich anerkannt. In der Folgezeit bemühten sich Mediziner – besonders die damals noch so genannten Irrenärzte – um Therapien. Aber die Hintergründe der Symptome blieben im Dunkeln.

Heute sind viele Eltern um ihren Nachwuchs besonders besorgt. Die oftmals späte Entscheidung für ein Kind, dessen Geburtstermin und Entwicklung dann genau in die Familien- und Berufsplanung passen müssen, lässt bei vielen Paaren eine enorme Anspruchshaltung entstehen. Ein befreundetes Paar, beide Mediziner, hat einen zehn Monate alten Sohn. »Diese Verantwortung«, sagt er lächelnd, »wo sich doch täglich Tausende von Synapsen neu bilden.« Diese Bemerkung über die neu entstehenden Nervenverbindungen im Gehirn war nur halb scherzhaft gemeint. Viele Eltern haben Angst, in der Entwicklung ihrer Zöglinge etwas zu verpassen, die Fähigkeiten und Fertigkeiten

Artgerechtes Verhalten

Frühförderung

Auffälligste Symptome:
das Kleinkind wird schon im ersten Lebensjahr von Termin zu Termin geschleppt: musikalische Früherziehung, Säuglingsschwimmen, motorische Schulung; »meiner robbt schon«
Typische Zielgruppe/Verbreitung:
spätgebärende Mütter in Kreisen der vermeintlich Besserverstehenden
Vorteile:
das gute Gefühl, alles richtig zu machen
Nachteile:
Selbstvorwürfe bleiben nicht aus, wenn das Kind zum Pisa-Versager wird
Bewertung: ★★★

der Kinder nicht genügend zu fördern, ihnen zu wenig Anregung zu geben.

Und so wird bereits Babys im Mutterleib klassische Musik vorgespielt, um ihr Gehör so früh wie möglich zu schulen. Sobald sie auf der Welt sind, lässt man sie nur selten in Ruhe. Kaum ein Säugling, der noch auf seiner Krabbeldecke mit sich allein gelassen wird und Zeit hat, seine unmittelbare Umgebung oder seinen Körper zu erkunden. Liegt er auf dem Rücken, werden sofort Gestelle über ihm aufgebaut, an denen Glocken, Rasseln und allerlei bunte Figuren hängen, nach denen er greifen soll, um frühzeitig alle Sinne zu schärfen. Nur nichts verpassen. Kein Wunder, wenn ein solches Kind in ein paar Jahren ständige Zerstreuung und Impulse von außen braucht. Dieselben Eltern, die ihr Kind so »gezielt gefördert« haben, klagen später über die Reizüberflutung, der ihre Sprösslinge permanent ausgesetzt seien. Natürlich sind dann immer die anderen schuld: die Medien – besonders das Fernsehen – und natürlich die Gesellschaft.

Nur wenige Mediziner trauen sich, eine andere Meinung zu äußern und auch dazu zu stehen: »Es gibt keine Kinder mit Aufmerksamkeitsstörungen – es gibt lediglich Kinder, deren Aufmerksamkeit nicht da ist, wo Eltern oder Lehrer sie gerne hätten«, sagte ein Chefarzt einer Kurklinik für Familientherapie anlässlich einer gut besuchten Fortbildung zum Thema ADHD im Herbst 2001 in seinem Vortrag. Als sein Zitat in der Zeitung erschien, nahm er es in einem Leserbrief halbherzig zurück und wies auf das umfangreiche, interdisziplinäre Betreuungsangebot seiner Klinik für Kinder mit ADHD hin. Man kann den guten Mann verstehen: Er hatte etliche Anrufe empörter Eltern bekommen, die sich darüber entrüsteten, dass ihren Kindern die Diagnose streitig gemacht würde.

Denn die Medizin muss die Bedürfnisse der Eltern nach Entlastung befriedigen – und das tut sie auch in vielen Fällen. Nicht nur ADHD ist zu einer Modediagnose mit epidemischen Ausmaßen geworden. Auch für andere Abweichungen kindlicher Entwicklung gibt es mittlerweile die entsprechenden Fachleute.

Kinderärzte und Psychologen spezialisieren sich neuerdings auf die »Behandlung von Einschlaf- und Durchschlafstörungen« und werben dafür in Anzeigen. Eine weitere Modediagnose ist die Bezeichnung als »Schreikind«. Natürlich schreien Kinder, und manche Eltern sind wahrlich nicht zu beneiden. Doch neuerdings gibt es Definitionen, wie viel Schreien pro Tag gerade noch toleriert werden kann. Und die Eltern organisieren sich in Selbsthilfegruppen und registrieren penibel jede Abweichung von der Norm, schleppen ihre Kinder zu Hausärzten, Fachärzten und anderen Spezialisten – und konsultieren nebenbei noch Homöopathen und Kraniosakral-Therapeuten. Der Alltag wird von der Medizin und anderen vermeintlich Heilkundigen kontrolliert und jeder Entwicklungsschritt der Kinder pathologisiert. Die vollständige Durchdringung nahezu aller biologischen, seelischen und sozialen Dimensionen des Lebens schreitet immer weiter fort.

Die Medizin verhält sich gegenüber den Eltern von ADHD-Kindern ambivalent: Einerseits ist da der Appell an das Verantwortungsgefühl des Einzelnen, sein Schicksal und eben auch das Leben seiner Kinder selbst in die Hand zu nehmen. Andererseits wird der Bedarf an medizinischer Steuerung signalisiert, und der zieht die Notwendigkeit von Experten nach sich: Der Appell an

Artgerechtes Verhalten

Schreikind

Auffälligste Symptome:
genervte Eltern, schreiende Kinder
Typische Zielgruppe/Verbreitung:
Kinder von Eltern, die alles richtig machen wollen
Vorteile:
Möglichkeit zu neuer Forschung und neuen Selbsthilfegruppen
Nachteile:
Mietstreitigkeiten, Innenohrschäden, Anerkennung des Leidens bei Freunden und Nachbarn schwierig – denn welches Kind schreit nicht?
Bewertung: ★

die Mündigkeit geht mit der Selbstentmündigung der Betroffenen Hand in Hand. Dabei beschreitet auch die Heilkunde neue Wege. Schließlich gibt es ein medizinisches Überangebot in jenen Ländern, in denen existenzielle Gesundheitsbedürfnisse längst befriedigt sind. Das Medizinsystem schafft neue Nachfragen, und Eltern wie Lehrer nehmen die Angebote gerne an.

So ähnlich dürfte es auch bei Ayshe sein. Die siebenjährige Türkin besucht die 2. Klasse in einer Stuttgarter Grundschule. Sie ist schwerhörig, weshalb sie ziemlich laut reden muss, um sich selbst zu hören. Doch nicht nur das. Mitten im Unterricht steht sie plötzlich auf und redet drauflos. Ihr ist etwas eingefallen, und sie muss es sofort loswerden. Im Stehen. Das macht sie immer wieder, in jeder Stunde mehrmals. Laut, rücksichtslos, polternd. Die Lehrer sind völlig entnervt. Und sie sind sich einig: »Die muss endlich mal zum Arzt, sonst fliegt sie von der Schule.«

Leiden für Lehrer: Pisa-Versager, Burnout-Syndrom und Frühpensionierung

Lehrer ist kein Beruf, Lehrer ist eine Diagnose.
Zeitloser Stoßseufzer von Psychologen und Psychotherapeuten

Er war damals vielleicht Ende dreißig, hatte lange, gewellte, braune Haare und einen dunklen Schnurrbart. Meistens trug er ein groß gemustertes Karohemd und Jeans, dazu Cowboystiefel sowie ein undefinierbares Kleidungsstück, das später als »Schimanski-Jacke« eine bescheidene Karriere machen sollte. Er war groß und kräftig, redete, wie ihm der Schnabel gewachsen war, und deshalb, aber auch wegen seiner lässigen Kleidung, fanden wir ihn »cool« – obwohl er Lehrer für Gemeinschaftskunde und Erdkunde war.

Er unterrichtete uns in der 11. Klasse in beiden Fächern, und wir behandelten gerade das politisch korrekte Thema »Die Stadtentwicklung schnell wachsender Metropolen am Beispiel São

Artgerechtes Verhalten

Lehrer mit Burnout

Auffälligste Symptome:
Unterrichtsfolien und Kopien sind mindestens zehn Jahre alt; Abgeschlagenheit, Lustlosigkeit, schlechte Stimmung
Typische Zielgruppe/Verbreitung:
desillusionierte Lehrer
Vorteile:
Freistellung von Klassenfahrten, mögliche Frühpensionierung
Nachteile:
soziale Ausgrenzung, Papa ante portas
Bewertung: ★★

Paulos«. Aber statt über Umweltbelastungen und beklagenswerte Zustände in brasilianischen Slums zu diskutieren, zeigte er uns in einer Stunde ohne jede weitere Ankündigung einen Film. Der Titel des Streifens lautete *Die Angst der Lehrer vor den Schülern*.

Darin waren etliche zerknirschte Pädagogen zu sehen, die von ihrer täglichen Pein in der Schule, von ihren Ängsten, der Schlaflosigkeit und ihren zahlreichen anderen körperlichen Beschwerden berichteten. Es war furchtbar – lauter früh gealterte, jammernde Pauker. Nacheinander traten fast oder bereits zerstörte Existenzen auf, die einmal mit viel Idealismus in den Beruf gestartet waren, deren Lehrerleben jetzt aber nur noch darum zu kreisen schien, wie sie jeglichen Umgang mit ihren widerspenstigen Schülern vermeiden konnten. Nie hätten wir uns vorstellen können, dass wir unseren Lehrern solchen Kummer bereiten würden – nicht wir, nicht an unserer Schule!

Als der Film zu Ende war, ging unser Lehrer langsam nach vorn und stellte Fernseher und Videorecorder aus. Er drehte sich zur Klasse um und sagte lässig: »Ja, Kinder, da könnt ihr mal sehen. So ist das heutzutage.« Kein weiterer Kommentar. Dann beendete der Gong die Stunde und wir verschwanden irritiert in die Pause. Wir überlegten noch, ob er den Film irgendwie auf sich und sein eigenes Lehrerdasein bezogen haben könnte, verwarfen die Idee dann aber schnell wieder.

Er doch nicht, nicht dieser coole Macho. Wenn das auf jemanden hätte zutreffen können, dann auf unseren hilflosen Mathelehrer, der über Wochen krankgeschrieben war, oder auf die hysterische Französischlehrerin, die schon nach wenigen Stunden vor jeder Klasse kapitulieren musste. Weitere Kandidaten fielen uns ein, die von den Schülern, ihrem Beruf oder dem Leben insgesamt überfordert zu sein schienen. In der nächsten Gemeinschaftskunde-Stunde ging unser Lehrer mit keinem Wort auf den Film ein. Jetzt war wieder São Paulo dran.

Ich habe keinen Kontakt mehr zu dem Lehrer, der uns 1982 oder 1983 an einem Göttinger Gymnasium so unvermittelt mit den Leiden seines Berufsstands konfrontierte. Wer weiß, vielleicht war auch er inzwischen in Prien am Chiemsee in Behandlung. Dort befindet sich die medizinisch-psychosomatische Klinik Roseneck. Eine Idylle in der bayerischen Provinz. Hier werden jährlich etwa 1000 Patienten aufgenommen, 15 Prozent davon sind Lehrer. Keine andere Berufsgruppe ist hier so stark vertreten, nicht die Manager und nicht die Sozialarbeiter. Lehrer sind schließlich überlastet und depressiv, sie leiden an Tinnitus. Lehrer werden frühpensioniert. Mehr als 200 Lehrer stehen auf der Warteliste der Klinik Roseneck, Tendenz steigend. Die meisten bleiben länger als sechs Wochen. Der Tagessatz, von den Kassen übernommen, beträgt rund 300 Euro.

Und die meisten kommen mit einer einzigen Diagnose: »Burnout-Syndrom«. Der New Yorker Mediziner Herbert Freudenberger hat den Begriff 1974 erstmals verwendet. Seitdem hat die Krankheitsbezeichnung eine unfassbare Karriere gemacht. Neueren Untersuchungen zufolge trifft die Diagnose auf 28 bis 36 Prozent der Lehrkräfte an den allgemeinbildenden Schulen in Deutschland zu. Was ist da los? Machen unsere Schulen krank? Ist hier die Ursache für den Pisa-Schock zu sehen? Liegt es an überforderten und ausgebrannten Lehrern, dass die Schüler hier zu Lande im internationalen Vergleich so miserabel abschnitten?

Normalerweise sind Lehrer mit Burnout-Syndrom zwischen 50 und 60 Jahre alt. In der Klinik Roseneck sind viele jünger. Und sie erzählen alle eine ähnliche Geschichte: Der Hausarzt habe nicht mehr weitergewusst, die ambulante Psychotherapie habe wenig gebracht, häufig sei nur die Empfehlung einer stationären Behandlung geblieben. Jeder der Pädagogen hat zwar andere psychosomatische Beschwerden – bei den einen sind es Rückenschmerzen und Depressionen, bei anderen stehen Magenkrämpfe, Schwindel oder auch Herzrhythmusstörungen, Schweißausbrüche und Migräne im Vordergrund –, aber alle klagen über Konzentrationsstörungen und emotionale Probleme, und kaum einer kann noch ruhig durchschlafen.

Einig sind sich die Lehrer-Patienten der Spezialklinik vor allem in zwei Dingen: Fast alle wollen vorzeitig pensioniert werden. Darin sind die Pädagogen Spitze: Unglaubliche 50 Prozent der Lehrer erreichen in Deutschland nicht das übliche Pensionsalter. Und alle Lehrer kennen die Ursache: Schuld sind die Schüler. Jener undisziplinierte, unkonzentrierte, unmotivierte Haufen, vor dem sie jeden Morgen zu bestehen haben. Und natürlich trifft auch die Gesellschaft, die Medien und besonders die Eltern Schuld, die sich keine Zeit mehr für ihren Nachwuchs nähmen und für die Erziehung ein Fremdwort sei.

Den Lehrern ist es gelungen, den Klassenfeind zu identifizieren. An jedem Stammtisch herrscht schnell Einigkeit über die wohlstandsverwahrloste Jugend, die für nichts mehr zu begeistern ist, den ganzen Tag vor der Glotze hockt, sich in ihrem Markenfetischismus gefällt und nicht mehr – wie früher üblich – Klassenkameraden mit dem Kugelschreiber neckt, sondern die wenigen Braven und Fleißigen mit Klappmessern terrorisiert. Mit diesen Stereotypen über das Leben der Schüler ist auch das Leiden der Lehrer zunehmend gesellschaftsfähig geworden. Keiner kann sich schließlich vorstellen, eine solche Rasselbande zu zähmen. Der unaufhaltsame Aufstieg der Diagnosen »Hyperaktivität« und »Aufmerksamkeitsdefizit« hat ein Übriges dazu beigetragen, dass Lehrer für eine äußerst bedauernswerte Spezies gehalten werden.

Die allgemeine Einmütigkeit hat indes einen Haken: Es ist schwer zu erklären, wie aus den kaum erziehbaren, uninteressierten Schülern – zumindest an den Gymnasien – nur wenige Jahre später an den Universitäten karrierebewusste und strebsame Studenten geworden sind, von denen alle Welt seit einigen Jahren zu berichten weiß. Die Ursachen für das Leiden der Lehrer müssen also noch woanders liegen.

Nach bisherigen Erkenntnissen sind es besonders die idealistischen und engagierten Lehrer, die von Burnout und anderen Überforderungssymptomen geplagt werden: die Tüchtigen, die Ehrgeizigen und die Guten. Die Arbeit ist oft ihr wichtigster, manchmal sogar der einzige Lebensinhalt. Sie scheitern häufig am eigenen Anspruch, an den Mühen der Ebene und daran, dass sie den selbst oder fremd gesetzten Sinn- und Leistungsanforderungen nicht gelassen genug begegnen können.

Nach einer Zeit ständigen Bemühens kommt es dann zur »Gratifikations-Krise« – trotz hoher Verausgabung und viel Engagement bleiben subjektiv Erfolge und Anerkennung aus. Schüler gehören ja nicht zu der Klientel, die den hohen persönlichen Einsatz ihrer Betreuer mit positiven Rückmeldungen honoriert. In einer solchen Konstellation erleben Lehrer dann die üblichen Widrigkeiten, wie die hohe wöchentliche Stundenzahl, die Klassengröße und das Verhalten schwieriger Schüler, als noch belastender. Wenn dann noch die Unterstützung von Kollegen oder Vorgesetzten fehlt, verstärkt sich das Gefühl des »Burnouts«, und das Erkrankungsrisiko steigt. Im Vergleich zu Probanden, die sich wenig verausgaben und viel Anerkennung bekommen, haben Menschen, die sich stark verausgaben und wenig Anerkennung bekommen, eine 2,15fach erhöhte Wahrscheinlichkeit, zu erkranken.

Die Rate für Dienstunfähigkeit und vorzeitigen Ruhestand bei Lehrern liegt insgesamt bei ziemlich genau 50 Prozent, im Jahr 2000 hielten nur 35,8 Prozent bis zum Ende durch. Ein immens hoher Anteil, der von keiner anderen Berufsgruppe erreicht wird. In Baden-Württemberg etwa gehen 49,5 Prozent der beamteten Lehrer wegen Dienstunfähigkeit vorzeitig in Ruhestand – bei Beamten im Verwaltungsdienst sind es nur 28,4 Prozent, bei Vollzugsbediensteten sogar nur 22,1 Prozent. Enorm ist auch der Anteil der psychischen Störungen als Hauptdiagnose für die Frühpensionierung bei Lehrern: Er beträgt 52 Prozent.

In der Klinik Roseneck wird den Lehrern nahe gelegt, Arbeit nicht zu Stress werden und sich von den sprichwörtlich auftürmenden Bergen nicht einschüchtern zu lassen. Außerdem werden die Erlebnisfähigkeit und die sinnliche Wahrnehmung der ermatteten Pädagogen geschult. Viele Lehrer müssen erst wieder lernen, die Welt farbiger zu sehen. Einigen Patienten in der Klinik Roseneck ist das bereits gelungen. Doch die Patienten in der bayerischen Idylle machen nur die Spitze des Eisbergs aus. Denn viele Lehrer verleugnen ihre seelische Not und lehnen es ab, sich überhaupt psychosomatisch oder psychotherapeutisch behandeln zu lassen. Scham und Selbstvorwürfe überwiegen.

Dass es auch anders geht, zeigen Lehrer, die sich nicht unterkriegen lassen und trotzdem wissen, was für eine besondere Klientel ihnen anvertraut wird. »Heute hat man ja keine Klasse als Kollektiv mehr, kaum noch Schüler, die sich als Gruppe verstehen«, sagt Karen Kusanitsch, 36-jährige Berufsschullehrerin aus Konstanz, »das sind inzwischen alles hoch sensible Individualisten.« In einer Klasse gibt es eben nicht mehr nur Kinder mit Lese- und Rechtschreibschwäche und die Klassenclowns – ob sie nun an ADHD leiden oder nicht –, sondern auch, ganz schwierig, die »Schwerbegabten«. Die brauchen natürlich ebenfalls eine besondere Behandlung.

Ob mehr oder weniger begabt, wach oder träge, langsam oder schnell – für alle Arten von Schülern fordern Eltern mittlerweile eine Spezialförderung ein, um ja nichts zu verpassen. Eltern achten penibel darauf, dass die Stärken und Schwächen ihrer Zöglinge auch genügend Beachtung finden. Hier geht es längst nicht mehr um das Verhalten in der Gruppe, um die Klassengemeinschaft und um Werte wie Solidarität und Gemeinschaftssinn, sondern vor allem darum, wie der Einzelne den Konkurrenzkampf in der Schule mit möglichst vielen Startvorteilen für das weitere Leben bestehen kann. Kein Wunder, dass da schon mal die Lehrer auf der Strecke bleiben.

Leiden für Ärzte: Suchtgefahr und Sackgasse Motivationskrise

Sie können dich immer noch mehr quälen.
Samuel Shem, *House of God*, 1996

Die Ärzte sind schon arm dran. Sie opfern sich für ihre Mitmenschen auf, schlagen sich Nächte und Wochenenden um die Ohren – und dann attestiert ihnen ein US-Psychiater auch noch, dass sie gefühlskalt seien und zu Depressionen neigten. Zu diesem Ergebnis kam jedenfalls Roy Menninger aus Topeka in Kansas, der in den vergangenen 20 Jahren mehr als 1000 Ärzte behandelt hat und seine Erfahrungen 1999 auf einer Tagung der amerikanischen Psychiater vorstellte.

Menninger beobachtete unter den Medizinern, die in seine Praxis kamen, erstaunlich ähnliche Charaktermerkmale. Er kam zu dem Schluss, dass Eigenschaften, die einer Arztkarriere förderlich sind, zugleich die Fähigkeit zu sozialen Bindungen und Liebesbeziehungen einschränken. Zwar haben Mediziner fast täglich mit menschlichen Extremsituationen zu tun und sind so häufig wie kaum eine andere Berufsgruppe mit Leid und Tod, Hoffnungen und Enttäuschungen konfrontiert. Doch diese Erfahrungen scheinen nicht die Fähigkeit zum Mitgefühl zu verstärken, ganz im Gegenteil: Bei vielen Heilkundigen sind die »emotionale Schwingungsfähigkeit« und die Motivation für den Beruf verkümmert. Sie wurden zu Zynikern, die zwar genau wissen, was sie den Angehörigen eines Sterbenden sagen müssen, aber in Wirklichkeit nicht bereit – oder nicht in der Lage – sind, sich in die Leiden anderer einzufühlen.

Bei den Dienstbelastungen, denen manche Mediziner ausgesetzt sind, verwundert das kaum. Ärzte, die 24 oder 30 Stunden

Ärztliche Teilnahmslosigkeit

Auffälligste Symptome:
leerer Blick, floskelhafte Sätze
Typische Zielgruppe/Verbreitung:
Ärzte und Angehörige anderer ehemals sozial und humanitär eingestellter Berufsgruppen wie Entwicklungshelfer und Sozialarbeiter
Vorteile:
irgendwann tut es nicht mehr weh
Nachteile:
drohende Vereinsamung
Bewertung: ★

hintereinander arbeiten, reagieren so verlangsamt und unkonzentriert, als ob sie 1 Promille Alkohol im Blut hätten, wurde kürzlich in einer Untersuchung festgestellt. Dann gehen sie an die Grenzen ihrer Belastbarkeit und manchmal darüber hinaus und schaden nicht nur ihrer Gesundheit, sondern werden auch zu einem Risiko für die Patienten.

»Jeder von uns kennt das, dass er im Dienst irgendetwas übersieht, nicht an alle wichtigen Untersuchungen denkt oder schlicht den Kopf nicht mehr frei kriegt, um zu einer vernünftigen Entscheidung zu kommen«, sagt ein erfahrener Krankenhausarzt, der ungenannt bleiben will. Inwieweit Patienten dadurch zu Schaden kommen, kann nur geschätzt werden. Das Thema ist tabu. Schließlich soll ja niemand, der ins Krankenhaus muss, durch Berichte über die Arbeitssituation seiner Helfer verunsichert werden.

Die Situation in deutschen Kliniken hat sich in den vergangenen zehn Jahren dramatisch verschärft: Die Zahl der Kranken stieg von 13,7 Millionen im Jahr 1990 auf 16,6 Millionen im Jahr 1998. Im selben Zeitraum wurden 10 Prozent der Krankenhäuser geschlossen, 15 Prozent der Betten gestrichen. Die Aufenthaltsdauer der Patienten im Krankenhaus hat sich gegenüber früher durchschnittlich um 20 Prozent verringert. Gleichzeitig wird an

Personal gespart, die Überstunden werden überdies in den meisten Häusern nicht bezahlt. Und so haben immer weniger Ärzte immer mehr zu tun.

Angesichts dieser veränderten Situation ist es für die überforderten Mediziner schwer zu ertragen, wenn ältere Chefärzte auf entsprechende Klagen entgegnen, dass sie früher den Dienst in ihrer Klinik allein geschmissen hätten. Wenn die Ärzte nach 30 Stunden Dienst die Klinik verlassen, bleibt nur noch wenig Zeit für Idealismus. Eigentlich ist ihre Lage unerträglich. Dabei war Arzt einstmals ein Traumberuf für viele. Inzwischen ist immer häufiger ein Albtraum daraus geworden und die Zunahme psychischer Probleme unter Ärzten nicht verwunderlich. Viele flüchten sich in Suchtmittel und Tabletten.

Genaue Zahlen über die Alkohol- und Drogensucht unter Medizinern gibt es zwar nicht, Fachleute glauben jedoch, dass 7 bis 8 Prozent der Ärzte davon betroffen sind – rund 30 000 allein in Deutschland –, ein Anteil, der um das Dreifache über dem bei der Normalbevölkerung liegt. Die Zeitung *Ärztliche Praxis* behauptete 1999, dass 20 000 der rund 370 000 deutschen Ärzte alkoholkrank seien. Leberzirrhosen sind in den USA bei Medizinern dreimal so häufig wie bei der übrigen Bevölkerung. Die Ärztevereinigung der USA geht davon aus, dass jeder achte Mediziner an Suchtproblemen leidet.

Betroffen davon sind Männer wie Frauen– wobei Frauen eher zu Tabletten und Männer stärker zur Flasche greifen. Roy Menninger konzentrierte sich in seinen Untersuchungen allerdings auf männliche Mediziner, da diese weitaus häufiger als ihre Kolleginnen eigene und die Gefühle anderer nicht benennen konnten. Ein Arzt, dem gerade gekündigt worden war, antwortete beispielsweise auf die Frage, wie er sich fühle: »Wie sollte ich mich denn fühlen?« Ein anderer Patient Menningers, ein Kardiologe, erschien etliche Male im weißen Kittel und mit Stethoskop um den Hals in der Praxis des Psychiaters. Viele Sitzungen waren nötig, bis er auf seine schützende Verkleidung verzichten konnte.

Durch Rationalisierung, so Menninger, gelinge es den meisten Medizinern allerdings, ihre emotionale Inkompetenz zu verbergen. Sie wirkten freundlich, aber distanziert, es komme selten zu Entgleisungen. Zudem hätten viele Mediziner ein mechanistisches Bild vom Körper. Mit Medikamenten, so ihre Überzeugung, ließen sich eigene Schwächephasen und unangenehme Emotionen schon bekämpfen. Die Einsicht, krank und therapiebedürftig zu sein, komme oft spät oder gar nicht.

Deshalb dauert es auch durchschnittlich mehr als sechs Jahre, bis suchtkranke Ärzte ihren Beruf nicht mehr ausüben können. Viele arbeiten bis zum Zusammenbruch. Mediziner können ihre Abhängigkeit lange Zeit verschleiern – vor anderen und vor sich selbst. Sie können ihr Wissen um Medikamente dazu nutzen, die Anzeichen ihrer Sucht zu verdecken. Außerdem sitzen sie direkt an der Quelle. Und selbst wenn die Ausfallserscheinungen immer offensichtlicher werden, wagen es nur wenige Untergebene und Kollegen, den Arzt auf sein Zittern, seine Fahne oder seine Teilnahmslosigkeit anzusprechen.

Wenn die Ärzte die Fassung verlieren, lassen sie ihre Aggressionen meist an den besonders anhänglichen unter ihren Patien-

Artgerechtes Verhalten

Der Arzt zum Abgewöhnen

Auffälligste Symptome:
guter Abiturdurchschnitt, zynisch, kann schlecht zuhören (Mann); ist zickig und enttäuscht von der Welt und den Männern (Frau)
Typische Zielgruppe/Verbreitung:
gerne Radiologen, Urologen und Orthopäden
Vorteile:
immer noch hohe soziale Anerkennung
Nachteile:
zu viele Nachtdienste machen hässlich; Tabletten-, Drogen-, Alkohol- und Tabakmissbrauch höher als im Durchschnitt, höhere Selbstmordrate, Gefahr des Helfersyndroms, wenig Freizeit
Bewertung: ★

ten aus. Häufiger haben jedoch die Familienmitglieder zu leiden – sofern es noch welche gibt. Denn die Scheidungsrate unter Ärzten ist hoch, viele Partner sind es leid, immer wieder mit den Worten vertröstet zu werden: »Wenn erst meine Assistentenzeit vorbei ist [*oder* meine Facharztausbildung abgeschlossen *oder* die Praxis abbezahlt ist] …« Auch das Zärtlichkeitsempfinden scheint häufig stumpf zu werden. »Fünf-Minuten-Sex ohne Streicheln und Küssen, lautet bei vielen Ärzten die Definition von Intimität«, hat Menninger in seinen Therapiegesprächen erfahren.

Wenn die Mediziner endlich die Praxis eines Psychiaters oder eine Spezialklinik aufsuchen, sind sie äußerst schwierige Patienten. Sie brauchen länger, bis sie sich eine Depression oder Alkoholabhängigkeit eingestehen können. Außerdem machen sie den Psychiatern oft Vorschriften, wie sie die Akten zu führen oder eine Behandlung zu gestalten hätten. Sie sehen sich als Co-Therapeuten. Häufig argwöhnen sie auch, dass der Psychiater die Schweigepflicht verletzt und unter Kollegen über den Fall tratscht.

Die Gründe für die emotionale Kälte vieler Mediziner sieht Menninger in einem geringen Selbstwertgefühl vieler Ärzte. Auch wenn diese Erklärung zu einfach ist und sicher nicht allen Medizinern gerecht wird, hat Menninger Verblüffendes beobachtet: In ihrer Kindheit hätten überdurchschnittlich viele Ärzte zu wenig Liebe erfahren, und aus dem Bedürfnis danach entwickelten sie ihr Helfersyndrom. »Wenn sie mehr arbeiten«, so Menninger, »hoffen sie darauf, auch mehr Anerkennung zu bekommen.« Geht diese Gleichung nicht auf, schlägt die profes-

Beipackzettel

Sucht unter Medizinern

Auffälligste Symptome:
Konsum im Verborgenen
Typische Zielgruppe/Verbreitung:
Ärzte, die einmal besonders idealistisch waren
Vorteile:
man ist nah an der Quelle
Nachteile:
Fachwissen um die Schwere des Entzugs
Nutzwert: ★

sionell eingeübte Hilfsbereitschaft gelegentlich in Aggression um.

Seit wenigen Jahren erscheinen in den medizinischen Fachzeitschriften Artikel, die der Frage auf den Grund gehen, warum so viele Mediziner unzufrieden, unglücklich und unmotiviert sind. Lange Zeit konzentrierten sich die Untersuchungen auf die Arbeitsbelastung der Mediziner, die zu selten eine ausreichende Wertschätzung ihrer Tätigkeit erfahren. In letzter Zeit wurden vermehrt die unterschiedlichen Erwartungen von Ärzten und Patienten in den Blick genommen: Während viele Patienten der modernen Medizin wahre Wunderdinge zutrauen, wissen die Ärzte um die Grenzen der Heilkunde.

Patienten sehen den Arzt häufig als umfassenden Betreuer, der auch für die psychischen und sozialen Probleme Verständnis aufbringe und Lösungen kenne. Ärzte wissen jedoch, dass ihr Einfluss gerade in diesen Bereichen gering ist, und deshalb fangen sie oftmals gar nicht damit an, sich um das Umfeld der Patienten zu kümmern. Ärzte wissen außerdem, dass die Grenze zwischen Nutzen und Schaden ihres medizinischen Handelns schnell überschritten werden kann. Über ihre Zweifel und die Begrenzungen der Medizin reden sie jedoch nur sehr wenig – erst recht nicht gegenüber Patienten –, um das Vertrauen in die Medizin und ihre eigene Kompetenz nicht zu erschüttern.

Beide Seiten könnten dazu beitragen, das von überhöhten Erwartungen geprägte Arzt-Patienten-Verhältnis zu entlasten: Patienten, indem sie akzeptieren, dass Krankheit, Schmerz und Tod auch ein Teil des Lebens sind, der sich

Beipackzettel

Helfersyndrom

Auffälligste Symptome:
Aufopferung für andere bei permanenter Suche nach Bestätigung
Typische Zielgruppe/Verbreitung:
Mediziner, Pflegekräfte, Sozialarbeiter
Vorteile:
gesellschaftliche und berufliche Anerkennung
Nachteile:
Nachtdienste an Weihnachten und anderen Feiertagen, Zerstörung jeder engen Beziehung, unheilbar
Nutzwert: ★

nie ganz ausschalten lässt, und Ärzte, indem sie dies vermitteln. Auf einer solchen Basis könnte sich das viel beschworene therapeutische Bündnis zwischen Ärzten und Patienten als tragfähig erweisen.

Manche Voraussetzungen haben sich inzwischen bereits verbessert: Praxisnetzwerke werden gegründet, um Doppeluntersuchungen zu vermeiden und sich über Patienten auszutauschen. Und immer mehr Ärzte versuchen, die »sprechende Medizin« nicht zu kurz kommen zu lassen. Dennoch werden die Unzufriedenheit mit der Medizin und das Leiden am Gesundheitssystem größer, was an der gestiegenen Anspruchshaltung vieler Patienten bei gleichzeitig immer knapper werdenden finanziellen Ressourcen liegen mag.

Doch auch die Vertreter der Heilkunde und der Wissenschaft tragen eine Mitschuld. Mit der Inflation der Heilversprechen, die von der modernen Hochleistungsmedizin gerade in Bereichen wie Gentechnik, Intensiv- und »Ersatzteilmedizin« gegeben werden, erscheint alles machbar und der Tod oder das Ende jeder Therapie tabu. Dabei wissen die mit den Problemen der Praxis konfrontierten Mediziner, dass die meisten Wechsel auf die Zukunft ungedeckt sind.

Die Ärzte, die diesen Spagat zwischen Anspruch und Wirklichkeit bewältigen müssen, kommen dabei gelegentlich selbst unter die Räder. Zumindest sind sie selten wirklich zufrieden in ihrem Beruf. In einer Runde von Medizinern kommt das Gespräch nach wenigen Minuten unweigerlich auf die schlechte Bezahlung, die Arbeitsbelastung oder andere unhaltbare Zustände in Praxis oder Krankenhaus. Die Patienten geraten in den Hintergrund – dazu sind die strukturellen Ärgernisse, die Fehler im System oder die betriebswirtschaftlichen Nöte zu gravierend. Immer mehr Mediziner wählen nach dem Examen eine nichtärztliche Tätigkeit. Inzwischen warnen die Standesorganisationen sogar vor einem Ärztemangel.

In dem Mediziner-Roman *House of God*, der erstmals 1978 erschienen ist, wird ungeschönt der Ärztealltag im Krankenhaus –

die Erschöpfung und Überforderung der Heilkundigen und ihr als Zynismus getarntes Abwehrverhalten – beschrieben und der Mythos vom strahlenden Helden in Weiß demontiert. Das von dem Psychiater Stephen Bergman unter dem Pseudonym Samuel Shem verfasste Buch zeigt die Wirklichkeit in einer Klinik und die herkömmliche Rollenverteilung, an der um keinen Preis gerüttelt werden darf: Der Patient ist derjenige, der krank ist, der Arzt selbst ist immer gesund. Als das Buch 1996 auf Deutsch erschien, weigerten sich etliche Medizin-Fakultäten, Bergmann einen Raum für Lesungen zur Verfügung zu stellen. Begründung: »Das Thema ist in Deutschland nicht relevant.«

Hier zu Lande leugneten Standesvertreter lange die Probleme. Bis in die neunziger Jahre hinein gab es kaum spezielle Behandlungsprogramme für Mediziner in Not. Erst in letzter Zeit bieten die Ärztekammern Hilfe an. Offenbar hört die Ärzteschaft lieber Aussagen wie die von Elisabeth Noelle-Neumann auf dem Internisten-Kongress in Wiesbaden 1999, wonach »trotz eines dramatischen Normenwandels in allen gesellschaftlichen Bereichen … das Ansehen des Arztes unbeirrt wie eine Insel in den Stürmen des Ozeans« über die Jahre unverändert geblieben sei: »Er genießt immer noch das höchste Sozialprestige aller Berufe.« Allerdings fügte Noelle-Neumann hinzu: »Leider führt das konstante Vertrauen in die Ärzteschaft dazu, dass die Mediziner immun gegen Kritik und unflexibel für Veränderungen sind.«

Leiden für Ossis: Nach der Wende kamen das Fett und die Hämorrhoiden

Du hast den Farbfilm vergessen, mein Michael,
nun glaubt uns kein Mensch, wie schön's hier war, ha ha ha ha.
Nina Hagen, 1972

Immer auf die Ossis. Kaum war die Mauer weg, fing das Elend auch schon an. Als ob sie unter dem Eisernen Vorhang nicht genug gelitten hätten, wurden die Brüder und Schwestern im Osten nach der Wende unvermittelt mit einer Reihe neuer Schwierigkeiten konfrontiert. Die kalte Konkurrenz des Kapitalismus, das Wegbrechen alter Werte, die Last der ungeahnten Freiheit. Und dann auch noch BAT-Ost, wenn es gut ging – ansonsten hohe Arbeitslosigkeit und ein Abwandern der jungen Generation. Schnell machte das Wort von den »Jammer-Ossis« die Runde, auch wenn jeder »Besser-Wessi« sehen konnte, dass es noch lange dauern würde, bis aus dem Kohl- und Braunkohleland die versprochenen »blühenden Landschaften« würden.

Dabei konnten die Menschen zwischen Riesa und Rostock durchaus auf manche Errungenschaften des Sozialismus stolz sein – zumindest in Sachen Gesundheit. Auch wenn die Satirezeitschrift *Titanic* über »Zonen-Gaby mit ihrer ersten Banane« lästerte und dazu eine dauergewellte Blondine mit schlechter Haut, DDR-Jeans und einer geschälten Gurke in der Hand abbildete: Schließlich gab es jenseits von Mauer und Stacheldraht zwar eine Sonnenallee (in Ost-Berlin), aber kaum Sonnenallergien, es gab zahlreiche HO-Märkte, aber wenig Hämorrhoiden, und Magersucht oder Bulimie waren – trotz oder wegen? – des begrenzten Lebensmittelangebots eine äußerst rare Diagnose in der »Zone«.

Und trotz Sättigungsbeilagen, die reichlich zu DDR-Klassikern wie Goldbroiler oder Soljanka gereicht wurden, gehörten die Schulkinder im Osten zu den schlanksten in Europa und der gesamten industrialisierten Welt. Während der Westen sich mit Süßigkeiten und Fastfood mästete, blieb der proletarische Nachwuchs rank und schlank und damit weniger anfällig für Zivilisationsleiden aller Art.

Doch mit der Wende kamen das Fett und die Hämorrhoiden. Zumindest an den Hüften wuchs zusammen, was zusammengehört. Fritten und Hamburger, aber auch ein geändertes Freizeitverhalten – weniger Sport, mehr Beschäftigung mit Computer und Fernsehen –, ließen Speckringe wachsen. Harald Schmidt ermahnte in seiner Show regelmäßig »die dicken Kinder von Landau«, doch statt übergewichtige Pfälzer zur Zielscheibe seines Spotts zu machen, hätte er lieber »die dicken Kinder von Jena« nehmen sollen. Denn dort stieg das Körpergewicht bei Jugendlichen von 1985 bis 1995 im Durchschnitt um mehr als 7 Prozent, wie Wissenschaftler der Friedrich-Schiller-Universität in Jena im Jahr 2001 herausfanden. Von 1975 bis 1995 stieg die Zahl der übergewichtigen Kinder in den neuen Ländern sogar um das Doppelte. Mittlerweile hat der Osten in diesem zweifelhaften Wettbewerb annähernd Westniveau erreicht: In der alten

Artgerechtes Verhalten

Ostalgie

Auffälligste Symptome:
Rausch mit Rotkäppchen-Sekt, DDR-Trikot, endlose Wiederholungen des WM-Spiels BRD-DDR 1974
Typische Zielgruppe/Verbreitung:
Brandenburg, Thüringen, Sachsen, Mecklenburg-Vorpommern, Sachsen-Anhalt
Vorteile:
16 Millionen Leidensgenossen
Nachteile:
wenig Verständnis im Westen
Bewertung: ★★★★★ (im Osten) ★ (im Westen)

Bundesrepublik waren mehr als 30 Prozent der Schulkinder übergewichtig.

Der Osten holte jedoch auch in anderen Bereichen auf. Zunächst ging es um psychische Erkrankungen. Den Anfang machte 1990 der Hallenser Psychotherapeut Hans-Joachim Maaz. In seinem Aufsehen erregenden Buch diagnostizierte er einen *Gefühlsstau* bei den Ossis, den sie nach jahrzehntelanger sozialistischer Diktatur mit sich herumschleppten. Maaz' umfassendes Psychogramm der DDR analysierte das System autoritärer Unterwerfung und zeigte, wie es durch die reale Angst vor Bestrafung verstärkt und durch die phantasierte Bedrohung einer allgegenwärtigen Bespitzelung ins Irrationale gesteigert wurde. Diese Gefühle, so Maaz, »konnte der Einzelne schließlich nur noch gegen sich selbst wenden – gesundheitsuntergrabend, psychisch deformierend und zerstörerisch – oder wieder an andere weitergeben. Den Ernst dieser Mechanismen kann nur der unterschätzen, der nie erlebt hat, was es heißt, wenn schließlich alles vorgeschrieben ist, was man sehen, hören, denken, sprechen, fühlen und tun darf.«

Doch damit nicht genug. Die von einem der Ihren als psychisch deformiert dargestellten Ossis schlossen auch bei körperlichen Leiden schnell zu den Wessis auf. Die Häufigkeit von Allergien und Asthma beispielsweise glich sich innerhalb weniger Jahre an das Niveau in der alten Bundesrepublik an, obwohl die Luft im Osten seit der Wende deutlich geringer mit Ruß- und Schwebestoffen belastet war als vorher. Dennoch nahm die Zahl der allergischen Reaktionen dramatisch zu: In der ehemaligen DDR litt nur 1 Prozent der Schulanfänger an dieser überschießenden Antwort des Immunsystems. Heute sind es auf dem Gebiet Neufünflands 4 Prozent – genau so viele wie im Westen.

An Erklärungen für diese unrühmliche deutsch-deutsche Annäherung mangelt es nicht. Früher wurde fast jedes DDR-Kind in einer der staatlichen Krippen großgezogen. Der sozialistische Nachwuchs kam deshalb früh mit vielen anderen Kindern und deren Keimen in Kontakt und lernte, sich damit auseinander zu setzen. Dies sei eine gute Schulung für das Immunsystem gewesen, beteuern Ärzte, und hätte zu einer Stärkung der Abwehrkräfte geführt. Mit den Krippen, so eine gängige Hypothese, sei auch die Widerstandskraft im Osten verschwunden.

Außerdem hätten die nach dem Vorbild des Westens errichteten Baumärkte und Versandhäuser erheblich dazu beigetragen, dass die Häuser im Osten besser gedämmt und isoliert seien. Im neu erwachten Heimwerkereifer wurde nach der Wende abgedichtet, gefugt, nachgebessert und mit Teppichböden ausgelegt. Ideale Bedingungen zur Kultivierung von Hausstaubmilben und Pilzen, auf die viele Menschen allergisch reagieren.

Die Annäherung der Krankheitsbilder von Ost und West erfolgte einseitig. In allen bekannten Fällen nahm sich der Osten den Westen zum zweifelhaften Vorbild – und nicht umgekehrt. Dass in Sachen Gesundheit der Westen etwas vom Osten übernommen hätte – wie in anderen Bereichen den »grünen Pfeil« oder das Ost-Wort »Fakt« –, ist bisher noch von keinem Forscher beschrieben worden. Kein Wunder, dass DDR-Revival-Partys boomen, Jürgen Sparwasser (der WM-Torschütze des 1:0 1974) in manchen Kreisen ein Volksheld ist und man ein wieder erwachtes Ostbewusstsein beobachten kann.

Dass Aids in Ostdeutschland zugenommen hat, ist kein Wunder. Die Mauer »als größtes Kondom der Welt« (*Süddeutsche Zeitung*) garantierte eben einen gewissen Schutz vor Ansteckung, trotz der im Reiche Honeckers angeblich freizügiger ausgelebten Sexualität. Mit dem freien Verkehr hatten dann aber auch die HI-Viren leichteres Spiel als noch zu Zeiten von Transit, Intertourist-Begleitung und Reisebeschränkung.

Es gibt allerdings auch Krankheiten, die nach der Wende im Osten seltener geworden sind. Da die Luft im Osten mit der Schließung etlicher Braunkohlereviere und -tagebaue besser geworden ist, treten Husten und Bronchitis, so die Beobachtung, in den neuen Bundesländern nicht mehr so häufig auf wie zur Zeit des Staatssozialismus. Das lässt darauf hoffen, dass durch die Wiedervereinigung auch ein paar Menschen gesünder und nicht nur viele kränker geworden sind.

Leiden für die Vorsorge: Brustkrebs, Prostatakrebs und der Streit ums Screening

An Brüsten wird gegrapscht, geweint, geschmust und gesaugt. Sie sind Spender von Lust und Trost, Sexualität und Nahrung. Oft werden sie zur Schau gestellt, auf bunten Blättern, am Strand, beim Stillen. Viel häufiger aber sind sie ein intimer Ort für das kleine Glück.

Und dann müssen sie plötzlich amputiert werden.

Wie bei Irene Saner. Sie ist 37, lebhaft, »aufgestellt«, wie die Schweizer sagen, mit wachen, hellen Augen. Früher war sie in der Gastronomie tätig. Jetzt lebt sie mit ihrer Familie in einer 1800-Seelen-Gemeinde in der Nähe von Basel. Vier kleine Kinder hat sie – zwei, vier, sieben und neun Jahre alt. Im Jahr 2000, im Monat Mai war es, da wurde bei ihr die Diagnose Brustkrebs gestellt. »Das kann doch nicht sein«, dachte sie sich, »ich darf nicht krank sein. Die Kinder brauchen mich doch. Und sterben geht sowieso nicht.« Das sagt sie so selbstverständlich und bestimmt, dass man spürt: Es kann gar nicht anders sein.

Wenige Tage später, am 6. Juni 2000, hatte Irene Saner Geburtstag. Es war ihr 36. Einen Tag zuvor hatte sie einen Arzttermin. Eine Operation sei unumgänglich, teilte ihr der Mediziner mit. Die linke Brust müsse abgenommen werden. Einen Tag nach dem Geburtstag fand bereits der Eingriff statt. »Ich hatte schon so an mir gearbeitet, dass ich sie innerlich gar nicht mehr hatte, als sie abgenommen wurde«, sagt Irene Saner. Sie hat sich ein Bild gemacht, nicht nur im Kopf, sondern ganz real. Sie hat gezeichnet, »wie das aussehen könnte, wenn ich nur noch eine Brust habe«.

Etwa 48 000 Frauen erkranken in Deutschland jedes Jahr neu an Brustkrebs. Jährlich sterben fast 18 000 hier zu Lande daran. Brustkrebs ist der häufigste Krebs bei Frauen, eine Plage, eine

Volkskrankheit. Und es kann jede treffen – Alte, Junge, Dicke, Dünne. Es gibt zwar ein paar Risikofaktoren für den Tumor, doch keinen so eindeutigen Zusammenhang wie etwa den zwischen Rauchen und Lungenkrebs. »Krebs ist ein unfaires Unternehmen. Wen es trifft, den trifft es. Das hat nichts mit der Einstellung zu tun«, sagt Charlotte Niemeyer, Krebsärztin an der Uniklinik Freiburg.

Artgerechtes Verhalten

Der Vorsorge-Junkie

Auffälligste Symptome:
macht jeden Gesundheits-Check, nimmt Vorsorgeuntersuchungen wahr, hat mehrere Darmspiegelungen hinter sich
Typische Zielgruppe/Verbreitung:
hypochondrisch veranlagte, informierte Mittelschicht-Angehörige ab 40
Vorteile:
man gilt als gesundheitsbewusst
Nachteile:
irgendeine Anomalie wird sich schon finden
Bewertung: ★★★

Da der Krebs so unvermittelt bei jeder Frau wuchern kann, wird seit Jahren darüber gestritten, wie die Sterblichkeit verringert werden könnte. Ärzte, Kassen, Standesorganisationen und Politiker suchen nach Wegen, um den Brustkrebs effektiver zu bekämpfen. Weil Gen-Tests enttäuschende Ergebnisse brachten, geriet die Reihenuntersuchung wieder verstärkt ins Blickfeld. Doch die Einführung von regelmäßigen Mammographien ab einem bestimmten Alter ist umstritten. »Bis heute gibt es in Mitteleuropa kein flächendeckendes Screening«, sagt Uwe Lorenz, Chefarzt der Frauenklinik St. Gallen, »die Amerikaner waren früher dran, die Skandinavier, die Holländer und die Briten auch.«

Dabei schienen die Fachleute sich bisher darüber einig zu sein, dass eine Reihenuntersuchung der Brust alle zwei Jahre zumindest bei Frauen im Alter zwischen 50 und 70 Jahren zu einer deutlichen Senkung der Sterblichkeit führen würde. Auf etwa 20 bis 30 Prozent weniger Todesfälle durch Brustkrebs schätzten Experten die Vorteile von flächendeckenden Mammographien.

Doch in letzter Zeit sind Zweifel an diesen Zahlen aufgetaucht. Ein Artikel in dem renommierten Fachblatt *Lancet* vom 20. Oktober 2001 stellt den Wert der Mammographie massiv in Frage. Die dänischen Wissenschaftler Ole Olsen und Peter Götzsche kommen darin zu dem niederschmetternden Ergebnis, »dass es keine zuverlässigen Beweise dafür gibt, dass durch Mammographie-Screening das Risiko der Frauen verringert wird, an Brustkrebs zu sterben«. Weiterhin behaupten die Forscher, dass durch das Screening aggressivere Therapiemethoden gewählt und mehr – und zum Teil sogar unnötige – Brustamputationen vorgenommen würden. Olsen und Götzsche haben schwere Mängel in den bis dato vorliegenden Untersuchungen festgestellt. Deshalb konnten sie auch der bislang weitgehend akzeptierten Schlussfolgerung »Mammographie-Screening senkt die Sterblichkeit« keinesfalls zustimmen. Mehr Leid durch Vorsorge also?

Die beunruhigenden Ergebnisse der dänischen Forscher wurden im Oktober 2001 veröffentlicht – einen Tag nachdem alle politischen Parteien im Bundestag ihre Zustimmung zum Antrag der rot-grünen Regierungskoalition für die Einführung von Röntgen-Reihenuntersuchungen signalisiert hatten. Eigentlich müssten die politischen Willensbekundungen und die Forderungen etlicher Selbsthilfegruppen nach flächendeckendem Mammographie-Screening angesichts der dänischen Daten in Frage gestellt werden. Schließlich sind Olsen und Götzsche keine medizinischen Außenseiter. Ihr Wort hat Gewicht. Sie leiten das Cochrane-Zentrum in Kopenhagen. Cochrane-Zentren haben es sich seit den neunziger Jahren weltweit zur Aufgabe gemacht, die Qualität medizinischer Studien zu untersuchen und zu beurteilen. Sie trennen unter Fachpublikationen die Spreu vom Weizen und versuchen anschließend »evidenzbasierte« Empfehlungen für die Praxis zu geben.

Gerd Antes, der Leiter des deutschen Cochrane-Zentrums in Freiburg, hält die Skepsis an den bisher verfügbaren Daten ebenfalls für richtig: »Die Forderung, endlich auch in Deutschland Reihenuntersuchungen einzuführen, muss angesichts dieser Ergebnisse neu bewertet werden. Die dänische Arbeit zeigt deutlich, was wir schon lange geahnt haben: Dass die Qualität der Datenlage zum Brustkrebs-Screening außerordentlich schlecht ist.« Dennoch wird das Screening von interessierter Seite bereits mit dem Prädikat »evidenzbasiert« versehen, um es politisch wie wirtschaftlich durchzusetzen.

Die Daten sind schlecht, die Ergebnisse widersprüchlich – und trotzdem wird auch weiterhin so getan, als ob mit dem Mammographie-Screening die Häufigkeit von Brustkrebs entscheidend vermindert und etlichen Frauen die Qual einer Tumorerkrankung erspart werden könne. Woran liegt das? Warum wird Frauen vermittelt, mögliches späteres Leiden ließe sich durch Vorsorge verhindern?

Die Erklärung ist banal: Es kommt darauf an, wie die Zahlen, Daten und Ergebnisse vermittelt werden. Schließlich beeinflusst die Darstellung des möglichen Nutzens einer Untersuchung die Entscheidungen von Patienten, Ärzten und Politikern. Ingrid Mühlhauser, seit 1996 Inhaberin des Lehrstuhls für Gesundheit an der Universität Hamburg, hat mehrfach darauf hingewiesen, wie verzerrt die Informationen über Brustkrebs und Screening in den offiziellen Broschüren und Informationsblättern dargestellt würden. Ein paar Zahlenbeispiele belegen dies.

So ist üblicherweise in den Informationsmaterialien über Brustkrebs zu lesen, dass sich durch flächendeckendes Mammographie-Screening die Sterblichkeitsrate bei Brustkrebs um 20 bis 30 Prozent senken ließe. Doch was heißt das? Hinter dieser beeindruckenden Prozentangabe versteckt sich die Information, dass im Zeitraum von zehn Jahren von 1000 Frauen (aller Altersgruppen ab 35 Jahren) nur eine Frau vom Mammographie-

Screening profitiert, da sie in dieser Zeit nicht an Brustkrebs stirbt.

Die Rechnung geht so: Ohne Mammographie-Screening sterben in zehn Jahren vier von 1000 Frauen an Brustkrebs. Mit Mammographie-Screening sterben hingegen in zehn Jahren drei von 1000 Frauen an Brustkrebs. Der Unterschied von drei zu vier Frauen sind die vielfach zitierten, ziemlich beeindruckenden 25 Prozent. Diese Darstellung der Zahlenverhältnisse wird als »relative Risikoreduktion« bezeichnet. Als »absolute Risikoreduktion« macht die Senkung der Sterblichkeit durch Mammographie jedoch gerade mal 0,1 Prozent aus. Statistisch kommt dasselbe Ergebnis also plötzlich ziemlich mickrig daher. Es ist längst bekannt, dass der Nutzen einer Untersuchung oder Therapieform weitaus höher eingeschätzt wird, wenn die entsprechenden Zahlen als »relative Risikoreduktion« präsentiert werden.

Aus den Erhebungen zum Brustkrebs folgt weiterhin, dass *ohne* Mammographie-Screening in zehn Jahren 996 von 1000 Frauen *nicht* an Brustkrebs sterben. Folglich sterben *mit* Mammographie-Screening in zehn Jahren 997 von 1000 Frauen *nicht* an Brustkrebs. Werden diese Ergebnisse unüblich in »Absolut-Prozent« angegeben, nimmt der Anteil der Frauen, die nicht an Brustkrebs sterben, durch Mammographie-Screening um ganze 0,07 Prozent zu.

Das Fazit dieser Zahlenvergleiche könnte also auch wie folgt ausgedrückt werden: Von 1000 Frauen mit Mammographie-Screening über zehn Jahre hinweg haben 999 keinen Nutzen durch die Untersuchung, da sie auch ohne Mammographie-Screening nicht an Brustkrebs gestorben wären (996 Frauen) oder weil sie trotzdem an Brustkrebs sterben (3 Frauen). Ab dem Alter von 50 Jahren verändert sich die Risikoverminderung durch ein regelmäßiges Screening ein wenig. Hier hat nicht nur eine von 1000 Frauen einen Nutzen, vielmehr sind es drei oder vier.

Vielleicht werden – gerade weil die Zahlen in »Absolut-Prozent« so ernüchternd sind – in fast allen Informationsbroschüren die Auswirkungen des Mammographie-Screenings in »Relativ-

Prozent« angegeben. Das sind nicht nur akademische Zahlenspiele; sie haben direkten Einfluss auf die Bewertung einer Maßnahme. Denn bei dieser Form der Darstellung wird der Nutzen einer Diagnose oder Behandlung massiv überschätzt. Es ist schwer verständlich, warum auch in den vom Gesundheitsministerium und anderen offiziellen Gremien herausgegebenen und finanzierten Broschüren nur die verzerrten Zahlenangaben auftauchen. Hier wird nicht unmissverständlich und ausgewogen über Nutzen oder Schaden aufgeklärt, sondern offensichtlich sollen Frauen durch einseitige Darstellungen vom Screening überzeugt werden.

Eine merkwürdige Strategie, selbst wenn der fragliche Nutzen der Untersuchung beiseite gelassen wird: Denn auch wenn ab sofort systematische Mammographien in Deutschland eingeführt werden würden, wäre ihre Qualität hier zu Lande nicht gewährleistet. Zum einen liegt die Ausbildung im Argen. Jeder Gynäkologe darf nach sechsmonatiger Fortbildung Mammographien durchführen, bei Radiologen sind nur drei Monate vorgeschrieben. Das ist viel zu kurz für diese diffizile Untersuchung. Zum anderen sind die Geräte häufig veraltet. »Die müssten regelmäßig von einer Art TÜV geprüft werden«, fordert Rolf Kreienberg, Direktor der Universitätsfrauenklinik Ulm und derzeit Präsident der Deutschen Krebsgesellschaft, »genauso wie Ärzte sich regelmäßig Qualitätskontrollen unterziehen müssten.«

So aber werden in Deutschland jährlich zwischen drei und vier Millionen »graue« Mammographien durchgeführt – Untersuchungen ohne medizinische Indikation und ohne entsprechende Qualitätsprüfung. In der Folge kommt es zu geschätzten 200 000 falschen positiven Befunden und in der Folge zu etwa 100 000 Gewebeentnahmen – ein operativer Eingriff, der mit gewissen Risiken verbunden ist. Aus den Ländern mit Mammographie-Screening weiß man außerdem, dass jeder zweite bis vierte Brustkrebs bei der Untersuchung nicht erkannt wird. Lieber gar kein Screening als schlechtes Screening – wenigstens darin sind sich alle Experten einig.

Dabei beschäftigen sich in großen Kliniken manche Mediziner tagaus, tagein ausschließlich mit der Mammographie. Aber erst langsam werden hier zu Lande spezielle »Mamma-Zentren« eingerichtet, an denen Onkologen, Gynäkologen und Radiologen zum Wohle der Frauen zusammenarbeiten. »Solche Diagnose- und Betreuungsketten müssen das Ziel sein«, fordert Kreienberg. In ein, zwei Jahren ließen sich die strukturellen Defizite beheben, glaubt der Mediziner – wenn bei Politikern und Standesvertretern der Wille da wäre.

In Deutschland fehlen jedoch auch noch andere Voraussetzungen zur effektiven Früherkennung. Es gibt kein nationales Krebsregister und selbst die Leitlinien zur Behandlung sind nicht einheitlich. Jeder behandelt ein bisschen anders. Das Motto »Viel hilft viel« trifft daher – wie so oft in der Medizin – auch im Fall der Forderung nach Reihenuntersuchungen nicht zu.

Jan Hendriks betrachtet die deutsche Kontroverse um das Screening mit Kopfschütteln. Er leitet das Brustkrebs-Untersuchungsprogramm in den Niederlanden. »Typisch deutsch«, sagt er. Der Radiologe aus Nimwegen sieht etliche Vorteile in der Reihenuntersuchung, die in unserem Nachbarland 1989 begonnen und 1996 komplettiert wurde. Dort fahren 63 »Mammobile« über Land. Sie werden aus anderen Töpfen finanziert als die übrigen Gesundheitsausgaben. »Dadurch verdient kein Arzt weniger«, sagt Hendriks. Frauen zwischen 50 und 74 erhielten alle zwei Jahre eine Einladung zur Untersuchung. Etwa 80 Prozent der Angeschriebenen nähmen das Angebot wahr.

Die Sterblichkeit an Brustkrebs ist in Holland von 1986 bis 1998 um 13 Prozent zurückgegangen. Ein Erfolg des Screenings? Diese Interpretation wird durch die Studien der dänischen Forscher und anderer Experten in Zweifel gezogen. Vielleicht sterben in den Niederlanden ja weniger Frauen an Brustkrebs, weil die Behandlung der Tumore in den letzten Jahren insgesamt viel besser geworden ist. Hendriks argumentiert anders; er beruft sich auf die Praxis: Für ihn ist nahe liegend, dass die Prognose für eine Krebskranke besser ist, wenn ihr Tumor früher entdeckt wird.

Vordergründig ist das einleuchtend, aber so einfach scheinen die Dinge doch nicht zu liegen.

Dies haben die Erfahrungen von Männern längst bewiesen. Es gibt einen bestimmten Eiweißstoff im Blut, das »Prostataspezifische Antigen« (PSA), das bei einem Krebs der Vorsteherdrüse häufig erhöht ist. Nun kann Prostatakrebs zwar mit Hilfe eines PSA-Tests frühzeitig erkannt werden, da jedoch keine wirksame Therapie bekannt ist und der Krebs häufig sehr langsam wächst und nie wuchert, hat der Test keinen positiven Einfluss auf die Sterblichkeit der Männer. Neben der Sorge um eine Krebserkrankung nehmen sie häufig sogar Schaden, wenn sie operiert oder bestrahlt werden: Impotenz und Inkontinenz sind nicht selten eine Folge der Eingriffe.

Männer, die regelmäßig einen PSA-Test zur Früherkennung machen lassen, sterben genau so häufig und genau so früh an Prostatakrebs wie jene, die darauf verzichten. Früherkennung führt eben nicht automatisch zu höherer Lebenserwartung. In führenden Fachzeitschriften ist das nachzulesen, und eine Regierungskommission zur Vorbeugung von Krankheiten in den USA rät Männern ab 50 Jahren sogar vom PSA-Test und der digitalrektalen Untersuchung ab: Begründung: Der mögliche Schaden sei erwiesen, ein Nutzen bislang nicht.

Doch zurück zu den Frauen: Fast jede Frau lässt sich nach der Diagnose »Brustkrebs« operieren. Nur bei alten Frauen mit langsam wachsender Geschwulst und bei sehr ausgedehnten Befunden wird gelegentlich auf den Eingriff verzichtet. Wenn der Tumor nicht zu groß ist, versuchen die Ärzte, die Brust zu erhalten, und schneiden nur das Krebsgewebe heraus. Das gelingt in mehr als zwei Dritteln der Fälle. »An manchen Zentren behalten 80 Prozent der Frauen ihre Brust«, sagt Kreienberg, »seit Jahren geht die Tendenz dahin, den Frauen immer mehr Lebensqualität zu erhalten.«

Bei einem knappen Drittel der Patientinnen ist allerdings zu viel Brustgewebe von dem Krebs befallen, oder die bösartigen Zellen haben schon in die angrenzenden Lymphgefäße gestreut.

Trotz aller Fortschritte in der Therapie und bei den immer feineren Operationstechniken muss dann die ganze Brust entfernt werden. In seltenen Fällen sogar beide.

Was nach der Operation übrig bleibt: ein schlaffer, blutiger Fetzen. Totes Gewebe, das unter dem Mikroskop in seine Bestandteile zergliedert und auf bösartige Wucherungen untersucht wird. Innerhalb weniger Augenblicke ist die Brust dann nicht mehr Symbol für des Lebens ganze Fülle, sondern zum Sinnbild für Krankheit, Vergänglichkeit, Angst und Tod geworden.

Für viele Frauen scheint klar zu sein, dass ihr Brustkrebs durch flächendeckendes Mammographie-Screening früher erkannt und damit ihr Leiden hätte vermindert werden können. Statistisch mag das nur bei wenigen Frauen der Fall sein – für die Betroffenen ist das ein schwacher Trost. Dabei ist nicht nur der Nutzen einer Mammographie nach dem Gießkannen-Prinzip sehr gering, sondern sie kann auch schaden. Und das sogar in dreifacher Hinsicht:

- Erstens passieren bei Mammographien deutlich mehr Fehler als beispielsweise bei einem HIV-Test. Die Quote ist erschreckend: Lässt eine Frau die erste Mammographie durchführen, wird in 10 bis 20 Prozent der Fälle ein Brustkrebs übersehen (falsch-negatives Ergebnis). Bei weiteren 5 bis 10 Prozent der Frauen, die keinen Brustkrebs haben, wird hingegen Brustkrebs diagnostiziert (falsch-positives Ergebnis). Bei den Frauen, die schon zehn Mammographien haben machen lassen, liegen bei jeder zweiten Frau ohne Brustkrebs ein oder sogar mehrere falsch-positive Ergebnisse vor. Der Schaden – die Angst und der Schrecken – einer Frau mit der falschen Diagnose »Brustkrebs« ist schwer zu bemessen und lässt sich kaum in einer Statistik fassen. Ihre Sorgen ließen sich aber vielleicht etwas mindern, wenn die Frau wüsste, dass neun von zehn Frauen mit einem positiven Mammographie-Screening gar keinen Krebs haben. Doch das wissen nicht einmal die meisten Ärzte.

Die vielen falsch-positiven Befunde können erst durch Gewebeentnahmen als falsch entlarvt werden. Jedes Jahr lassen deshalb allein in Deutschland mehr als 100 000 Frauen Biopsien an sich vornehmen. »Zur Abklärung eines unklaren Befundes« nach einer Mammographie, lautet fast immer die Begründung. Die Angst, die Sorge und die Verletzung ihres Körpers sind mögliche Schäden, die auf jede zweite Frau ohne Brustkrebs zukommen, wenn sie regelmäßig am Screening teilnimmt.

- Zweitens kommen Frauen zu Schaden, die zwar eine Vorstufe von Brustkrebs haben, aber die nicht daran leiden, weil das Gewebe nicht weiter wuchert. Das so genannte »duktale Karzinom in situ« ist so eine Krebsvorstufe. Sie erstreckt sich häufig nur auf die Milchgänge der Brust. Bei jungen Frauen ist dies eine häufige Diagnose. Bei den 40-Jährigen macht sie immer noch 40 Prozent der potentiell bösartigen Fälle aus. Wissenschaftlichen Untersuchungen zufolge wird sich dieses »duktale Karzinom in situ« in der Hälfte der Fälle nie bösartig ausbreiten: Die Frauen können damit 80 oder 90 Jahre alt werden, ohne jemals etwas von einem Krebs zu bemerken oder daran zu leiden.
  Wird das nicht invasive Karzinom jedoch bei der Mammographie entdeckt, entschließen sich die Mediziner fast immer zu einer operativen Gewebeentfernung oder zur Abnahme der ganzen Brust – schließlich können sie nicht voraussagen, bei welcher Frau der Krebs invasiv wird und bei welcher nicht. Unter diesem Sicherheitsdenken und seinen Folgen leiden etliche Frauen, deren Brusterkrankung ihnen ansonsten nie Schwierigkeiten gemacht hätte. Durch die Behandlung leben sie nicht einen einzigen Tag länger.

- Drittens tragen in seltenen Fällen Frauen ohne Brustkrebs einen Schaden durch die Bestrahlung davon. Bei der Mammographie handelt es sich schließlich um Röntgenstrahlen.

Schätzungen gehen davon aus, dass sich bei einer von 10 000 Frauen ein Brustkrebs durch die Röntgenuntersuchung entwickelt.

Doch kaum ein Arzt informiert die Rat suchenden Frauen über die verschiedenen mit der Untersuchung verbundenen Risiken. Alle reden vom Nutzen. Die meisten Ärzte empfehlen Frauen die Mammographie und Männern eine Untersuchung der Prostata – nicht weil sie selbst von deren positiven Segnungen überzeugt wären, sondern weil sie sich absichern wollen. Da ist etwa die Frauenärztin, die selbst nicht zur Mammographie-Früherkennung geht, aber jeder Frau dazu rät – aus Angst davor, die Frau könnte ihr später vorwerfen: Jetzt habe ich Brustkrebs, warum haben Sie mir keine Mammographie empfohlen? Diese Doppelmoral trägt zur Beruhigung der Ärzte bei, schafft aber keine mündigen Patienten. Außerdem wollen Ärzte ihren Patienten vermitteln, dass sie aktiv etwas zu ihrer Heilung oder wenigstens zur Vorbeugung beitragen können. Wer Erwartungen dämpft, so die Sorge der Mediziner, verliert seine Kundschaft an die Konkurrenz und gilt als Zauderer. Und zu verdienen gibt es an den Untersuchungen natürlich auch etwas.

Artgerechtes Verhalten

Der Arzt mit dem Zwang zur Diagnose

Auffälligste Symptome:
bietet ständig neue Tests und Diagnoseverfahren an, reagiert auf Skepsis der Patienten mit: »Sie müssen es ja wissen«
Typische Zielgruppe/Verbreitung:
Ärzte vom väterlichen Typ, die sich nicht weitergebildet haben
Vorteile:
Patienten glauben, »der kümmert sich wirklich«
Nachteile:
irgendetwas wird immer gefunden
Bewertung: ★

Die Diskussion um Brustkrebs, Gen-Tests und das Mammographie-Screening hat dazu beigetragen, in der Öffentlichkeit das Bewusstsein für die Gefahren durch Brustkrebs zu schärfen. Zwar ist Gesundheitsbewusstsein wünschenswert, doch durch die Debatte um die Vorsorge sind andere Krankheiten in den Hintergrund getreten, gegen die vorbeugend etwas getan werden kann. 1997 führte die *New York Times* zusammen mit dem Fernsehsender CBS eine Umfrage zu vermeintlichen Gesundheitsgefahren durch. Von den befragten Frauen hielten es 52 Prozent für wahrscheinlicher, an Brustkrebs zu sterben als an einer Herzerkrankung.

Eine im selben Jahr von der Pharmafirma Merck in Auftrag gegebene Befragung führte zu ähnlichen Ergebnissen: Von 1000 Frauen zwischen 30 und 80 Jahren hielt die Mehrheit Brustkrebs für das größte Gesundheitsrisiko, mit deutlichem Abstand vor Herzerkrankungen und Lungenkrebs. Die tatsächliche Sterblichkeit sieht in Deutschland und in den USA anders aus. In beiden Ländern sterben von 100 Frauen etwa 30 an Erkrankungen des Herzens und nur drei bis vier an Brustkrebs.

Diese groteske Fehleinschätzung hat ihre Ursache darin, dass auf Grund verzerrter Informationen nur wenige Frauen in der Lage sind, die Risiken und den Nutzen einer Mammographie abzuwägen. Doch Letzteres scheint – betrachtet man die unvollständige Aufklärung – von politischer und medizinischer Seite nicht erwünscht zu sein.

Leiden am Mythos: Cholesterin – ein Bösewicht macht Karriere

Aber bitte mit Sahne.
Udo Jürgens, zeitlos

Wie keine andere Nation sind die Deutschen um ihr Herz besorgt. Zwar treten in Großbritannien und den USA Erkrankungen des Herz-Kreislauf-Systems ähnlich häufig auf wie hier zu Lande – doch geht über deutsche Apothekentresen ein Vielfaches der Menge an Medikamenten zu ihrer Vorbeugung und Behandlung. Auch in der Hierarchie der medizinischen Disziplinen wird die Vorliebe der Deutschen für den pumpenden Hohlmuskel deutlich: Während in Frankreich nicht von ungefähr die Leberspezialisten das höchste Ansehen genießen, gelten in Deutschland noch immer Kardiologen und Herzchirurgen als die Krone der Heilkunde.

Auch das Publikum hat sich nach Jahren der Aufklärung inzwischen bereitwillig die Lehre von der Herzgesundheit zu eigen gemacht, frei nach dem Motto: Wehret den Anfängen der Gefäßverkalkung! Zwar ist der Zusammenhang zwischen erhöhtem Blutfettspiegel und Herzinfarkt schon seit 1948 bekannt. Doch zunächst mussten wir nach tausendjährigem Darben ja wieder richtig satt werden. Spätestens in den Siebzigern wurde dann nach Wirtschaftswunderjahren mit üppigen Fleischspeisen und schweren Saucen das Cholesterin auch im Bewusstsein der Öffentlichkeit als prominentester unter inzwischen mehr als zweihundert Risikofaktoren im Gesellschaftskampf gegen den Herztod ausgemacht.

Die Entscheidung zwischen Butter oder Margarine wurde bald zur Schicksalsfrage, die Hausgemeinschaften und Familien entzweien konnte. Wir holten beflissen Teile des Chemieunterrichts nach und interessierten uns plötzlich für gesättigte und ungesättigte Fettsäuren. Dieses kleine Einmaleins aus der Fettecke begleitete uns ebenso wie die mühsam erlernte Unterscheidung zwischen dem »guten« HDL (für »high-density lipoprotein«) und dem »bösen« LDL-Cholesterin (für »low-density lipoprotein«).

Der Skandal um den Fettsenker »Lipobay« im Sommer 2001 (bei Patienten, die »Lipobay« zusammen mit anderen fettsenkenden Mitteln aus der Gruppe der Fibrate eingenommen hatten, kam es weltweit zu mehr als 50 Todesfällen) erinnerte uns dann an die noch nicht allzu lang zurückliegenden Zeiten, als jeder Routinebesuch beim Hausarzt mit der bangen Frage nach dem Blutfettspiegel begann. Der Mythos Cholesterin hatte sich bis dahin längst in unseren Köpfen festgesetzt. Das für Hormonproduktion und Zellstoffwechsel lebenswichtige Fettmolekül taugte schließlich als idealer Indikator, um persönliche Verfehlungen und zivilisatorische Exzesse zu bemessen. Übergewicht und Bewegungsmangel ließen sich mit der Cholesterin-Konzentration ebenso in Verbindung bringen wie ballaststoffarme Ernährung und Alkoholkonsum. Der Schurke war identifiziert – dass es sich beim Cholesterin um eine körpereigene Substanz handelt, ohne

Artgerechtes Verhalten

Der Cholesterinhysteriker

Auffälligste Symptome:
hat immer die Notfallapotheke in der Tasche, schluckt täglich ein Aspirin zur Blutverdünnung, wechselt ständig die Diäten
Typische Zielgruppe/Verbreitung:
Männer ab vierzig, leicht übergewichtig, wenig Sport, erfolgreich im Beruf
Vorteile:
man(n) ist in großer Gesellschaft
Nachteile:
permanent schlechtes Gewissen unter dem Diktat der Diäten
Bewertung: ★★★

die etliche Stoffwechselvorgänge nicht funktionieren würden, geriet darüber fast in Vergessenheit.

Gegen die drohende Gefäßverkalkung wurden alsbald probate Mittel gefunden. Apotheker baten vorsorglich zum Cholesterin-Schnelltest, und mit dem Aufdruck »cholesterinfrei« auf Lebensmitteln sollte den reuigen Konsumenten ein langes irdisches Dasein und der Ablass jedweder Diätsünden suggeriert werden. Kaum ein Nahrungsmittel kam noch ohne den Hinweis in die Regale, dass der Bösewicht aus der Fettecke deutlich reduziert sei. Aber nicht nur auf Käse, Wurst und Eierspeisen prangte das vermeintlich herzschonende Zertifikat. Selbst Obst und Gemüse, die von Natur aus cholesterinarm sind, zierte im internationalen Übereifer das Gütesiegel »cholesterol-free« bzw. »sans cholestérine«.

Mit der Gewöhnung an den fetthaltigen Krankmacher in unserem Körper und unserem Blut änderte sich auch die Einschätzung der Folgen. Bis in die achtziger Jahre hinein war der Herzinfarkt noch eine Erkrankung, von der man – sozial hoch geachtet – durch ein Übermaß bürgerlicher Tugenden (»Managerkrankheit«) oder eben als Strafe für fehlende Selbstdisziplin (»Wohlstandskrankheit«) dahingerafft wurde. Mit dem Hedonismus der Achtziger einher ging jedoch die Erkenntnis, dass der mündige Mitbürger selbst etwas für sein Herz tun könne – und folglich auch selbst dafür Verantwortung trüge, wenn die Arterien vorzeitig dicht machten.

Auf die Joggingwelle (zu Zeiten Frank Elstners im Dienste der Volksgesundheit noch als »Dauerlauf« oder »Trimm-Trab« bezeichnet) folgte die Entdeckung neuer »kardioprotektiver« Sportarten wie »Walking«, »Spinning« und »Aerobic«. Ein ganzes Volk begann, sein Fett wegzuschmelzen, und nicht nur der grüne Außenminister lief nach Jahren der Völlerei zu sich selbst. Dem äußeren Ideal des Waschbrettbauchs entsprach die Vorstellung entsprechender innerer Werte: ein niedriger Cholesterinspiegel und die Koronargefäße so glatt wie bei einem Säugling.

Dann wurden die Ernährungsgewohnheiten der Mittelmeerländer entdeckt – man speiste provenzalisch und entdeckte die herzerfrischenden und -schonenden Wirkungen gut gelagerter Rotweine. Die Lebenslust der Toskana-Fraktion und die protestantische Ethik schuldgeplagter Diätsünder gingen auf der Suche nach dem idealen Cholesterinspiegel erstaunliche Koalitionen ein. Die Werbeindustrie hat diesen ideologischen Spagat kongenial auf den Punkt gebracht: »Ich will so bleiben, wie ich bin.« – »Weil ich es mir wert bin.« – »Du darfst.«

All das hat dazu geführt, dass der Herzinfarkt heute nicht mehr so hoch bewertet wird wie noch vor 15 oder 20 Jahren. Außerdem erleiden ihn Arbeiter viel häufiger als die vermeintlich ach so stressgeplagten Führungskräfte. Aus dem ehedem hoch geachteten »Herzschlag« ist inzwischen eine Krankheit derjenigen geworden, die sich falsch ernähren oder den Fitness-Boom verschlafen haben. Und die zu allem Überfluss auch noch Lipobay oder ähnlich gefährliche Fettsenker einnehmen mussten.

Artgerechtes Verhalten

Mitglied der gesundheitsbewussten Toskanafraktion

Auffälligste Symptome:
zerknitterter Gesichtsausdruck; immer auf Diät; straffes Sportprogramm; betont, nicht lustfeindlich zu sein, sondern das Leben zu genießen
Typische Zielgruppe/Verbreitung:
Joschka Fischers politisch korrekte Anhänger, Selbsterfahrungs- und Selbstfindungsgeschädigte, besonders verbreitet bei Lehrern und in selbst ernannten »kreativen« Berufen
Vorteile:
das gute Gefühl, alles richtig zu machen
Nachteile:
es ist so langweilig
Bewertung: ★★★★

Dem Cholesterin ist in unserem kollektiven Bewusstsein so stark die Schurkenrolle zugeschrieben worden, dass auch gelegentliche wissenschaftliche Zweifel daran nichts ändern können. Mitte der neunziger Jahre wurde verstärkt über die Hypothese diskutiert, dass Herzinfarkte auf Basis einer Gefäßentzündung durch das Bakterium *Chlamydia pneumoniae* entstünden und der Einfluss der Fettwerte massiv überschätzt werde. Die These »Infarkt durch Infekt« ließ sich bis heute weder eindeutig be- noch widerlegen.

Außerdem können Mediziner ein Cholesterinparadox nicht erklären: Zwar ist unbestritten, dass erhöhte Konzentrationen auch zu einem gesteigerten Infarkt- und Schlaganfall-Risiko führen, umgekehrt lässt sich aber ein lebensverlängernder Effekt längst nicht so deutlich nachweisen, wenn der Cholesterinspiegel durch Medikamente gesenkt wird.

Und dann ist da noch das Rätsel mit dem Alter. Ab 65, 70 Jahren scheint ein erhöhter Cholesterinspiegel nicht mehr besonders schädlich zu sein, im Gegenteil: Studien haben ergeben, dass alte Menschen mit niedrigen Cholesterinwerten früher sterben und selbstmordgefährdeter sind als Gleichaltrige mit höheren Konzentrationen. Kein Grund also, 80-Jährige auf Diät zu setzen, wie es in manchen Kliniken immer noch geschieht.

Auch das »amerikanische Paradox« kann mit dem gängigen Mythos vom »bösen« Fett nicht erklärt werden. In den USA ist der durchschnittliche Fettanteil im Essen in den letzten zwanzig Jahren durch massive Aufklärungs- und Werbemaßnahmen von 40 auf 34 Prozent gesunken. Im gleichen Zeitraum wurden Herzinfarkte aber keineswegs seltener, vielmehr blieb ihre Zahl auf hohem Niveau konstant. Außerdem gab es in dieser Zeit die doppelte Zahl an Übergewichtigen und deutlich mehr Zuckerkranke.

Die Ungereimtheiten beim Thema Cholesterin haben bisher jedoch kaum dazu geführt, dass um den richtigen Grenzwert gestritten wird. Meist gelten zwischen 220 und 250 Milligramm pro Deziliter als Obergrenze. Hier wird mit Grenzwerten Gesundheitspolitik betrieben. Denn wenn bei 240 mg/dl zwischen »unbedenklich« und »gefährlich« unterschieden wird, dann hätte mehr als die Hälfte aller erwachsenen Deutschen zu hohe Werte. Sie müssten sich regelmäßig untersuchen lassen und gegebenenfalls Medikamente einnehmen.

Wird hier der Durchschnitt pathologisiert und ein Volk krank geredet oder sind die rigiden Grenzwerte notwendig, um die Volkskrankheit Nummer eins endlich erfolgreich eindämmen zu können? In jedem Fall profitieren Ärzte, Apotheken und Pharmafirmen von dem Grenzwert. Die fettsenkenden Medikamente behaupten sich seit 1988 unter den Top Ten der meistverkauften Arzneimittel. Allein mit »Lipobay«, seit 1998 auf dem Markt, hatte die Bayer AG jährlich weltweit mehr als 500 Millionen Euro Umsatz gemacht.

Leiden am eingebildeten Mangel: Der Streit um die Vitamine

Langsam, wie von einem unsichtbaren Strudel gezogen, sinkt die Multivitamintablette im Wasserglas nach unten. Sie dreht sich ein paarmal um sich selbst, steht kurz auf der Kante, dann liegt sie flach auf dem Boden des Glases. An ihrer Oberfläche bilden sich kleine Bläschen, die aufsteigen. Die Tablette fängt an zu sprudeln, wird kleiner und kleiner und zerbricht schließlich in mehrere Teile. Das Wasser verfärbt sich langsam gelblich-orange. Die Tablette hat sich mittlerweile vollständig aufgelöst. Die Flüssigkeit im Glas hat einen satten Farbton angenommen. An kalten Tagen wird mancher Ungläubige fromm. Ich habe Füße wie Eisklumpen und einen fiebrig-heißen Kopf. Ich stürze die kalte Brause in einem Zug hinunter. Sie schmeckt künstlich. Nach tiefem, traumlosem Schlaf wache ich am nächsten Morgen erholt auf.

Der alte Mann wollte mehr. Nicht nur ein bisschen, sondern viel mehr. Er erhöhte die Menge des weißen Pulvers, das er zu sich nahm. Nicht um das Doppelte oder Zehnfache, sondern gleich um das Hundertfache. Hundert Jahre alt wollte er mit dieser täglichen Überdosis Vitamin C werden. Es hat nicht ganz gereicht. 1994, im Alter von 93 Jahren, starb Linus Pauling an Krebs.

Der streitbare Wissenschaftler hatte mit seinem Feldzug für das Vitamin C in den sechziger Jahren eine Kontroverse ausgelöst. Zwar galt Pauling als exzellenter Forscher, der wegweisende Arbeiten zur Entschlüsselung der DNS vorgelegt hatte – von Albert Einstein wurde er als »echter Genius« bezeichnet, 1954 bekam er den Nobelpreis für Chemie, 1963 wurde er mit dem Friedensnobelpreis ausgezeichnet –, doch seine später aufgestellte »Vitamintheorie« und die von ihm begründete »orthomolekulare« Medizin wurden in Fachkreisen nur mit Kopfschütteln quittiert.

Für Pauling waren Krebs und etliche andere Zivilisationsleiden auf ein Defizit an Vitamin C zurückzuführen. Diese Krankheiten entstanden nach Meinung des exzentrischen Chemikers durch einen Mangel der am Stoffwechsel beteiligten Substanzen. Wer »lange leben und sich wohl fühlen« wolle, so Paulings Schlussfolgerung (und der Titel seines 1986 erschienenen Buchs), müsse die fehlenden Wirkstoffe nur in ausreichender Menge regelmäßig zu sich nehmen. Eine vordergründig einleuchtende Theorie. Doch in den industrialisierten Ländern sind die Zeiten von Skorbut, Beri-Beri und anderen Vitaminmangel-Krankheiten längst vorbei. Die Menschen dort sind mit Vitaminen eher über- als unterversorgt. Auch das kann schädlich sein. Bei einer Überdosis Vitamin C kommt es zu Magen-Darm-Beschwerden. Bei länger anhaltender Überdosierung können sich Nierensteine bilden. Wird auf Dauer zu viel Vitamin A und D eingenommen, sind neben Kopfschmerzen auch Muskelschwäche, Lebervergrößerung und eine eingeschränkte Nierenfunktion die möglichen Folgen.

Doch solche Einwände wollte Pauling nicht hören. Sollte er das angestrebte biblische Alter von hundert Jahren wider Erwarten doch nicht erreichen – am 28. Februar 2001 wäre es so weit gewesen –, sei dies keinesfalls als vorschneller Triumph seiner Kritiker zu verstehen. Der Forscher verkündete zu Lebzeiten immer wieder, dass damit noch lange nicht die fehlende Wirksamkeit von Vitamin C bewiesen wäre. Er habe eben lediglich zu spät damit begonnen, die Vitaminpräparate einzunehmen.

Beipackzettel

Vitaminitis

Auffälligste Symptome:
die Packung Vitamintabletten, wenn man zum Essen eingeladen ist
Typische Zielgruppe/Verbreitung:
Leute die »brunchen«, halbgare Yuppies; Naturapostel, denen der Öko-Markt zu teuer ist und der Garten zu viel Arbeit macht
Vorteile:
man gilt als informiert und gesundheitsbewusst
Nachteile:
abhängig von der Dosierung
Nutzwert: ★★★★

Der Glaube an die Vitamine als Allheilmittel und Energiespender entstand bereits in der ersten Hälfte des 20. Jahrhunderts. Die meisten der bis heute bekannten Vitamine wurden zwischen 1925 und 1940 entdeckt. Aus Obst und Gemüse, Lebern und Nieren, selbst aus Schmetterlingsflügeln versuchten zu dieser Zeit weltweit etwa 20 Forschergruppen verschiedene Substanzen mit Vitamincharakter zu isolieren und ihre Funktion für den Körper zu bestimmen. Da der Körper Vitamine nicht oder nur in sehr geringen Mengen selber bilden kann, gewannen die neuartigen Substanzen schnell die Aufmerksamkeit von Wissenschaft, Industrie und Öffentlichkeit.

Schon in den zwanziger und dreißiger Jahren floss der Begriff in die Umgangssprache ein, bald darauf wurde »Vitamin B« zur Umschreibung für die richtigen Beziehungen. Bis heute ist auch der Volksglaube an Vitamin C zur Vorbeugung von Grippe und fiebrigen Infekten ungebrochen. Da die neu entdeckten Stoffe in kleinsten Mengen wirksam und gleichzeitig für den Stoffwechsel unverzichtbar sind, bildete sich in der Bevölkerung schnell ein ausgeprägtes Vitaminbewusstsein heraus. Die Küchengeräteindustrie entwickelte bereits vor dem Zweiten Weltkrieg Töpfe und entsprechende Garverfahren, die sie als vitaminschonend anpries. Mehrere Unternehmen begannen mit der industriellen Produktion von Vitaminzusätzen und Multivitaminpräparaten. Während der Zeit der Weimarer Republik waren Zivilisationsmüdigkeit und Technikskeptizismus weit verbreitet. Die Ergebnisse der frühen Vitaminforschung passten in eine Epoche, in der »Zurück zur Natur«-Slogans und »naturbelassene« Lebensmittel immer populärer wurden.

Dass Mitteleuropäer, die sich »normal« ernähren und gesund sind, keinerlei Vitaminzusätze brauchen, ist unstrittig. Die meisten Mediziner halten nichts von Vitaminzusätzen, und etliche Untersuchungen haben belegt, dass sie nicht nötig sind. In der Auseinandersetzung um die richtige Vitaminmenge geht es indes eher um Weltanschauungen als um Wissenschaft. Niemand bestreitet ernsthaft, dass der Körper Vitamine benötigt. Doch in der täglichen Nahrung, selbst in eingeschweißten Fertiggerichten und Fast Food, sind genügend Vitamine enthalten. Außerdem hat sich der Anteil der Lebensmittel, die künstlich mit Spurenelementen, Mineralstoffen und Vitaminen angereichert sind, in den vergangenen zehn Jahren verdoppelt.

Häufig sind die Anreicherungen sogar unsinnig. Der Zusatz von Vitamin C in Fruchtsäften, Schokoriegeln oder Bonbons dient in erster Linie dazu, das schlechte Gewissen bei Ernährungssünden zu kaschieren. Notwendig ist er nicht. Kinder und Jugendliche nehmen seit Jahren mehr Vitamin C mit der Nahrung auf, als von der Deutschen Gesellschaft für Ernährung empfohlen wird. Der Fußballer Mehmet Scholl sprach für seine Generation, als er auf die Frage »Woran glauben Sie?« antwortete: »An die sechs lebenswichtigen Bausteine in Nutella.«

Die Zukunft unserer Lebensmittel ist bereits zu erahnen. Während ein Teil der Welt verhungert, wird der Speiseplan für die reichen Länder nach Belieben und dem Setzkasten-Prinzip zusammengestellt. Wenn bestimmte Nährstoffe oder Vitamine in vorgekochten, vorgewürzten, industriell gefertigten Gerichten nicht mehr enthalten sind, werden sie eben zugesetzt. »Functional Food« und »Novel Food« lauten die Schlagworte, mit denen die Zerlegung und Neukomposition unserer Nahrungsbestandteile beschrieben wird. Wenn alles mit allem kombiniert werden kann, verlieren Ratschläge für eine ausgewogene Ernährung ihre Grundlage. Wozu noch Obst essen, wenn »Nimm2« besser schmeckt und »Hohes C« mehr Vitamine enthält, als man Orangen vertilgen kann. Die Fortführung dieser Entwicklung sind die so genannten Nutraceuticals – Nahrung, die Medikamente oder Zusatzstoffe enthält und vorbeugend oder heilend bei bestimmten Risikogruppen und Kranken eingesetzt werden soll.

Angesichts der neuen Möglichkeiten der »Optimierung« von Lebensmitteln wirkt der Streit um die Vitamine fast anachronistisch. Er scheint aus einer Zeit zu stammen, als Kinder noch Lebertran bekamen und zur Kur an die See oder in die Berge geschickt wurden. Doch die Auseinandersetzung kann auch heute noch einen missionarischen oder gar erbitterten Charakter annehmen. Zum Beispiel, wenn man Matthias Rath trifft. Auf einem Kongress über Herz-Kreislauf-Leiden in Atlanta vor einigen Jahren meldete er sich nach einem Vortrag über die Entstehung und Behandlung der Gefäßverkalkung zu Wort. Der 45-Jährige verwarf die vorgebrachten Thesen von schädlichen Genen, zu fettreicher Ernährung und fehlender Bewegung, durch die nach Ansicht fast aller Experten die Blutadern mit der Zeit verstopften.

Alles eine Frage der Vitamine, meinte er. Das Publikum reagierte ungehalten, Unruhe kam auf, einige Forscher verließen den Saal. Ihnen war Matthias Rath bereits bekannt. Er ließ sich jedoch nicht beirren, holte ein wenig aus. Ein wenig, das hieß, bis in die Eiszeit. Damals, das weiß Rath, hätten die Menschen – oder das, was sich an nackten Affen vor Jahrtausenden auf dem Globus tummelte – die Fähigkeit verloren, Vitamine selber herzustellen. Seitdem litten wir an Krebs und Herzerkrankungen.

Artgerechtes Verhalten

Der Ernährungsfetischist

Auffälligste Symptome:
weiß alles besser, redet von nichts anderem
Typische Zielgruppe/Verbreitung:
Männer und Frauen, die es sonst auch nicht leicht haben
Vorteile:
anfangs hört noch jemand zu
Nachteile:
soziale Isolation; man ist schnell als Sektierer verschrien
Bewertung: ★

Der Saal hatte sich fast geleert, Rath dozierte unbeirrt weiter. Er verteilte seine Bücher an alle, die noch herumstanden, und signierte sie ungefragt. *Eradicating Heart Disease* – »Wie man Herzinfarkte ausrottet«, heißt eines. Vom Weißen Haus anerkannt, verspricht ein Aufkleber auf dem Titel. Den hat Matthias Rath auf die Bücher geklebt, weil Hillary Rodham Clinton ihm eine vorgedruckte Antwortkarte geschickt hatte, nachdem er ihr ein Buch hatte zukommen lassen. Eine Kopie des zweizeiligen Grußes der ehemaligen First Lady findet sich in vielen von Raths Büchern.

Nachdem er bei wissenschaftlichen Kongressen immer wieder abgeblitzt ist, hat Rath zu aggressiveren Werbemethoden gegriffen. Schließlich hat der deutschstämmige Mediziner viel investiert. Nach seiner Promotion in Hamburg ging er Anfang der neunziger Jahre in die USA und forschte dort unter anderem am Institut von Linus Pauling. Der brachte ihn offensichtlich auf seine Geschäftsidee; seit 1992 verkauft Rath hochdosierte Vitaminmixturen. 1996 verlor Rath einen Prozess gegen Paulings Erben. Er wollte den Namen des zweifachen Nobelpreisträgers gegen den Willen von dessen Nachkommen für seine Firma nutzen.

Im Jahr 2000 startete er in Deutschland eine Plakataktion gegen das »Pharma-Kartell«. Rath inszenierte den Kampf Gut gegen Böse, beschuldigte die Pharmaindustrie, um des besseren Medikamentenabsatzes willen ein weltweites »Vitaminverbot« durchzusetzen. Er selbst prahlte damit, bereits »tausenden Patienten das Leben gerettet« zu haben. Von einer Postbusadresse im niederländischen Almelo aus vertreibt er seine Hochdosisvitamine. Bücher und Broschüren inklusive.

Auch in etlichen »Gesundheitsläden« liegen die Prospekte des Dr. Rath aus, können seine Präparate bestellt werden. Eigentlich dürften sie in Deutschland gar nicht vertrieben werden, denn Vitamine gelten nur bis zu einer bestimmten Dosis als frei verkäufliche Nahrungsergänzungsmittel. Die Pulver des Vitamindoktors (eine Dose mit 60 Tabletten »Arteriforte«, empfohlen »zur Verbesserung der Elastizität der Blutgefäße« war im November 2002 für 35 Euro zu haben, 90 Tabletten »Osteoforte« zur »Stabilisierung des Knochenbaus« kosteten 28 Euro) sind nach Einschätzung des Bundesinstituts für Arzneimittel in Berlin jedoch so hoch dosiert, dass sie als »zulassungspflichtige Arzneimittel« eingestuft werden müssen. Für diese Zulassung müsste Matthias Rath Studien vorlegen, die sowohl die Ungefährlichkeit als auch die Wirksamkeit seiner Präparate bewiesen. Diese Studien gibt es nicht. Genauso wenig wie Linus Pauling die magischen Wirkungen seiner Vitaminkur je beweisen konnte.

Artgerechtes Verhalten

Der Öko-Laden-Kunde

Auffälligste Symptome:
trägt immer noch »Jute statt Plastik«-Tasche; besitzt keinen Fernseher; hat die Welt durchschaut, wittert überall Verschwörungen
Typische Zielgruppe/Verbreitung:
Altakademiker mit ungeregeltem Einkommen in Universitätsstädten oder Landkommunen
Vorteile:
feste soziale Bezugsgruppe
Nachteile:
der Bewegung geht der Nachwuchs aus
Bewertung: ★★

Dennoch erklärt einem der Verkäufer im Gesundheitsladen, dass die Vitaminzusätze »nach Dr. Rath« wirkten. Was aus der Natur kommt und Vitamin heißt, kann einfach nicht schlecht sein. Dass wir genügend Vitamine mit der Nahrung zu uns nehmen, dass es keine seriösen Untersuchungen gibt, die den Gebrauch von Vitaminzusätzen bei Gesunden rechtfertigen, dass wir keinen Vitaminmangel haben, zählt nicht. Der medizinisch-industrielle Komplex verschweige eben die Wahrheit, und die Wissenschaft sei sowieso gekauft. Verschwörungstheorien waren schon immer bequem. Der Mythos der Vitamine ist ungebrochen. Millionen Menschen, die täglich die bunten Brausetabletten schlucken, können nicht irren.

Leiden am unvollkommenen Selbst: Der Boom der Schönheitschirurgie

Wer schön sein will, muss leiden – das war schon bei den alten Inka so: Bereits Kindern wurden kleine Holzbretter an den Schädel angepasst und mit einer Art Schraubzwinge zusammengepresst. Der Kopf sollte in eine längliche, kantige Form gebracht werden, da dies als Zeichen für Schönheit und der Zugehörigkeit zu einer höheren Kaste galt. In vielen Gegenden der Welt wird ein langer Hals als besonders anmutig und schön empfunden. Um diesem Ideal zu entsprechen, werden bei manchen Volksgruppen in Afrika und Asien den Mädchen von Kindheit an Ringe um den Hals gelegt, die den Abstand zwischen Brust und Kopf vergrößern. Da der Kopf allein von dem Ringschmuck getragen wird, verkümmern indes die Halsmuskeln. Die stabilisierenden Ringe dürfen nie entfernt werden, weil sonst die Wirbelsäule zusammensackt und schwere Verletzungen an Hals und Rückenmark die Folge sein könnten.

Die Torturen, die sich Menschen in den wohlhabenden Ländern heute antun, um ein bisschen gestraffter, ein bisschen schlanker, ein bisschen vollbusiger oder ein bisschen volllippiger auszusehen, gehen zwar meist nicht mit einer unmittelbaren Gefahr für Leib und Leben einher, doch können die Eingriffe ebenfalls drastische Auswirkungen haben. Man denke an Lolo Ferrari, eine Sex-Actrice, die sich ihre Brüste immer weiter zu enormen Halbkugeln aufblähen ließ. Zwei Dutzend Operationen ließ sie über sich ergehen, ehe sie, keine 34 Jahre alt, starb. Die genaue Todesursache ist unklar. Womöglich ist sie an einer Überdosis Tabletten gestorben. Andere Gerüchte besagen, dass ihr schmaler Körper die riesigen Halbkugeln – , jede wog drei Kilogramm, zuletzt hatte Lolo eine Oberweite von 130 Zentimetern – nicht mehr tragen konnte und Herz und Lunge versagten, als sie auf dem Rücken lag.

Ein Extremfall, sicherlich. Doch auch weiterhin werden Himmelfahrtsnasen und krumme Zinken zum klassischen Profil begradigt, Hängebrüste aufgeplustert, und Lippen, die dem Mund zuvor das Aussehen einer Spardose verliehen, verwandeln sich in füllige Kusspolster. Die Medizin und ihre wohl schillerndste Disziplin, die ästhetisch-plastische Chirurgie, machen es möglich: Der Körper und insbesondere das Gesicht sind zur vielseitig veränderbaren Knetmasse in der Hand der Operateure geworden. Das Sein wird zunehmend vom Design bestimmt – das ist die eine Seite der Wahrheit.

Artgerechtes Verhalten

Der Kandidat für die Schönheitsoperation

Auffälligste Symptome:
nie zufrieden mit sich selbst; Mitglied im Fitnessstudio; bucht Wellness-Wochenenden
Typische Zielgruppe/Verbreitung:
mehrheitlich Frauen, Männer holen auf; immer mehr junge Menschen
Vorteile:
manchmal sind sie hinterher wirklich schöner
Nachteile:
gelten als oberflächlich; teures Hobby; gelegentlich geht ein Eingriff daneben
Bewertung: ★★★

Andererseits sind operative Korrekturen in manchen – allerdings den selteneren – Fällen aus medizinischen Gründen erforderlich. Bei Patienten mit fliehendem Kinn etwa, die durch starke Rückverlagerung des Unterkiefers einen zu engen Rachenraum haben und daher Atemprobleme beim Schlafen bekommen. Andere Patienten mit Kieferfehlstellungen können kaum feste Nahrung zu sich nehmen, weil die Zahnreihen nicht aufeinander passen und nicht richtig schließen. In diesen Fällen wird das Gesicht nach der Operation nicht nur »schöner«, die Patienten gewinnen auch beträchtlich an Lebensqualität hinzu, wenn sie sich wieder normal ernähren können. Doch solche grotesken Fehlstellungen sind mehrheitlich nicht die Ursache, warum Menschen sich freiwillig auf den Operationstisch legen.

Wie viele Chirurgen sich dem medizinisch Notwendigen und wie viele sich dem schönen Schein verschrieben haben, lässt sich schwer sagen. Unbestritten ist: Die Branche boomt. Und das in einer Größenordnung, von der andere Wirtschaftsbereiche nur träumen können. In den USA unterziehen sich jährlich mindestens 100 000 junge Menschen einer Schönheitsoperation. In Deutschland sind es um die 40 000 jährlich. Die entsprechenden Fachgesellschaften geben noch weitaus höhere Zahlen an. Um 25 Prozent ist die Zahl der Eingriffe in den vergangenen zehn Jahren gestiegen, so viel steht fest. Da immer mehr Menschen mit ihrer äußeren Erscheinung unzufrieden sind, scheint das Wachstumspotenzial der Branche unermesslich.

Medial vermittelte Schönheitsideale geben das Muster vor, der eigene Körper ist verfügbar geworden, und der Jugendwahn hat dazu geführt, dass US-Teenager sich schon mit 15 Jahren die Nase operieren lassen oder sich zum Highschool-Abschluss eine Busenvergrößerung wünschen. In den Praxen und Kliniken erscheinen immer mehr junge Kunden und Klienten – hier von Patienten zu sprechen, ist unpassend. Bereits heute machen die 15- bis 25-Jährigen rund 25 Prozent der Kundschaft aus. Tendenz steigend.

Nach aktuellen Umfragen können sich 10 Prozent der Frauen und 5 Prozent der Männer in Deutschland mittlerweile vorstellen, eine Schönheitsoperation bei sich durchführen zu lassen. Noch führen die Frauen deutlich, wenn es um den Anteil der tatsächlich Operierten geht. Nur 15 Prozent der Operationen entfallen bisher auf das starke Geschlecht. Aufgeholt haben die Männer indes, wo es um Operationen aus Karrieregründen geht, um kleine Eingriffe im Gesicht – markantere Züge, weniger Falten. Schließlich gilt, wer gut aussieht, als qualifizierter und kompetenter. Flacher Bauch, breite Brust und energisches Kinn versinnbildlichen bei Männern den unaufhaltsamen Aufstieg. Erst liften, dann loften, lautet bereits das Motto in einigen Führungsetagen.

Artgerechtes Verhalten

Der schönheitsoperierte Mann

Auffälligste Symptome:
Botox-Grinsen, keine Haare auf der Brust; solariumbraun; Aufkleber »Man gönnt sich ja sonst nichts« auf dem Sportwagen; die Freundin modelt
Typische Zielgruppe/Verbreitung:
Berufsfeld New Economy: Banker, Internethandel, Biotech, nach dem Börsencrash die »neue Mitte«
Vorteile:
die Schmisse aus Verbindungszeiten verschwinden endlich
Nachteile:
ein plattes Gesicht kann nur in Maßen Profil gewinnen
Bewertung: ★★

Wer nicht gleich unters Messer will, kann es zunächst mit einer anderen Form des Eingriffs versuchen. Enormen Zulauf hat die so genannte »Lunchtime«-Behandlung zur Faltenglättung. Viele Amerikaner und immer mehr Deutsche lassen sich dazu Botulinum-Toxin unter die Haut spritzen. Der Aufwand ist minimal, es reicht die Mittagspause. Der neueste Trend sind »Botox-Partys«, bei denen der Eingriff abends in Gesellschaft vorgenommen wird.

Bei Botulinum-Toxin handelt es sich um einen der stärksten biologischen Giftstoffe überhaupt, der von Bakterien produziert wird. Er wurde seit den achtziger Jahren therapeutisch eingesetzt, vor allem zur Behandlung des Schielens und bei Kindern mit spastischen Bewegungsstörungen. Da »Botox« die Muskeln im Bereich der Injektionsstelle für einige Wochen lahm legt, wird es aber auch vermehrt zur kosmetischen Korrektur von Falten verwendet. Mehr als 1,6 Millionen solcher Injektionen ließen sich auf glatte Gesichtshaut versessene Amerikaner im Jahr 2001 bereits setzen. Nachteil: Die Prozedur muss alle paar Monate wiederholt werden. Neben diesen kleineren Eingriffen stehen auf der Schönheitswunschliste ganz oben: Fettabsaugen plus Bauchstraffung (40 Prozent), gefolgt von Lifting (25 Prozent), Nasenkorrektur und diversen Brustveränderungen.

Und die plastisch-ästhetischen Chirurgen selbst? Sie kämpfen um das Image ihres Fachgebiets und wollen den Ruf ihrer Disziplin verbessern. Schließlich dienen die operativen Eingriffe nicht nur dazu, alternde Filmdiven zu liften, vielmehr geht es häufig darum, Menschen eine Perspektive zu geben, die sich nicht mehr zu helfen wissen und oft eine lange Leidensgeschichte hinter sich haben. Dazu kann auch die Fettentfernung bei einer Frau gehören, die verzweifelt ist, weil ihre reithosenförmigen Polster an den »Problemzonen« trotz aller Diäten einfach nicht verschwinden wollen. »Wir bieten Patienten Dienstleistungen an, damit es ihnen besser geht«, entgegnet der plastische Chirurg Nicolas Lüscher auf die ständigen Vorwürfe gegen seine Zunft, sie wirkte an der Erschaffung von Einheitsmenschen mit: »Psychotherapeuten wirft ja auch niemand vor, mit ihrer Behandlung Hochbegabte zu erzeugen.« Außerdem seien Sport, Mode und Zahnersatz sowieso ja auch Formen der Körpermodellierung, an denen niemand etwas auszusetzen habe.

Doch auch wenn plastische Chirurgen dazu beitragen, dass Patienten neues Selbstvertrauen erlangen oder von entstellenden Fehlbildungen befreit werden: Kein anderer Bereich der Heilkunde bewegt sich auf einem so schmalen Grad zwischen High Society und Hightech-Medizin, zwischen Scharlatanerie und ärztlicher Kunst. Noch immer ist schließlich die Einstellung weit verbreitet, dass jegliche durch das Skalpell erlangte Schönheit »künstlich« sei. Nach dieser Auffassung ist es natürlich, wenn das Leben sich in die Gesichtszüge einprägt und den typischen Ausdruck eines Menschen modelliert.

Oft sind es ja gerade abweichende Äußerlichkeiten, die das Charakteristische einer Person widerspiegeln. Wozu sich also die Lider straffen und ein Dauerlächeln hinter den Ohren zusammenbinden lassen? Und dann noch diese Heimlichtuerei: Die

Narben sollen möglichst unsichtbar bleiben, die Spuren verwischt werden. Nur der fotografische Vergleich von Vorher und Nachher offenbart die Veränderung: verkleinerte Nase, die verschlankten Tränensäcke oder das angelegte Ohr. Tucholsky hatte Runzeln und Falten noch als Schützengräben der Haut bezeichnet. Im modernen Krieg der Geschlechter in der Konkurrenzgesellschaft scheint diese Deckung immer weniger Menschen zu genügen.

Trotzdem bleiben Schönheitsoperationen ein Tabu – obwohl die Zahlen steigen. Auch wenn sich jüngst mehr oder weniger Prominente wie Sabrina Setlur, Uwe Ochsenknecht oder die Kessler-Zwillinge öffentlich zu ihren chirurgischen Nachbesserungen bekannt haben, soll der Eingriff in der Regel unbemerkt bleiben. Schließlich keifen »Luder« über die falschen Brüste ihrer Rivalinnen, und Alice Schwarzer warf Verona Feldbusch ihre künstlichen Verschönerungen vor.

Artgerechtes Verhalten

Der schönheitsoperierte Prominente

Auffälligste Symptome:
Homestory in Bild *oder* Bunte
Typische Zielgruppe/Verbreitung:
sie sind nicht wirklich prominent
Vorteile:
wenn es gut geht, neue Rollen- oder Auftrittsangebote
Nachteile:
wenn es dumm läuft, steht nur noch die optische Veränderung im Vordergrund
Bewertung: ★★

Der neueste Trend ist daher die Operation im Urlaub. Besonders beliebt ist Südafrika. Bei der »Skalpell-Safari« oder dem Angebot »Surgeon and Safari« geht es zuerst auf den OP-Tisch, dann in die Nationalparks. Da der medizinische Standard im Land zumindest in Privatkliniken hoch ist, haben Veranstalter bereits All-inclusive-Pakete geschnürt. Der Zwei-Wochen-Trip mit

Operation, Vor- und Nachbetreuung, Aufenthalt im Hotel und Safari ist bereits für 12 000 US-Dollar zu haben.

Mit all den Zusatzleistungen ist das ziemlich günstig im Vergleich zu deutschen Preisen. Für eine Nasenkorrekur werden hier zu Lande 4000 bis 5000 Euro veranschlagt, Fettabsaugen und Straffung der Bauchdecke können bis zu 8000 Euro kosten. Lifting an Gesicht und Hals ist zumeist noch teurer. Ein weiterer Nebeneffekt der Urlaubs-Operation: Wenn die Bekannten zu Hause bemerken, wie gut erholt man aussieht, führen sie das auf den Urlaub zurück – und kaum auf die einschneidenden Veränderungen.

Martin Haug schneidet an den Brüsten von Frauen herum. Nicht in Südafrika, sondern in der Schweiz. Allerdings operiert der Schwabe an den Brüsten von Frauen mit Krebs. Er versucht ihnen ihre Brust wiederzugeben, wenn Teile davon entfernt wurden oder die ganze Brust abgenommen wurde. Martin Haug ist Oberarzt für Plastische Chirurgie an der Universitätsklinik Basel. »Der Wunsch, wieder eine Brust zu haben, hat nichts mit Eitelkeit, sondern mit dem Wunsch nach körperlicher Integrität zu tun«, sagt er. Vom Alter sei das nicht abhängig. Außerdem lindere die Rekonstruktion manchmal den Schock über die Erkrankung. »Es geht den Frauen um die Wiedergewinnung ihres Körperbildes – und dabei kann die Chirurgie helfen.« Und dann erzählt Haug von gestielten Lappen aus Rückenmuskeln, die er zu neuen Brüsten formt. Von Unterbauchquerlappen, von »Tram-Flaps«, perforierten Lappen, und wie die Schnitt- und Verschiebetechniken sonst noch heißen.

Beipackzettel

Die Urlaubs-Operation

Auffälligste Symptome:
auffällig lange Fernreisen
Typische Zielgruppe/Verbreitung:
wohlhabende Mittelschicht
Vorteile:
keiner merkt es
Nachteile:
das Freizeitprogramm vor und nach der Operation kann nerven
Nutzwert: ★★★

Warzenhof und Nippel seien chirurgisch übrigens das geringste Problem, erklärt Haug, da mache man »Sharing von der Gegenseite« oder entnehme pigmentierte Haut aus dem Schritt. Die Rekonstruktion der Brustwarze aus der kleinen Schamlippe oder Leiste habe sich hingegen nicht so bewährt. Heute sei man dazu übergegangen, die Brustwarze zu formen – »das ist ein bestimmtes Schnittmuster in der Haut, das müsste ich aufzeichnen. Dann wird das so gerafft«, erklärt Haug. Anschließend wird die dunkle Farbe auftätowiert. Für viele Frauen sind die Nähkünste der plastischen Chirurgen eine der wenigen Hoffnungen bei Brustkrebs. »Die Frauen möchten wieder etwas im BH haben, das ihres ist«, sagt Haug, »keine Prothesen, keinen Ersatz.«

Claudia Herstatts Brüste sollen nicht aufgepolstert werden, im Gegenteil. Gestern ist die 39-Jährige, die in Wirklichkeit nicht so heißt, operiert worden, 450 Gramm wurden auf jeder Seite entfernt. »Das hat rein medizinische Gründe«, sagt sie in breitem pfälzischen Dialekt, »ich hatte immer starke Schmerzen in der Brust, besonders in den letzten acht Tagen vor der Periode, das ging an die Substanz.« Als sie kürzlich ein Bekannter beim Weinfest umarmte, hätte sie aufschreien können.

Sie macht den Oberkörper frei, spitz ragen die beiden bandagierten Kegel nach oben. Es tut schon beim Hinsehen weh. Alles ist von dem weißen Verband verdeckt, fast unwirklich schauen die beiden roten Brustwarzen heraus. Muss man Mitleid haben mit einer Frau, die sich freiwillig diese Tortur angetan hat? Claudia Herstatt jammert nicht, sie ist zuversichtlich trotz der Schmerzen. Zuversichtlich, dass die Beschwerden bald besser werden – und zuversichtlich, dass sie demnächst ihren Rekord knackt. Die energische Blondine ist Leistungssportlerin. Bei den Paralympics hat die Nierentransplantierte bereits mehrere Medaillen im Sprint gewonnen, obwohl sie ihre große Oberweite schon ein wenig behindert habe. »Ich bin bandagiert oder mit zwei BH gelaufen, das tat trotzdem weh und dann fehlte mir manchmal der entscheidende Schritt.« Die nächste WM findet in Frankreich statt, »da knacke ich die 14,5 über 100 Meter«.

Die Grenze zwischen Eitelkeit, medizinischer Notwendigkeit

und psychischen Problemen ist fließend. Wie ist das bei der 54-jährigen Galeristin aus dem Rheinland, die zusammengekauert auf dem Sofa sitzt? Vor vierzehn Tagen wurde Maria G. geliftet, der Hals gestrafft, die Augenbrauen wurden angehoben, die Haut im Mundbereich abgeschabt. Anlass für die Operation war ein Schock auf der Rolltreppe im Kaufhof. Die Frau mit der knabenhaften Figur war gut drauf, erinnert sie sich, doch dann sah sie in den Spiegel. »Ich habe einen Schreck bekommen, denn ich sah mich, doch ich sah aus wie meine mürrische Mutter.«

Grund genug, sich unters Messer zu legen? Zu ihrer Mutter hatte Maria G. nie ein gutes Verhältnis, die letzten Jahre brach sie den Kontakt völlig ab – »und jetzt wurde ich ihr immer ähnlicher«. Hätte sie zum Therapeuten gehen sollen anstatt zum Chirurgen? Kann man eine gestörte Beziehung zur Mutter wegoperieren? »Ich habe es für mich gemacht«, beteuert Maria G., ihren Mann hätte sie vor die Tür gesetzt, wenn er gewollt hätte, dass sie sich operieren lässt. Noch sind die Wunden um den Mund nicht verheilt, die Wangen etwas geschwollen. »Ich sehe ja viel jünger aus als 54«, sagt sie immer wieder, »nur die Falten um den Mund passten nicht dazu.« Nein, Probleme mit dem Alter habe sie nicht, »ich kokettiere damit«. Dann sagt sie selbstkritisch: »Ich bin viel im Sonnenstudio gewesen, da wird die Haut ledern. Und weil ich so schlank bin, sieht man mehr Falten, da ist ja kein Fett zwischen Haut und Knochen.«

Immer mehr plastische Chirurgen haben sich allein dem schönen Schein verschrieben, ihre Luxuskliniken und Beauty-Farmen gleichen eher Hotelkomplexen, in denen Stars, Sternchen und Gutbetuchte logieren. Hier ist das Versprechen zu Hause, dass aus jedem Mauerblümchen ein Vamp werden könne, wenn das Messer nur richtig geführt werde. Immer häufiger kommen Klienten, die sich bereits mehrfach haben operieren lassen, in solche Etablissements. Selbst wenn sie nach herkömmlichen Maßstäben bereits mit einer Traumfigur oder dem Waschbrettbauch ausgestattet sind, ist da noch ein Gramm zu viel oder hier noch ein Merkmal zu wenig: »No body is perfect!«

Psychiater und andere Therapeuten kennen die wahnhafte Unzufriedenheit mit dem eigenen Äußeren bereits als »körperdysmorphe« Störung in einer überalterten Gesellschaft, die partout nicht älter werden will. Gut aussehende Patienten kommen in die Sprechstunden und klagen darüber, wie hässlich und missgestaltet sie sich vorkommen. Eltern verschenken Gutscheine für Nasenoperationen an ihre halbwüchsigen Kinder. Und Greise, die dem Trugbild des rüstigen Rentners hinterherhecheln, lassen sich ihr Gesicht zur uniformen Grimasse aufpolieren.

Michael Jackson hat sich mehr als dreißigmal operieren lassen, um die Stigmata seiner afro-amerikanischen Herkunft zu verbergen. Cher hat ebenfalls mehrfach Eingriffe im Dienste der Schönheit über sich ergehen lassen. Doch was verheißen derart verstellte Gesichter noch? Woran wäre Lothar Späth zu erkennen, wenn nicht an seinem verkniffenen Mund? Was wäre Michael Schumacher ohne sein dominantes Kinn, Derrick-Darsteller Horst Tappert ohne Tränensäcke, und wie sähen Prinz Charles oder Hans-Dietrich Genscher mit normal großen Ohren aus?

Natürlich unterliegen alle Menschen dem so genannten Physiognomie-Zwang. Das funktioniert schon bei Strichmännchen: Nah zusammenstehende Augen wirken verschlagen, während ein größerer Augenabstand nicht nur für Weitblick, sondern auch für Wärme und Offenheit spricht. Hängende Mundwinkel und Augenbrauen verraten den Depressiven, ein markanter Kiefer den Energischen und die nach oben zeigende Nase den Hochnäsigen. Anhand weniger Gesichtszüge ma-

Beipackzettel

Körperdysmorphe Störung

Auffälligste Symptome:
schon mindestens zehnmal operiert, Maskengesicht; »Michael-Jackson-Syndrom«
Typische Zielgruppe/Verbreitung:
Männer und Frauen, die Karriere machen wollen
Vorteile:
anfangs fällt es nicht auf
Nachteile:
kostspieliges Hobby
Nutzwert: ★

chen wir uns ein Bild von den Eigenheiten eines Menschen, von seinem Wesen und Charakter.

So sieht sich die Plastische Chirurgie mit einer überhöhten Erwartungshaltung ihrer Klientel konfrontiert, die nicht nur eine neue Nase, Lippe oder Brust haben möchte, sondern möglichst gleich auch eine neue Persönlichkeit. Enttäuschungen nach der Operation sind bei diesem Anspruch programmiert.

Symmetrische Gesichtszüge sollen Schönheit garantieren. Doch die Gleichmacherei beider Gesichtshälften hat ästhetische Grenzen, perfekte Spiegelbildlichkeit ist nicht mehr schön. Die Künstlerin Rosemarie Trockel hat das Streben nach Symmetrie 1995/96 ins Extrem gesteigert und ad absurdum geführt. Ihre zwölf »Beautys« wurden dreitausendfach vervielfältigt in Wiens Innenstadt ausgestellt. Scheinbar waren die Gesichter der Models durch Mimik und Frisur individuell, aber Trockel hatte die Gesichter am Computer nachgearbeitet und Augen, Nase und Mund digital zu völliger Symmetrie »geschönt«. Das Ergebnis waren Ausdrucksleere und Gesichter als austauschbare Fassaden.

Noch boomt die Branche der plastisch-ästhetischen Chirurgen. Doch längst predigen Modeschöpfer das Abweichende als Ideal. Magazine zeigen Models mit Macken und Defiziten. Film, Fernsehen und Werbung verlangen nach »echten Typen« mit Ecken und Kanten. Möglich, dass Menschen demnächst plastische Chirurgen aufsuchen, weil sie ihr Gesicht zu glatt und symmetrisch finden und auf diese Art der plastisch-ästhetischen Chirurgie auch künftig ihr Auskommen und uns unser Leiden am eigenen Körper sichern.

Leiden an unerfüllten Wünschen: Kinderlosigkeit und die Versprechen der Medizin

Die beiden sind ein Paar. Sie passen gut zusammen. Er ist ruhig und bedächtig. Er lässt die Menschen gewähren. Auf ihn ist Verlass. Bei ihm würde man klingeln, wenn man auf der Flucht wäre. Eine treue Seele. »Manchmal bringt mich das zur Weißglut, dass er sich so selten aufregt«, sagt sie über ihn, und es klingt fast zärtlich. Sie hingegen ist ungeduldiger, unruhiger als er. Sie ereifert sich, wenn ihr etwas gegen den Strich geht. Sie kann aus ihrem Herzen keine Mördergrube machen, jedenfalls nicht für sehr lange. »Manchmal nimmt sie das Essen zu früh aus dem Ofen. Sie kann nicht warten, bis es gar ist«, sagt er über sie, aber er meint es liebevoll.

Im Sommer 1996, sie kannten sich gerade ein paar Monate, haben die beiden geheiratet. Sie hatte gerade ihr Studium beendet, er stand schon länger im Beruf. Schon bald sprachen sie davon, ein Kind zu bekommen. Nicht irgendwann, sondern möglichst bald. Freunde und Bekannte fanden das nicht ungewöhnlich, obwohl sie von anderen Frauen häufiger zu hören bekam: Du bist doch erst Mitte zwanzig, du hast doch noch so viel Zeit. Zeit wofür?

Als sie nach einem Jahr noch immer nicht schwanger war, »bin ich zu Chinesen und Heilern und Hinz und Kunz gerannt. Ich habe geglaubt, es läge an mir«. In den nächsten Monaten probierte sie die unterschiedlichsten Methoden aus, darunter allerlei Unsinn, wie sie heute denkt. Nichts passierte. Dann ließ auch er sich – zunächst widerwillig – untersuchen. Ergebnis: Seine Spermien können die äußere Schicht ihrer Eizellen nicht durchdringen, das heißt, auf natürlichem Wege sind seine Keimzellen nicht befruchtungsfähig.

»Wenn ein Paar über einen Zeitraum von mindestens zwölf

Monaten ungewollt kinderlos bleibt, handelt es sich definitionsgemäß um ein infertiles Paar. In Westeuropa betrifft dieses Problem etwa 12 bis 15 Prozent der Paare«, heißt es im Prospekt der »Kinderwunschsprechstunde« einer Uniklinik.

Schlappschwanz, unfruchtbar, kein ganzer Kerl – die verschiedensten Bilder und Assoziationen gingen ihm durch den Kopf, als er die Diagnose hörte. Fast zwei Meter groß, eine schlanke Figur, sportliche Erscheinung, ein Mann zum Anlehnen, ein Mann zum Aufschauen. So einer ist doch nicht unfruchtbar. Anscheinend aber doch. Wie verkraftet ein Mann so etwas, wie reden Männer über Unfruchtbarkeit? Jeder hält sich inzwischen für aufgeklärt und offen, andererseits wird in Umkleidekabinen noch immer darum gewetteifert, wer »den Größeren« hat. »Daran hat man ganz schön zu kauen«, sagt er, »irgendwie wird dir dadurch vermittelt, als Mann nicht vollständig zu sein. So eine Art Mängelwesen, dem etwas fehlt.«

Ein Onkel, fast achtzig, aber noch als Arzt tätig, erfuhr von den Schwierigkeiten des Paares. Er schrieb einen Brief, empfahl ihr eine besondere Diät. Ihr, nicht ihm. Das machte sie wütend, schließlich lag es doch an ihm. Sie ärgerte sich auch darüber, dass ihr Mann dem Onkel damals nicht sofort die Wahrheit gesagt hatte. »Jetzt hat er seinen neuen Bekennermut«, sagt sie anerkennend über ihren Mann, »aber das hat gedauert. Eigentlich ist er erst seit diesem Jahr so weit.«

Im Jahr 1998 probierten die beiden es dann erstmals mit künstlicher Befruchtung. Er hatte zunächst Skrupel und dachte: Wenn es so sein soll, dass wir keine Kinder bekommen können, müssen wir der Natur nicht ins Handwerk pfuschen. Sie dachte: Wenn es die Möglichkeit gibt, kann man es doch versuchen.

Also versuchten sie es. Dazu musste er in der Klinik in ein Röhrchen onanieren. »Da ist ein Zimmer mit Heften. Man steht darin und denkt sich: Was mache ich hier eigentlich? Aber dann geht es doch. Man darf nicht überlegen, wie absurd die Situation ist.« Komisch, dachte sie währenddessen, dass er sich jetzt nackte Frauen anguckt und sich selbst anfasst, um ein gemeinsames

Kind zu zeugen. Ihr selber wurden, nach mehrwöchiger Hormonstimulation, am selben Tag in der Klinik in einem kurzen Eingriff die Eizellen entnommen.

Der Prospekt der »Kinderwunschsprechstunde beschreibt den Vorgang so: »In der Nähe des andrologischen Labors, wo die Samenuntersuchung durchgeführt wird, ist ein spezieller Raum eingerichtet, in dem Sie ungestört und in Ruhe Ihren Samen gewinnen können. Um eine möglichst sterile Gewinnung des Samens zu gewährleisten, sollten Sie vor der Samenproduktion urinieren und anschließend Hände und Penis mit Seife waschen und gründlich mit Wasser abspülen.«

Beim ersten künstlichen Befruchtungsversuch wurden Samen und Ei außerhalb des Körpers im Reagenzglas zusammengegeben. Doch da sein Samen nicht in ihre Eizellen eindringen konnte, kam es nicht zur Verschmelzung. Sie wurde nicht schwanger.

Schwer zu sagen, was in ihrem Kopf vorging. Gedanken an eigenes Versagen? Die Angst, keine »richtige« Frau zu sein? Oder waren es eher Schuldzuweisungen an ihn? Oder heimliche Gedanken an einen Seitensprung zum richtigen Zeitpunkt? Und dann waren da immer wieder die Fragen, die Rechtfertigungen. Der Wunsch, nicht ständig bemitleidet zu werden, nicht mit dem Etikett versehen zu werden: Das sind die, die keine Kinder bekommen können. Und vor allem: von Freunden nicht immer mit der Frage behelligt zu werden, ob Kinder denn wirklich so wichtig seien, ob sie sich denn keinen anderen Lebensmittelpunkt vorstellen könnten.

Als Nächstes probierten sie es mit ICSI, der seit Anfang der neunziger Jahre praktizierten künstlichen Befruchtung durch »intracytoplasmatische Spermieninjektion«. Bei diesem Verfahren werden lebende Samenzellen direkt in die Eizelle injiziert. Dass die Kerne von Ei und Samenzelle auch miteinander verschmelzen, ist dennoch nicht gewährleistet. Noch unsicherer ist, ob sich die befruchtete Eizelle in der Gebärmutter einnistet. In obigem Fall wurden der Frau mehrmals befruchtete Eizellen eingesetzt. »Ich habe mich gefühlt wie ein lebendes Grab, wenn mir die Ärzte Eizellen injizierten, mir aber wenig Hoffnung machten, dass ich schwanger werde«, sagt sie.

»Hierzu müssen die Eizelle und die Samenzelle unter dem Mikroskop mit zwei feinen Mikropipetten zusammengebracht werden. Bei dieser Behandlung wird der Eindringungsvorgang einer Samenzelle durch die verschiedenen Hüllen der Eizelle überbrückt«, so die Beschreibung aus dem Prospekt.

Beim nächsten Versuch nahm sie Medikamente ein. Damit sollte die Einnistung der befruchteten Eizellen erleichtert werden. In dieser Zeit fielen ihr sämtliche Haare aus. Am ganzen Körper. Ob es Zufall war oder mit der Hormonstimulation zusammenhing, konnte niemand sagen. Sie war 29 Jahre alt, als sie ihre Haare verlor. Kein Arzt wusste, ob sie je wieder nachwachsen würden. Freunde fragten, ob sie Krebs habe. Eine schreckliche Zeit. Ein Jahr lang wagte sie sich nur mit einer Kopfbedeckung unter Menschen, dann spross endlich wieder der erste zarte Flaum.

Im Frühjahr 2000 unternahm das Paar den nächsten Versuch, mit medizinischer Hilfe ein Kind zu bekommen. Ihre Haare waren inzwischen wieder gewachsen. Diesmal versuchte sie es ohne medikamentöse Stimulation. Wieder wurden befruchtete Eizellen aufgetaut und in ihren Körper gegeben. Wieder war da das lange, bange Warten. Sie hatte wenig Hoffnung. Doch dann war sie plötzlich schwanger. Es hatte geklappt. Beide konnten ihr Glück kaum fassen.

Bis sie in der 27. Woche der Schwangerschaft eine Totgeburt erlitt.

Ein paar Tage zuvor, an einem Freitag, war sie noch in der Uniklinik gewesen. Sie hatte das Gefühl, dass irgendetwas nicht in Ordnung war. Doch die Ärzte beruhigten sie. Und dann sagte eine Medizinerin einen Satz, der ihr bis heute bitter aufstößt: »So kann es sich anfühlen, wenn sich ein Kind verabschiedet.«

Trotzdem wurde sie wieder nach Hause geschickt. Der Satz ging den beiden nicht aus dem Kopf. Bis heute. Selbstvorwürfe und Vorwürfe an die Ärzte wechselten sich ab: Hätten wir doch darauf bestanden, in der Klinik zu bleiben. Hätten die Ärzte doch genauer untersucht. Hätte ich auf mein Gefühl vertraut. Hätten wir doch einer Obduktion zugestimmt, dann würden wir jetzt genauer wissen, was die Todesursache war. Hätte, wenn und aber.

Die folgenden Wochen waren schlimm für beide. Trauer, Wut, Ärger – und immer wieder Verzweiflung. Sie besuchten häufig das Grab ihres tot geborenen Sohnes. Der Mann ging in eine Selbsthilfegruppe für verwaiste Eltern. Mal wollten sie unbedingt unter Leute, dann konnten sie die Gesellschaft anderer nicht aushalten. Manchmal nicht mal sich selbst.

Und dann waren da noch die Freunde und Bekannten. Manche waren einfach nur da, wenn man sie brauchte, und verschwanden, wenn es zu viel wurde. Andere reagierten unbeholfen, brutal, verletzend. Ein langjähriger Freund, ein Assistenzarzt, sagte zu ihr: »Vielleicht hat sich dein Körper gewehrt, weil du das Kind innerlich nicht wirklich akzeptiert hast.« Mit keiner vulgärpsychologischen Deutung ihrer Totgeburt wurde sie verschont. Freundinnen sagten: »Du bist ja noch jung, ihr habt ja noch so viel Zeit, es später wieder zu versuchen.« Andere vermieden das Thema. Und das Paar wusste: Wenn jemand im Bekanntenkreis schwanger wurde und ein Kind bekam, waren sie immer die letzten, die es erfuhren. Das kränkte sie fast am meisten.

Im Frühjahr 2001 kam dann ein Brief von der Uniklinik, wenige Wochen nach dem errechneten Geburtstermin des toten Sohnes. Der Brief enthielt ein Rezept für die nächste Hormonstimulation, ohne jeden weiteren Kommentar. Noch war ja eine Lage befruchteter Eizellen bei minus 192 Grad eingefroren. Die vorläufig letzte. »Da ist man empfindlich, wenn einfach so das Rezept für den nächsten Versuch geschickt wird, wo wir gerade unseren Sohn verloren hatten«, sagt sie, »außerdem waren es wieder andere Ärzte, mit denen wir zu tun hatten.«

In dem Prospekt klingt das so: »Ziel dieser ovariellen Stimulationsbehandlung ist es, die Anzahl heranreifender Eibläschen zu erhöhen, die Qualität und Entwicklungsfähigkeit der Eizellen zu verbessern und die Zeitabläufe der Follikelreifung und des

Eisprungs zu steuern. Der wichtigste Vorteil dieser ovariellen Stimmulationsbehandlungen ist die höhere Schwangerschaftsrate pro Behandlungsversuch (zwischen 15 Prozent und 35 Prozent, je nach Behandlungsart und Voraussetzung).«

Jetzt wurde er aktiv. Er rief den Leiter der Abteilung für Künstliche Befruchtung an und bestand auf einem Gespräch. Der Arzt bot einen Termin in drei Monaten an. Doch er wollte nach all den Vorkommnissen wieder Vertrauen bekommen und einen festen Ansprechpartner haben. Jetzt, nicht erst in drei Monaten. Er bekam den Termin. Der Arzt nahm sich Zeit, doch er redete hauptsächlich von technischen Details: von den Erfolgsquoten bei künstlicher Befruchtung. Von den Aussichten, wenn die Frauen Hormone einnehmen. Zu ihr sagte er noch: »Wenn Ihnen beim nächsten Befruchtungsversuch wieder die Haare ausgehen, kommen Sie wenigstens in die wissenschaftliche Literatur.«

Sie suchten den Arzt weiter auf, und Mitte Juli 2001 ließ sie sich die letzte Lage Eizellen injizieren. Tage der Hoffnung und des Wartens folgten. Dann, im August, wusste sie definitiv: Sie war wieder nicht schwanger. Auch wenn sie über die Behandlung durch die Ärzte manchmal verärgert waren und Zweifel am Vorgehen der Mediziner hatten – den Arzt oder die Klinik wechseln wollte das Paar nicht. Sie, die glücklicherweise noch nicht in die medizinische Literatur eingegangen ist, hat am Anfang ja schon Heilerhopping betrieben, sagt sie. Er hat andere Befürchtungen: »Das ist schwierig, jetzt zu einem anderen Arzt zu gehen. Dann muss man sich ja wieder neu entscheiden. Außerdem habe ich Angst vor der Enttäuschung. Angst davor, dass uns andere Ärzte sagen: Das war Mist, was die während der ganzen Jahre mit euch gemacht haben.«

Wie sehr doch die individuelle Erfahrung vom Ideal abweicht. Der Beratungsprospekt beschreibt, wie es sein sollte:

»Bei etwa 40 bis 50 Prozent der Paare müssen wir damit rechnen, dass trotz intensiver Behandlungen der Kinderwunsch nicht erfüllt werden kann. Das bedeutet nicht, dass Sie dann vergessen und abgeschoben werden. Wir glauben, dass es gerade dann notwendig ist, eine Begleitung anzubieten, um über andere Lösungsmöglichkeiten für den unerfüllten Kinderwunsch oder über psychologische Hilfen bei der Bewältigung des unerfüllten Kinderwunschs zu sprechen.«

Inzwischen versuchen beide, das Thema anders zu sehen. Die Wunden sind noch ziemlich frisch. Beide haben viel Kraft verbraucht in den vergangenen Jahren. Zeitweise war für nichts anderes Platz in der Beziehung. Einen Adoptionsantrag haben sie vorläufig zurückgestellt, dann aber doch eingereicht. Es muss komisch sein, wenn plötzlich der Anruf kommt: Sie können morgen ein Kind abholen.

Bis es so weit ist, wollen sie wieder Distanz bekommen. Doch manchmal stellt sich dann plötzlich diese Traurigkeit ein. Ganz unvermittelt, bei den unterschiedlichsten Anlässen. Dann wird sie wütend oder ganz still. Er zieht sich zurück. Doch dann, nach einer Zeit, sind beide wieder da, unternehmungslustig, albern, ausgelassen. Eigentlich ist es ein kleines Wunder, dass die beiden noch zusammen sind, dass sie all das geschafft haben. Das sei doch selbstverständlich, sagen beide.

Selbsterfahrung II: Leiden an übermäßiger Selbstbeobachtung – wenn der Blutdruck steigt

Seit meinem sechsten Lebensjahr spielte ich Fußball in der Jugendmannschaft der SG Niedernjesa. Irgendwann begann der Verein, seine Schützlinge regelmäßig – das heißt einmal im Jahr – durch einen Arzt untersuchen zu lassen. Diese kurze Begutachtung als sportmedizinischen Check zu bezeichnen wäre verfehlt. Wir waren ein Dorfverein und spielten in der Kreisklasse. Dementsprechend war die ärztliche Betreuung: Ein etwa siebzigjähriger pensionierter praktischer Arzt nahm erkennbar lustlos seine Untersuchungen vor.

Wir standen in kurzen Hosen im Flur unseres »Sporthauses« und warteten fröstelnd, bis wir an die Reihe kamen. Die Jungen mussten den Oberkörper freimachen, die Mädchen behielten ihre Turnhemden an. Von denen, die von der Untersuchung zurückkamen, erfuhren wir, dass der Arzt »nichts macht«, jedenfalls nichts, was uns Sorgen bereiten müsste. Größe und Gewicht würden gemessen, Brustumfang sowie Blutdruck bestimmt, und zum Abschluss müsse man so kräftig wie möglich in ein Röhrchen pusten. Damit sei zu erkennen, wie fit wir waren, hieß es. Am meisten beschäftigte uns 12- bis 14-Jährige allerdings die Frage, ob der Arzt auch bei den Mädchen den Brustumfang bestimmen würde.

Als ich an die Reihe kam, war ich extrem aufgeregt. Ich weiß nicht warum. Aber mir war immer noch kalt, und vielleicht wollte ich bei dem abschließenden Pustetest besonders gut abschneiden. Meine Maße wurden genommen – ich blähte, meinen Brustkorb mächtig auf, als der Umfang gemessen wurde –, und dann begann der Arzt die Blutdruckmanschette an meinem Arm auf zupumpen. Er schaute mich kühl und schweigend an, während sich das Plastik um meinen Oberarm immer stärker spannte.

Es kam mir vor wie eine Prüfung. Ich spürte, wie das Blut in meinen Adern pulsierte. Es pochte am Hals und an den Schläfen, es pochte unter der Manschette. Mein Blut raste und hämmerte unter der Haut, als ob es nach außen dringen wollte. So geriet ich bei keinem Fußballspiel und keiner sonstigen Anstrengung in Wallung.

Ich wusste, dass der Arzt jetzt einen Wert messen musste, der jenseits des Normalbereichs lag und überhöht war. Ich wollte mich beruhigen, denn er sollte ja das messen, was üblicherweise bei mir zu messen gewesen wäre, unter Normalbedingungen. Ich bemühte mich krampfhaft, ruhiger zu werden. Das machte es umso schlimmer.

Der Arzt ließ langsam die Luft aus der Blutdruckmanschette entweichen und sah mich dabei noch prüfender an. Es dauerte eine halbe Ewigkeit, bis der Zeiger wieder auf null stand, der Arzt sagte nichts. Ich stand nur mit meiner Turnhose bekleidet vor ihm, kam mir ausgeliefert vor und fror. Mein Blick schweifte über die Urkunden unseres Vereins und einige verstaubte Pokale. Ich wartete auf das Urteil des Arztes. Er sagte immer noch nichts und pumpte stattdessen die Blutdruckmanschette nochmals auf. Ich wollte ruhig werden, er sollte doch endlich den »wahren« Wert ablesen können. Aber jetzt wurde das Pochen in Hals und Schläfen nur noch stärker. Ich glaube, ich habe damals erstmals mein Herz gespürt, wie es sich im Brustkorb bewegte, wie es gegen die Brustwand häm-

Beipackzettel

Labiler Bluthochdruck

Auffälligste Symptome:
gelegentliche Blutdruckspitzen weit über dem Normalbereich
Typische Zielgruppe/Verbreitung:
empfindliche jüngere Jahrgänge beiderlei Geschlechts
Vorteile:
Rücksichtnahme im Familienkreis – man gilt als empfindlich
Nachteile:
man muss sein Leiden immer erklären, weil es außer dem Arzt niemand merkt; in der Jugend als empfindsamer Charakter geschätzt, im Alter als Choleriker verschrien
Nutzwert: ★★

merte und wie es beim besten Willen nicht langsamer schlagen wollte.

Als zum zweiten Mal die Luft aus der Blutdruckmanschette entwich, wandte der Arzt sich zu seiner Helferin um und sagte nur kurz: »140 zu 90.« Sie notierte die Zahl in einem großen, grünen Buch. Ich stammelte etwas wie »Ist das viel?«, aber er schien mich nicht zu hören, sondern drehte sich zu unserem Trainer um, der etwas abseits an einem Tisch saß und gelangweilt die Untersuchung seiner Schützlinge beobachtete. »Ist er bei guter Kondition?«, wollte der Arzt wissen. »In der zweiten Halbzeit baut er stark ab«, hörte ich unseren Trainer, einen untersetzten Mittvierziger, der in der Verwaltung tätig war, über mich sagen. Ich empfand diese Beurteilung als Verrat. Ich war gekränkt. Ich erwog ernsthaft, meine Karriere als offensiver Mittelfeldspieler der SG Niedernjesa zu beenden.

Zu Hause erzählte ich meiner Mutter von dem Besorgnis erregenden Befund, wobei mich besonders beschäftigte, dass der Trainer meine läuferischen Fähigkeiten so niedrig eingeschätzt hatte. Meine Mutter hingegen war stärker von dem erhöhten Blutdruck und seinen möglichen Auswirkungen auf mein jugendliches Herz beunruhigt. Sie sagte, dass ich vielleicht in Zukunft beim Sport etwas vorsichtiger sein und mich schonen solle. Und außerdem: »Denk dran, was mit Papa passiert ist.«

Das war mittlerweile eine überflüssige Warnung. Bei allem, was im Entferntesten Herz und Kreislauf betraf, dachte ich nur noch daran, »was mit Papa passiert« war. Wenn mir bei späteren Arztbesuchen beiläufig der Blutdruck gemessen wurde, bekam ich sofort einen beschleunigten Puls, einen roten Kopf und es pochte in meinen Arterien wie in einem Lokschuppen. Es war wie ein Pawlow'scher Reflex: Der Arzt brauchte bloß mit diesem scharfen Geräusch den Klettverschluss der Blutdruckmanschette zu öffnen und schon spürte ich, wie der Blutstrom in meinen Adern anschwoll und mit erhöhter Schlagzahl gegen Hals, Stirn und Schädeldecke hämmerte.

Als ich mit 19 Jahren wegen einer starken Grippe erstmals einen Arzt am neuen Studienort Freiburg aufsuchte, maß auch er beiläufig meinen Blutdruck. Sofort stellte sich das mittlerweile übliche Pochen und Hämmern ein, und diesmal konnte ich den Wert sogar auf 160 zu 90 steigern. Der Arzt sah die Blutdruckschwankungen als mögliche Auswirkungen des Fiebers an, bat mich aber, sobald ich wieder gesund sei, nochmals zur Kontrolle vorbeizuschauen.

Bei der erneuten Untersuchung schwankte mein Blutdruck zwischen 140/85 und 160/90 mmHg. Das fand mein Hausarzt bei einem Neunzehnjährigen, der kein Fieber mehr hat, verdächtig hoch. Kein Grund, sich Sorgen zu machen, doch empfahl er mir, mich bei einem Kardiologen gründlich »durchchecken« zu lassen. In seltenen Fällen gebe es nämlich krankhafte Ursachen für erhöhten Blutdruck in jungen Jahren.

Der Kardiologe war ein schweigsamer älterer Herr in einer großen Praxis mit Glastisch. Er sagte kaum etwas, ließ mich erst von seiner Mitarbeiterin an ein EKG anschließen, dann ein Belastungs-EKG machen, und schließlich untersuchte er mein Herz noch mittels Ultraschall, eine ziemlich langwierige Prozedur. Der Mediziner fuhr mit dem Schallkopf über Brustkorb, Bauch und Seiten, und mein ganzer Oberkörper war mittlerweile

Artgerechtes Verhalten

Der Kardiologe

Auffälligste Symptome:
Stethoskop um den Hals, Blick auf Untersuchungsmonitor gerichtet
Typische Zielgruppe/Verbreitung:
tritt geballt in Innenstädten auf
Vorteile:
hohe Liquidität
Nachteile:
Maschinenpark teuer in der Anschaffung
Bewertung: ★★★

mit dem kalten Gel beschmiert. Nach einer Weile meinte er, er könne am Herzen nichts Krankhaftes feststellen. Im EKG zeige sich zwar ein inkompletter Rechtsschenkelblock, aber das sei bei großen, sportlichen Leuten ein häufiger Befund.

Was er mir allerdings schon jetzt mitteilen wollte, war, dass ich eine Nierenzyste hätte. Vielleicht einen, höchstens eineinhalb Zentimeter groß; er zeigte sie mir auf dem Ultraschallmonitor. Die Zyste sei aber ein harmloser Zufallsbefund ohne jede krankhafte Bedeutung. Es reiche, wenn sie ab und zu mittels Ultraschall kontrolliert werde. Nicht nächstes Jahr, später, gelegentlich. Meist bleibe sie so, wie sie ist, unverändert, ohne Beschwerden zu machen. Nur wenn sie sich stark vergrößern sollte oder es, was ganz selten vorkomme, in die Zyste einblute – dann müsse man etwas unternehmen. Aber, wie gesagt: kein Grund zur Sorge.

Beipackzettel

Die Nierenzyste

Auffälligste Symptome:
keine; ganz selten Blut im Urin
Typische Zielgruppe/Verbreitung:
junge Menschen beiderlei Geschlechts
Vorteile:
man kann immer wieder zur Kontrolle erscheinen, im Alter ausbaufähig
Nachteile:
man muss sein Leiden immer erklären, wenig spektakulär
Nutzwert: ★★

Nein, warum auch? Ich hatte ja nur eine neue, eine weitere Diagnose.

Der Kardiologe teilte meinem Hausarzt die Untersuchungsergebnisse schriftlich mit, und dieser erklärte mir den Befund. Ich litt – sofern man von Leiden sprechen konnte – an »labiler Hypertonie«. Der Hausarzt versuchte es positiv zu deuten. Ich sei eben ein empfindsamer Mensch, dem Sorgen und Ängste schnell zu Herzen gingen. Bei mir läge eine gewisse »vegetative Dystonie« vor, so der medizinische Fachbegriff für eine Art Übererregbarkeit von allem, was mit Herz und Kreislauf zusammenhing. Das seien wohl meine »sensiblen« Organe, bei anderen Menschen sei das der Magen oder der Rücken.

Mein Hausarzt empfahl mir Autogenes Training und zwar sofort. Das sei eine durchaus ernst zu nehmende Methode, um zur Ruhe zu kommen, erklärte er, und die vegetative Dystonie ließe sich dadurch meist günstig beeinflussen. Er rief bei einer Psychotherapeutin an, die ihre Praxis auf der anderen Straßenseite betrieb. Ich sollte noch am gleichen Tag vorbeikommen. Das hätte mich skeptisch machen sollen.

Beipackzettel

Autogenes Training für Anfänger

Auffälligste Symptome:
wenn junge Leute altersweise lächeln
Typische Zielgruppe/Verbreitung:
Menschen zwischen zwanzig und vierzig; Spätberufene, die zu sich selbst finden wollen
Vorteile:
es wirkt
Nachteile:
wer will schon regelmäßig seine Freizeit mit esoterisch angehauchten Mitmenschen verbringen, die miefige Decken mitbringen und grelle Leggings oder schlabbrige Jogginghosen tragen
Nutzwert: ★★★

Ich hatte zwar schon von Autogenem Training gehört, konnte es aber nicht so recht zwischen esoterischen Meditationen, Yoga und Hypnose einordnen. Was noch am selben Tag folgte, überraschte mich jedoch. Die Psychotherapeutin residierte in einer Praxis mit schweren, rot gepolsterten Doppeltüren. Sie war vielleicht Ende fünfzig, trug einen bunten Pullover mit Applikationen und um den Hals mehrere große Ketten. Dazu eine riesige, runde, blau getönte Brille. Sie bat mich in ihr Behandlungszimmer, wo ich mich auf eine Untersuchungsliege legen sollte. Die Pritsche war hart und schmal, und ich konnte mir beim besten Willen nicht vorstellen, mich in dieser Position, wo ich ständig fürchtete, herunterzufallen, auch nur halbwegs zu entspannen.

Die Ärztin redete anschließend mit theatralischen Gesten auf mich ein. Ich sollte mich auf einen großen Bernstein konzentrieren, den sie an einer Kette, die eben noch um ihren Hals gehangen hatte, vor meinen Augen hin und her pendeln ließ. Immer wieder beschwor sie mich: »Seien Sie ganz ruhig! Spüren Sie die Wärme in Ihren Gliedern! Ihre Arme und Beine sind warm und

Die Psycho-Ärztin

Auffälligste Symptome:
gepolsterte Türen, abgepolstertes Empfinden
Typische Zielgruppe/Verbreitung:
Frauen, die manchmal besser eine Boutique aufgemacht hätten in Universitätsstädten
Vorteile:
noch zahlen die meisten Kassen die Behandlung
Nachteile:
solange die Kassen zahlen, beenden die Therapeuten die Sitzungen nicht von sich aus
Bewertung: ★

schwer! Der Puls ist ruhig – wohlige Wärme durchströmt die Gedärme!«

Sie schwebte um die Behandlungsliege wie eine große, bunte Eule, die ihre Schwingen immer wieder in ruhigem, festem Schlag kreisen lässt. Dabei war sie laut und roch aufdringlich. Ich ließ sie nicht aus den Augen. Sie drückte auf meine weder warm noch schwer werdenden Arme und Beine und wiederholte ihre Beschwörungsformeln. Diese Frau war mir völlig suspekt. Sie redete davon, dass ich alle Widerstände und Verkrampfungen in mir lösen und die Entspannung in meinem Körper zulassen solle, dann war die Stunde endlich vorbei.

Nach dieser Stunde auf der Pritsche wechselte ich zu einem leicht verfetteten Hausarzt der Freiburger Szene, um das Autogene Training dort in einer Kleingruppe fortzusetzen. Der Mediziner war – wahrscheinlich aus Protest gegen das System – nicht promoviert und bestand trotz seiner mehr als 40 Jahre darauf, sich mit »der Andreas« anreden zu lassen. Wir saßen im Keller seiner Praxis vor unverkleideten Heizungsrohren auf dem Boden im Kreis, redeten über unsere Gefühle und ließen uns von dem medizinischen Zwangsduzer in die Übungen des Autogenen Trainings einführen.

Mein rechter Arm und mein linkes Bein wurden mit der Zeit

Artgerechtes Verhalten

Der Szene-Arzt

Auffälligste Symptome:
keine Promotion; Zwangsduzer; jede Unlust auf Behandlung wird als »typischer Widerstand« oder Übertragungs-reaktion gedeutet
Typische Zielgruppe/Verbreitung:
therapie-resistente Mediziner mittleren Alters
Vorteile:
die Dogmatiker werden weniger
Nachteile:
man braucht lange, einen vernünftigen Therapeuten zu finden
Bewertung: ★

tatsächlich ganz schwer. Ich lernte das Autogene Training schätzen. Ich spürte meinen Herzschlag, die Wärme in meinem Sonnengeflecht und ahnte erstmals, warum Freiburg sich bis heute als heimliche Öko-Hauptstadt und als das Mekka der Kampf- und Liegeradfahrer hat behaupten können.

Wenn ich meinen Blutdruck heute selber messe, schwankt er zwischen 120/70 und 130/80 mm Hg. Ideale Werte, die ich vielleicht »dem Andreas« oder auch meinen späteren Einsichten aus dem Medizinstudium verdanke. Doch was ist mit all den »labilen Hypertonikern«, die nicht Medizin studiert haben, und deren Aufregung jedesmal steigt, wenn sie beim Arzt sind, weil sie merken, dass ihr

Beipackzettel

Weißkittelblutdruck

Auffälligste Symptome:
Blutdruck nur erhöht, wenn er beim Arzt gemessen wird
Typische Zielgruppe/Verbreitung:
siehe Beipackzettel »labiler Bluthochdruck«: junge Menschen beiderlei Geschlechts
Vorteile:
kein Krankheitswert, beim Selbstmessen verschwindet der Hochdruck wieder
Nachteile:
kein Krankheitswert – trotzdem werden oft Medikamente verordnet
Nutzwert: ★★

Wert nur in diesem Moment überhöht ist, und die deshalb noch aufgeregter werden und von ihren besorgten Ärzten mit Blutdruck senkenden Medikamenten nach Hause geschickt werden, die als Nebenwirkung im schlimmsten Falle zu Impotenz führen?

III. Modekrankheiten für alle: Die Top Ten und andere Aufsteiger des Jahrzehnts

Wenn die Beine nicht zur Ruhe kommen: Restless Legs

»Es war eine Tortur, es war eine Quälerei«, sagt Peter Kreszan, »nächtelang konnte ich nicht schlafen.« Der 52-Jährige aus Königsfeld in der Nähe von Villingen-Schwenningen im Schwarzwald hatte immer »dieses Kribbeln, dieses Ziehen in den Beinen, als ob man Ameisen und Brennesseln zugleich an den Füßen hat«. Es zog bis in die Waden hoch, es juckte. »Als ob alles voll mit Blut wäre, das jeden Moment rausplatzen würde, ein ekelhaftes Gefühl.« Kreszan hat die Beschwerden seit mehr als 20 Jahren. Eine Leidenszeit ohne Perspektive. Mal wurde er als Simulant bezeichnet, mal Vitaminmangel bei ihm vermutet. Am häufigsten tippten die Ärzte auf psychische Probleme. Bis vor fünf Jahren an der Uniklinik Freiburg die Diagnose gestellt wurde.

Peter Kreszan leidet an »ruhelosen Beinen«, dem Restless-Legs-Syndrom (RLS). Neben Missempfindungen an den Unterschenkeln klagen die Patienten über starke Unruhe, besonders nachts. Sie haben Schlafstörungen und fühlen sich erst besser, wenn sie sich die Beine vertreten. Viele Betroffene schlafen seit Jahren nicht mehr durch und schleichen jede Nacht ruhelos ums Haus. Danach sind die Beschwerden zwar gelindert, aber der fehlende Schlaf macht den nächsten Tag zur Qual. Ein Teufelskreis. Die genaue Ursache des Leidens ist unbekannt. Vermutet werden Störungen der Nervenübertragung.

Auch Dietlind M. juckt es in den Beinen. Die 80-Jährige lebt in einem kleinen Ort im Taunus. Sie hat die Beschwerden seit Mädchentagen, »es zuckt, meistens nachts, da ist dann so ein Kribbeln«. Nicht außen, sondern »innendrin, so am Knochen entlang«. Ins Theater oder zu anderen Veranstaltungen, bei denen sie lange sitzen muss, geht die alte Dame nur noch selten. Wenn ja, reserviert sie einen Platz am Rand, um sich schnell draußen die Beine vertreten zu können. Dabei ist die freundliche

Seniorin gerne unter Menschen und kulturell vielseitig interessiert. Jede Nacht wacht sie um 3 oder 4 Uhr auf. Dann sortiert sie etwas in der Kommode, läuft herum, manchmal duscht sie sich die Beine kalt ab. »Ich weiß schon nicht mehr, ob ich wegen des Kribbelns aufwache oder ob es inzwischen aus Angewohnheit ist«, sagt sie. Vor drei, vier Jahren vermutete ein Arzt, dass sie wahrscheinlich an »ruhelosen Beinen«, dem Restless-Legs-Syndrom, litte. Damals hörte sie den Begriff zum ersten Mal.

Karin Stiasny ist Ärztin am Zentrum für Nervenheilkunde der Universität Marburg. Sie beschäftigt sich seit längerem mit dem Restless-Legs-Syndrom und hält es für eine vergessene Krankheit. Zwar beschrieb der englische Arzt Thomas Willis ein ähnliches Leiden bereits im Jahr 1685, und der schwedische Mediziner Karl Ekbom nahm von 1945 bis 1970 zahlreiche Untersuchungen an Patienten mit ruhelosen Beinen vor, aber, so Stiasny: »In der Vergangenheit wurde der Erkrankung keine Beachtung geschenkt, sie wurde mangels Wissen übersehen oder falsch diagnostiziert.«

Beipackzettel

Restless Legs

Auffälligste Symptome:
unruhige Beine, Kribbeln und Schmerzen in den Beinen, Schlaflosigkeit
Typische Zielgruppe/Verbreitung:
Frauen häufiger als Männer; alle Altersgruppen
Vorteile:
bis vor wenigen Jahren wurde das Leiden nicht ernst genommen, in letzter Zeit hat die Neurologie viel für dessen Anerkennung getan
Nachteile:
schwer auszusprechender Name; Beine sehen unauffällig aus, häufig langjährige Odyssee durch die Arztpraxen; Einschränkung bei sozialen Aktivitäten
Nutzwert: ★★★★

Dietlind M. hat damit leidvolle Erfahrungen gemacht. Bis vor wenigen Jahren wurde sie von der Medizin nicht ernst genommen. »Das ist halt so«, »das hat man eben«, entgegneten ihr die Ärzte immer wieder, wenn sie über ihre Beschwerden klagte. So machte sie sich ihre eigenen Gedanken, glaubte, dass die Mondphasen, die Verdauung oder das Wetter ihre Symptome verschlimmerten. Heute hat sie sich mit der Krankheit weitgehend abgefunden und redet kaum noch darüber, wenn sie zum Arzt geht. Obwohl sie »schon manchmal weinen könnte vor Nervosität und Krämpfen«.

Warum erhält eine lange Zeit ignorierte Krankheit plötzlich den Stellenwert, der ihr zusteht? Warum gehen Schätzungen heute davon aus, dass von der »vergessenen Krankheit« Restless-Legs-Syndrom 3 bis 10 Prozent der Bevölkerung betroffen sind? Mit Wissenszuwachs allein kann dies nicht erklärt werden. Hat sich das Spektrum der Krankheiten verändert oder sind es die Wahrnehmung von Krankheit und das Reden darüber, die sich in den letzten Jahren gewandelt haben?

»Es gibt keinerlei Hinweise dafür, dass das RLS heute wesentlich häufiger vorkommt als früher«, sagt Karin Stiasny, »und um eine eingebildete Krankheit handelt es sich bei den Zappelbeinen sicher nicht, hier liegt klar ein neurologisches Leiden vor, auch wenn wir den Mechanismus noch nicht genau kennen.«

Hier wird ein typisches Muster medizinischen Umgangs mit neuen Leiden deutlich: Wir wissen zwar noch nicht, was es ist, aber um eine Krankheit handelt es sich auf jeden Fall. Der Klärungs- und Kontrollbedarf von Seiten der Medizin wird signalisiert. Die unklare Erkrankung verlangt nach Experten, Expertisen und Evidenzen. Das Ambivalente dabei: Gegenwärtig ist auf dem Marktplatz Gesundheit auch der Aufruf zur Selbstbestimmung der Patienten ziemlich in Mode. Heiler und Ärzte betonen, die Patienten seien kompetent genug, ihr Verhalten zu ändern. Und genau hier wird es schwierig: Der Appell an die Mündigkeit des Einzelnen geht Hand in Hand mit der Selbstentmündigung der Betroffenen, die sich doch wieder in die Hände von Fachleuten und auf den Weg durch den Diagnose- und Therapiedschungel begeben sollen.

Die moderne Medizin tut sich schwer mit Beschwerden, bei denen die vordergründigen Kausalitäten fehlen, bei denen keine auslösende Substanz oder keine Veränderung in Körpersäften oder Geweben festgestellt werden kann. Wenn mit herkömmlichen Untersuchungsmethoden keine Abweichungen festgestellt werden können, die Patienten aber dennoch klagen, geraten sie schnell in den Ruf, sich Atteste oder Berentungen erschleichen zu wollen oder sich die Beschwerden nur einzubilden.

Diese Erfahrung hat auch Peter Kreszan immer wieder machen müssen. Er wurde belächelt und abgeschoben, hat eine Odyssee durch etliche Arztpraxen hinter sich. Jetzt nimmt er täglich lindernde Medikamente gegen die Beschwerden und es geht ihm deutlich besser. Seit ein paar Jahren ist er in der Selbsthilfegruppe für Restless-Legs-Kranke organisiert. Mehr als 3200 Mitglieder zählt sie bundesweit. Kreszan betreut die etwa 150 Mitglieder im südbadischen Raum und steht auch den mittelbar Betroffenen mit Aufklärung und Trost zur Seite, schließlich sind die Beschwerden auch für den Partner eine Belastung: »Daran ist schon manche Ehe kaputtgegangen.«

Schön, wenn der Schmerz nachlässt: Tennisarm, Joggerknie und andere Sportleiden

Ihr Blick war glasig und ging ins Leere, das Gesicht war schmerzverzerrt. Die letzten 400 Meter wurden zur Tortur. Gabrielle Andersen-Schiess torkelte, wankte, knickte immer wieder in der Hüfte ein. Sie konnte sich kaum noch auf den Beinen halten, hatte Halluzinationen. Für die Stadionrunde, die sie im Coliseum von Los Angeles noch zurückzulegen hatte, benötigte sie fast sieben Minuten. Kein Arzt, kein Funktionär nahm sie aus dem Rennen. Die Schweizerin hatte längst die Kontrolle über sich verloren, aber ihr Durchhaltewille war stärker als die Rücksicht auf ihren geschundenen Körper, dessenWarnsignale sie überhörte. Sie lief als Siebenunddreißigste des olympischen Marathonlaufs 1984 durchs Ziel – kurz danach wurden bei ihr 41,2 Grad Körpertemperatur gemessen.

Jetzt erst kümmerten sich Mediziner um sie, kühlten mit feuchten Tüchern ihren ausgedörrten Körper. Die Bilder ihrer Qual gingen um die Welt und machten Gabrielle Andersen-Schiess bekannter als Jean Benoit, die Siegerin des Marathonlaufs, der 1984 erstmalig als olympische Disziplin für Frauen ausgetragen wurde. Die Schweizerin hatte der Welt mit ihrem Leidensweg zweierlei gezeigt: den Triumph des Willens und die hässliche Fratze eines ins Absurde gesteigerten Sports.

Ein ähnliches Drama hatte sich bereits bei den Olympischen Spielen 1908 in London zugetragen. Beim Marathonlauf der Männer wechselte ständig die Führung. Nach der Hälfte der Strecke lag der Amerikaner Charles Hefferon vorn. Nachdem er sich jedoch zwischendurch mit Champagner erfrischt hatte, bekam er Magenkrämpfe und fiel zurück. Nun setzte sich Dorando Pietri, ein Pastetenbäcker aus Kalabrien, an die Spitze und bog als Erster zur Schlussrunde ins Stadion ein. Dort allerdings schwanden ihm die Sinne. Er verlor die Orientierung, stürzte und hatte kaum noch Kontrolle über seinen Körper. Die Organisatoren wiesen ihm mehrfach den Weg und halfen Pietri schließlich über die Ziellinie, nachdem er zum fünften Mal gestürzt war. Sie hatten Sorge, wie es im offiziellen Bericht hieß, Pietri »könne in Anwesenheit der Königin auf der Bahn sterben«.

Pietri starb nicht, doch über seinen Erfolg konnte der Italiener sich nur kurze Zeit freuen. Denn nach Beendigung des Wettbewerbs protestierte die US-Delegation, und Pietri wurde wegen Inanspruchnahme fremder Hilfe disqualifiziert. Der Amerikaner Johnny Hayes wurde zum Sieger erklärt und blieb zeitlebens ein unbeliebter Goldmedaillengewinner. Pietri hingegen war fortan eine Legende, er hatte dem Marathonlauf mit seinem spektakulären Finish einen ungeheuren Popularitätsschub verschafft. Auch Königin Alexandra, vor deren Loge sich der dramatische Zwischenfall in London abgespielt hatte, war tief beeindruckt und übergab Pietri am Tag nach dem Marathon einen Erinnerungspokal in Anerkennung seiner enormen Willensleistung.

Beipackzettel

Überlastung beim Sport

Auffälligste Symptome:
Zusammenbruch beim oder kurz nach dem Sport; mehrtägige Erschöpfung – und das Klagen darüber
Typische Zielgruppe/Verbreitung:
nicht ausreichend trainierte Freizeitsportler jenseits der vierzig, fast durchweg Männer
Vorteile:
adelt die Betroffenen; im Kreis von Berufskollegen zur Demonstration unbändigen Leistungswillens geeignet
Nachteile:
möglicherweise langfristige Gesundheitsschäden
Nutzwert: ★★★★

Zwar wissen wir spätestens seit Boris Becker, dass die richtige Einstellung zum Sport, die Bereitschaft, sich zu schinden und die Zähne zusammenzubeißen, vor allem ein mentales Problem ist. Dass Udo Bölts' wenig charmante Aufforderung »Quäl dich, du Sau« die Trittfrequenz von Jan Ullrich in ungeahnte Höhen schnellen ließ, ist seit Ullrichs Tour-de-France-Sieg 1997 ebenfalls bekannt. Doch machen die Hinweise auf Disziplin und Durchhalteparolen wirklich hinreichend verständlich, warum Sportler sich immer wieder ungeheuren Strapazen aussetzen, ihren Körper freiwillig bis an die Grenze der Belastbarkeit und manchmal darüber hinaus quälen? Und: Warum wollen wir, die Zuschauer, genau dies sehen, die Extremerfahrungen und Grenzüberschreitungen der Gladiatoren unserer Tage? Und warum wollen wir als Aktive selbst diese Gefühlszustände nacherleben oder zumindest eine Ahnung davon bekommen?

Eine Erklärung für die Lust am Leiden bietet die Natur unserer Empfindungen. Immerhin scheinen sich die Ekstase beim Liebesrausch und das »Runner's High« des Langstreckenläufers – zumindest biochemisch – zu gleichen. Die Moleküle der Gefühle schlagen ähnliche Wege ein, so unterschiedlich die Auslöser dafür auch sein mögen: Wenn die grauen Zellen »high« sind, liegt dies an Botenstoffen, die an Rezeptoren, speziellen Strukturen der Zelloberfläche, andocken. Dadurch werden die extremen Glücksgefühle ausgelöst.

Eine wichtige Untergruppe dieser Rezeptoren, die Opiatrezeptoren, wurde 1973 entdeckt. Sie sind im Nervensystem der Ankerplatz für Rauschgifte wie Morphium und Heroin. Bald darauf fanden Forscher heraus, warum der Körper überhaupt Rezeptoren für Drogen besitzt, die von außen zugeführt werden: Er produziert selbst morphinähnliche Substanzen, die Endorphine. Bei extremen Belastungen werden diese Endorphine ausgeschüttet und lösen wohlige Schauer oder euphorische Stimmungen aus. Es handelt sich dabei um ein körpereigenes Belohnungs- und Schutzsystem, das evolutionsgeschichtlich den Sinn hatte, auf der Flucht oder im Kampf die letzten Reserven zu mobilisieren. Dieses biologische Prinzip findet seine Entsprechung in masochistischen Alltagsweisheiten wie »Ohne Schweiß kein Preis«, »No pain, no gain« oder »Per aspera ad astra«.

Die Popularität sich schindender Sportler wurde zudem gesteigert, weil sie im Verlauf des 20. Jahrhunderts immer häufiger gesellschaftliche Vorbildfunktion übernahmen: Härte gegen sich selbst, Kampfkraft und Disziplin sind bis heute erstrebenswerte Tugenden. Paavo Nurmi, »der zähe Finne« und »große Schweiger«, der zwischen 1920 und 1928 neun Gold- und drei Silbermedaillen im Langstreckenlauf bei Olympischen Spielen gewann, erfüllte dieses Ideal ebenso wie »die tschechische Lokomotive« Emil Zatopek, der 1948 und 1952 insgesamt viermal Olympiasieger in verschiedenen Laufdisziplinen wurde. Sein stampfender, keuchender Rennstil, der nichts Elegantes hatte, dafür aber nach »ehrlicher Arbeit« aussah, machte ihn in Zeiten des Wiederaufbaus zu beiden Seiten des Eisernen Vorhangs zum Idol.

Im Westen standen besonders Ausdauerathleten symbolhaft für das Leistungsprinzip des Kapitalismus, für die Willenskraft zur Schaffung des Wirtschaftswunders oder, allgemeiner, für das freie Spiel der Kräfte. In den sozialistischen Ländern konnten die Heroen des Sports mit ihrer Leistung der Bevölkerung einen Anreiz zur Steigerung der Arbeitsproduktivität bieten. Darin waren sie durchaus den »Helden der Arbeit« wie Aleksej Stacha-

Artgerechtes Verhalten

Der Leistungssportler

Auffälligste Symptome:
»Ja gut, ich sag mal«-Interviews; unproportionierter Körper mit Muskelpaketen an den unglaublichsten Stellen; dickes Blut
Typische Zielgruppe/Verbreitung:
junge Menschen aus dem Osten oder aus sozial schwierigen Schichten, ehemalige Ghettobewohner afroamerikanischer Herkunft
Vorteile:
Ruhm, Geld, Sex – wenn's gut geht
Nachteile:
tiefe Stimme und breites Kreuz bei Frauen; Thrombosen, Herzinfarkte oder tödliche Zwischenfälle beim Training; EPO ist teuer; Ansehens- und Einkommensverlust nach Dopingnachweis; Altersbeschränkung bis 35
Bewertung: ★★★★

now oder Adolf Hennecke vergleichbar, die Akkordvorgaben der kommunistischen Planwirtschaft übererfüllten. Stachanow soll 1935 in einem Bergwerk im Donez-Becken in einer Nacht 105 Tonnen Erz gefördert und damit das damalige sowjetische Plansoll von 8 Tonnen pro Tag gleich um das Vierzehnfache übertroffen haben. Hennecke brachte es später in der DDR zu ähnlich zweifelhaftem Ruhm.

Die Fremddisziplinierung durch Fabrik, Kaserne oder Staat ist inzwischen in den Hintergrund getreten. Der Berufsalltag hat sich in den letzten hundert Jahren grundlegend verändert, dennoch besteht nach wie vor ein Zusammenhang zwischen Sport und Arbeitswelt. Im Spitzensport ist längst selbstverständlich, was sich gesellschaftlich erst nach und nach durchgesetzt hat: Das Prinzip »Schneller – höher – erfolgreicher« ist zur Optimierungsstrategie des Einzelnen geworden. Der Drill von außen ist durch Selbstkontrolle ersetzt worden. Dabei erlebt der Trainierende unmittelbar, dass seine Bemühungen in kurzer Zeit zu Veränderungen – etwa zu mehr Muskeln oder einer verbesserten Ausdauer – führen. Darüber hinaus lassen sich die körperlichen Verwandlungen als persönlicher Erfolg und Vertrauensbeweis in die eigene Handlungsfähigkeit verbuchen. Am Körper ist ablesbar, wie erfolgreich die Eigenleistung gewesen ist. Er taugt ideal zur Selbstvergewisserung.

Körperliche Fitness und Wellness gehören zu den obersten Zielen der Arbeit am eigenen Ego – gerade weil nur noch eine Minderheit der Menschen in den industrialisierten Ländern ihr Geld »im Schweiße ihres Angesichts« verdient. Der Sport gehört zu den wenigen gesellschaftlich akzeptierten Bereichen, in denen die weitgehend aus dem Alltag verdrängte Körperlichkeit ausgedrückt und »Ich-bildend« eingesetzt werden kann. Hier darf und soll geschwitzt, gekämpft, gekeucht werden. Hier führen rauschhafte Zustände und radikale Selbstbezogenheit zum Ziel – menschliche Äußerungen, die in vielen anderen Gemeinschaftssituationen verpönt oder gar verboten sind.

Die Arbeit am eigenen Körper eröffnet aber auch die Möglichkeit, sich für die Arbeitswelt zu rüsten. Wer vorzeigbare Symbole der Leibesertüchtigung wie gestählte Schulterpartien oder eine Marathonfigur aufzuweisen hat, verdeutlicht in seiner Körpersprache ebenso unaufdringlich wie unübersehbar, dass er unter Konkurrenzbedingungen nicht nur das Leistungsversprechen im Sport, sondern auch im Beruf einzulösen bereit ist.

Artgerechtes Verhalten

Das Fitness-Studio-Mitglied

Auffälligste Symptome:
die Sporttasche stets im Kofferraum; trinkt nur isotonische Durstlöscher; Muskelshirts bei Männern, bauchfreie Tops und Leggings bei Frauen
Typische Zielgruppe/Verbreitung:
Vorstadtbewohner, manche mit Goldkettchen und vorne tiefergelegt ; Frauen um die 35, die vorgeben, etwas für ihren Rücken zu tun, wenn sie sich zur Problemzonengymnastik »Bauch, Beine, Po« anmelden
Vorteile:
sichtbare Argumente an den Oberarmen
Nachteile:
Männer können vor Kraft kaum gehen, gelten als Deppen, Frauen als »Fitnessmäuschen«
Bewertung: ★★★

Wer die Disziplin für regelmäßiges Training aufbringt, so die nahe liegende Vermutung, mit dem ist auch im Job etwas anzufangen. Die Anbieter entsprechender Dienstleistungen haben sich längst darauf eingestellt. Freund Cornelius, der sich in einem Fitness-Studio anmelden wollte, wurde von der freundlichen Dame am Empfang als Erstes detailliert nach seinen Zielen gefragt: »Wollen Sie Ihren Körper besser definieren oder nur Muskelmasse aufbauen?« Die Entscheidung war klar. Wer könnte ein Angebot, sich besser zu definieren, schon ausschlagen?

Mit der Umgestaltung der Arbeitswelt hat sich auch unser Körperideal verändert: Als einzig überzeugende Trophäe für optimale Freizeitgestaltung gilt die gleichmäßige Bräunung. Wer blass bleibt, gilt als Versager – die Farbe Braun hingegen symbolisiert sexuellen Erfolg, Vitalität und Lebenslust, Hautkrebs hin oder her. Zu Beginn des 20. Jahrhunderts war es noch umgekehrt: Dunklere Haut wies darauf hin, dass man körperlich arbeiten musste, sie war das Stigma der Matrosen, Landwirte und Arbeiter. Seit dem Beginn des Massentourismus nach dem Zweiten Weltkrieg hat sich das Schönheitsideal der Jahrhundertwende jedoch nie wieder etablieren können.

Waschbrettbäuche und Cellulitis-freie Hüften benötigen zur makellosen Vollkommenheit immer auch die Patina brauner Pigmente. Sie symbolisiert außerdem, dass ihr Träger über genügend Geld verfügt, sich Urlaub, Freizeit und Erholung leisten zu können. Während langweilige Mitmenschen mit Attributen wie »blass« und »farblos« belegt werden, sind in der Wortschöpfung »knackig braun« gleich mehrere Männerphantasien verdichtet.

Die wenigen wohlgeformten Körper täuschen allerdings nur oberflächlich darüber hinweg, dass die Nachfahren der Jäger und Sammler – zumindest in den westlichen Gesellschaften – inzwischen endgültig sesshaft geworden sind. Die Couch-Potatoes dominieren. Dass immer mehr Menschen joggend das Niederwild aufscheuchen oder Extremtouren mit dem Rad unternehmen, ändert nichts an der Trägheit der Masse. Stadtmarathonläufe, Ultratriathlon-Wettbewerbe, ja selbst Wüstenläufe verzeichnen zwar immer neue Teilnehmerrekorde, doch prozentual fällt der Übungsfleiß der wenigen Aktiven – sei er Amateur oder Profi – in Zeiten von Homebanking und Essen auf Rädern kaum ins Gewicht. Das Pizzaservice-Motto »Sie sitzen, wir flitzen« ist Credo von Millionen geworden.

Je mehr wir verfetten, je stärker unser Bewegungsradius schrumpft, desto stärker projizieren wir unsere Vorstellungen von Körperkult und Idealmaßen auf die hochgezüchteten Körper der Spitzenathleten. Die eigene Sehnsucht nach Grenzerfahrungen, nach körperlicher Verausgabung mit dem ultimativen Kick, die sich in der Popularität von Trendsportarten wie Bungee-Springen, Rafting oder Gleitschirmfliegen zeigt, spiegelt sich auch im lustvollen Leiden der Spitzensportler wider. Es ist so schön, wenn der Schmerz nachlässt – auch wenn man nur via TV daran teilhat.

Und die wenigen anderen, die sich aktiv den Abenteuer- und Extremsportarten zuwenden? Sie suchen in einer ansonsten von Sicherheit geprägten Lebenswelt bewusst das Risiko der Selbstgefährdung. Sie entscheiden sich rational für »irrationale« Gefühle, wollen Bedrohung und Angst erleben und in der Bewältigung gefährlicher Situationen allein auf ihr instinktives Handeln vertrauen. Die Schilderungen von Freeclimbern, die ungesichert an überhängenden Felswänden klettern, oder von Surfern, die dem Tunnel einer haushohen Welle entkommen sind, erinnern dabei manchmal an die Erweckungserlebnisse der religiösen Mystiker früherer Tage.

Artgerechtes Verhalten

Der Trendsportler

Auffälligste Symptome:
früher nur im VW-Bus mit Surfbrett auf dem Dach unterwegs; durchtrainierter Körper
Typische Zielgruppe/Verbreitung:
Sport- und Englischstudenten, die immer einen Ferienjob haben, bei dem sie an den entlegensten Stellen der Welt Kurse geben
Vorteile:
Wirkung beim anderen Geschlecht
Nachteile:
unstetes Nomadenleben; die Ausbildung leidet darunter; großer Fuhrpark notwendig
Bewertung: ★★★★

Als Auszeichnungen und Orden dienen dabei Sportverletzungen jeder Art. Sie sind die sichtbaren Beweise für Wagemut und Leistungswillen, die Ehrfurcht gebietenden körperlichen Spuren überstandener Gefahr. Wer erzählen kann, wie er sich noch am Felsvorsprung festhalten konnte, um den Sturz abzumildern, wen der Sehnenriss beim Überbieten der persönlichen Bestzeit ereilte, der darf sich der Anerkennung des Publikums sicher sein. Gipsverbände adeln ihre Träger. Das haben schon Kleinkinder, die unbedingt ein Pflaster wollen, und Jugendfußballer im Grundschulalter erkannt, die sich vor einem Spiel ein Bein bandagieren, weil das bei Mit- wie Gegenspielern Eindruck macht.

Je früher man nach überstandener Verletzung wieder mit dem Sport anfängt, desto besser. Kicker, die trotz blutigen Stirnverbands weiterspielen und sich unerschrocken ins nächste Kopfballduell stürzen, gelten als vorbildlich. Noch heute kann sich jeder Fußballfan an Dieter Hoeness' blutigen »Turban« erinnern. Und als sich der Fußballer Matthias Sammer vor Jahren eine klaffende Wunde zwischen den Augenbrauen zuzog, ließ er sie – ohne örtliche Betäubung – am Spielfeldrand klammern und spielte sofort weiter. Die wulstige Narbe an der Stirn Sammers erinnert noch heute an die heroische Tat des einstigen Nationalspielers und heutigen Trainers.

Beipackzettel

Sportverletzungen

Auffälligste Symptome:
Gipsverbände und Bandagen an allen möglichen und unmöglichen Körperteilen
Typische Zielgruppe/Verbreitung:
Freizeit- und Berufssportler jeden Trainingsgrades; stets informiert über die neueste Technik bei Orthesen und Prothesen
Vorteile:
unumschränkte Bewunderung für das Geleistete
Nachteile:
der professionell Sportverletzte fängt grundsätzlich zu früh wieder an – das gehört zwar dazu, verzögert aber den Heilungsprozess
Nutzwert: ★★★★

Bei »Individualsportarten« wird es allerdings schwierig, wenn zu viele mitmachen. Ist das Klassenziel von mehreren Einzelgängern erreicht worden und die Wand bezwungen, die Röhre durchfahren oder der Wasserfall genommen, wird zunächst zwar noch die Gemeinschaft stiftende Kraft der Individualsportart deutlich. Wer »es gemacht« und die eigene Angst überwunden hat, darf sich willkommen fühlen im Club der Vor-Hawaiibei-Windstärke-neun-Surfer, der Freiwand-Bezwinger und der Achttausender-Trekker. Manchen ist die Aufnahme in die verschworene Gemeinschaft sogar schon mit einer nie für möglich gehaltenen Teilnahme am Fünf-Kilometer-Stadtlauf gelungen. Die neu erfahrene Überwältigung durch lange nicht mehr oder noch nie erlebte Gefühle bestimmt die Dazugehörigkeit – und nicht die tatsächlich erbrachte sportliche Leistung.

Da die diversen Möglichkeiten, durch eine Trendsportart seine Einzigartigkeit zu beweisen, jedoch abnehmen, wenn die Zahl der Trendsportler zunimmt, sind viele Sportarten nur kurze Zeit à la mode. Snowboarden kann nicht länger »hip« sein, wenn sich auch der eigene Gemeinschaftskundelehrer irgendwann aufs Brett stellt. Rafting verliert jeden abenteuerlichen Anstrich, wenn es von einer Horde Betriebsausflügler im Freizeitpark wahrgenommen wird. Und wenn sich die Belegschaft einer Bank oder Versicherung allabendlich vor den Foltermaschinen eines Fitness-Studios versammelt, taugt das allmähliche Anschwellen der Bizeps-, Trizeps- und Deltamuskeln nur noch begrenzt zum Ausweis des Außergewöhnlichen.

Es ist das Paradox der Individualsportler: Schon nach kurzer Zeit sehen sie sich von der Masse eingeholt; das Kollektiv schlägt zurück. Was bleibt, ist die Konzentration auf das Wesentliche – auf Gefühl, Sinn und tiefere Bedeutung beim Sport.

Viele Sportveranstalter versuchen, diesen immer größer werdenden Bedarf an emotionaler Befriedigung zu bedienen. In den meisten Fitness- und Wellnesskursen nimmt die »Gefühlsarbeit« daher mittlerweile großen Raum ein. Sinnvorgaben und »ganzheitliches Erleben« sind wichtige Bestandteile etlicher »Wohlfühlangebote« und verleihen dem Gesamtereignis Sport religionsähnlichen Charakter. »Ich erlebe meinen Körper, also bin ich«, ist zum Credo der schwitzenden Aktiven geworden.

Die Diskrepanz zwischen Anspruch und Wirklichkeit unserer Körperlichkeit wird dabei allerdings immer größer. Es hat eben viel Mühe gekostet, bis sich die körperlichen Anstrengungen wirklich erkennbar durchs straffe Hemd oder an der eben noch konturlosen Schwimmringhüfte abzeichnen. Doch das Ideal bleibt. Die Pflege und Kultivierung unseres Körpers ist mittlerweile ebenso wichtig geworden wie die Pflege von Karriere und Beziehungen. Wir sind nicht nur zu Managern, sondern auch zu Trainern unserer selbst geworden, wobei die Spitzenathleten

Artgerechtes Verhalten

Der Wellnesskunde

Auffälligste Symptome:
beseelter Blick; stets im Frotteebademantel und mit Vitamincocktail anzutreffen
Typische Zielgruppe/Verbreitung:
Frauen ab 35, Männer ab 45, die entdecken, dass sie »auch mal etwas für sich« tun müssen
Vorteile:
manchmal tut es ja wirklich gut
Nachteile:
esoterische Dauerberieselung ist kaum zu umgehen; immer ist irgendeine Ilse aus Dortmund da, die die Ruhe stört; und hinterher wird man von einem Freund, den man lange nicht gesehen hat, mit »Mensch, du bist aber alt geworden« begrüßt
Bewertung: ★★★

durchaus stilbildende Funktion haben können.

Sei es die scheinbare Mühelosigkeit, mit der nach dem Sieg Interviews gegeben werden, oder die Coolness vor dem Start – mit fast aufreizender Lässigkeit vermitteln gerade schwarze Leichtathleten die Leitsätze unserer Tage: locker bleiben, alles im Griff haben, »just do it«. In dieser Präsentationsform gebiert der Sport die wahren Helden unserer Tage, die allerdings nicht nur wegen ihrer Leistungen, sondern vor allem wegen der Zurschaustellung ihrer Persönlichkeit und ihrer überzeugenden Posen in den Mittelpunkt rücken. In der beständigen Gier nach Typen im Sport wird dies deutlich. Exzentriker wie John McEnroe, Dennis Rodman, Mario Basler, Boris Becker – und auf viel offensichtlichere Art auch Anna Kournikowa – sind weitaus populärer als erfolgreiche »Langweiler« wie Pete Sampras, Stephan Reuter oder Martina Hingis. Auch wenn letztere weit mehr Länderspiele, internationale Titel und Grand-Slam-Erfolge vorzuweisen haben.

Dass die aufregenden Rennanzüge von Jackie Joyner-Kersee und Maurice Greene, die getönten Kontaktlinsen von Linford Christie, die extravaganten Fingernägel von Gail Devers oder die Sonnenbrille von Ato Boldon nur wenige Wochen nach deren Erfolgen bei den Freizeitsportlern in jeder Muckibude um die Ecke zu sehen waren, ist nur folgerichtig. Wer wissen will, welche Sportmode im kommenden Sommer getragen wird, muss sich nur die Sprintwettbewerbe der letzten Weltmeisterschaften oder Olympischen Spiele anschauen.

Die gesellschaftlichen Kodierungen von Aussehen und Fitnessgrad sind längst wirkmächtiger als ihre Entsprechung in der Realität. Denn die einseitig trainierten Athleten, die als ideale Verkörperung von Leidenschaft, Leistungswille und Ekstase gelten, sind weder gesünder, noch leben sie länger als die Durchschnittsbürger. Der »große Nurmi« blieb nach einem Schlaganfall gelähmt. Er war fast taub, sein linkes Auge blind, das rechte vom Star befallen. Im Alter von 76 Jahren starb er krank und verbittert. Der frühe Tod der ehemaligen Leichtathletin Florence Griffith-Joyner ist bis heute ungeklärt. Und generell gilt: Leistungssportler sind anfälliger für Erkältungen und andere Infektionskrankheiten – wie Jan Ullrich fast jedes Frühjahr während seiner Vorbereitung auf die Tour-de-France leidvoll erfahren musste.

Und auch was die Lust am Leiden angeht, zweifeln Experten daran, dass die Spitzenathleten das Hochgefühl täglich wiederholen können, denn Endorphinkick und Adrenalinstoß erreichen sie in Zeiten von Höhentraining, EPO-Doping und Wachstumshormonspritzen immer seltener. Manche Sportler empfinden die Überschreitung ihrer körperlichen Belastbarkeit kaum noch. Außerdem besteht Training ja gerade in der Gewöhnung an diese Grenzerfahrung, deren Ausreizen damit zur Routine wird.

Die Athleten sind in ihrer Physis längst nicht immer das, was wir in ihnen sehen wollen. Ihr Körper erlebt nicht unbedingt das, was wir in ihn hineinlesen. Und dennoch zeigt sich in der in Zeitlupe verlängerten Qual und Lust von Spitzensportlern unsere zwiespältige Haltung gegenüber den eigenen Leistungsansprüchen und Zielvorgaben. Der Soziologe Zygmunt Baumann hat diese Ambivalenz als eine zweifache Angst beschrieben, wie sie gerade für unsere Zeit typisch sei: Einerseits sei da die »Angst, niemals den Gipfel zu erreichen (und nicht einmal zu wissen, welcher Weg hinaufführt)«, andererseits die »Angst, ihn tatsächlich zu erklimmen (und nun zu wissen, dass es nicht mehr höher geht)«. Wen wundert da die Äußerung von Paavo Nurmi im letzten Interview, das er vor seinem Tod gab: »Meine Bilanz ist nüchtern und ehrlich: Ich habe in meinem Leben nichts geleistet.«

Kaputt und ausgelaugt: Chronische Erschöpfung

Was hat er bloß? Der 36-Jährige sitzt da in der Praxis, ist kraftlos und erschöpft, kann sich kaum bewegen. Blass sieht er aus, angestrengt, schlaff. Dass er lediglich müde sei, darf man auf keinen Fall behaupten, bei diesem Wort wird er wütend. »Müdigkeit kennt ja schließlich jeder – aber das hier, das ist die Hölle.« Der Arzt ist ratlos. Denn sein Patient ist dauernd erschöpft. Nicht nur, wenn er wenig geschlafen oder viel gearbeitet hat, sondern chronisch.

Er hat schon diverse Behandlungen ausprobiert. Er hat sich etliche Male untersuchen lassen, von so genannten Schulmedizinern, von Heilpraktikern und von anderen, die etwas von seinem Leiden zu verstehen meinten. Herausgekommen dabei ist nichts, die Beschwerden bestehen weiter, an manchen Tagen kann er nicht arbeiten, obwohl er einen Schreibtischjob hat, der ihn körperlich nicht besonders fordert. Er arbeitet als freier Übersetzer, kann sich seine Zeit gut einteilen. In die Medizin setzt er keine Hoffnung mehr. Die Ärzte fänden doch keine Ursache für seine Beschwerden, sie können ihm nicht helfen.

Es gibt Leiden und Befindlichkeitsstörungen, zu denen fällt Medizinern kaum etwas ein. Sie können keinen Anhaltspunkt für etwas Pathologisches finden. Doch die Patienten klagen. Chronisch anhaltende Erschöpfung mit Abgeschlagenheit – unabhängig von der Jahreszeit – gehört zu diesen seltsamen Beschwerdebildern, die Mediziner wie Betroffene zur Weißglut bringen können. Die Ärzte, weil sie nichts entdecken, die Kranken, weil keiner Abhilfe gegen ihr Leiden finden kann.

Dabei wird seit den achtziger Jahren immer häufiger die Diagnose eines »Chronic Fatigue Syndrome« (CFS) gestellt. Diverse Umwelteinflüsse werden als Auslöser der Erkrankung diskutiert, psychiatrische Leiden, aber auch virale Infektionen als Ursache angenommen. In den USA waren es zunächst besonders Golfkriegsveteranen, bei denen die CFS-Beschwerden auftraten. Sie fanden nach dem Krieg nie mehr zu ihrem alten Leistungsvermögen zurück, waren nur noch erschöpft und apathisch. Eine Zeit lang wurde vermutet, dass die Soldaten mit unbekannten Kampfstoffen aus den Waffenlagern Saddam Husseins in Berührung gekommen waren.

Beipackzettel

Chronische Erschöpfung

Auffälligste Symptome:
Schwäche, Erschöpfung, Kraftlosigkeit – der Alltag wird zur Qual
Typische Zielgruppe/Verbreitung:
Männer häufiger als Frauen; Betroffene reagieren aggressiv, wenn man ihnen sagt, jeder sei mal müde
Vorteile:
Befreiung von anstrengenden Tätigkeiten; Ursache der Erkrankung ist ungewiss; beeindruckende Krankheitsbezeichnung
Nachteile:
wird oft als Faulheit, Trägheit oder Lustlosigkeit angesehen – die Folge ist Einsamkeit in Beruf, Beziehung, Freizeit; Ursache der Erkrankung ist noch ungewiss
Nutzwert: ★★★

Ob die ehemaligen Soldaten durch traumatische Kriegserlebnisse oder nach dem Kontakt mit Giftstoffen chronisch erschöpft wurden, ist bis heute ungewiss. »Die Experten streiten sich darüber, wie häufig psychische Störungen bei den CFS-Patienten auftreten«, sagt Carl Scheidt, leitender Oberarzt für Psychiatrie und Psychosomatik an der Freiburger Universitätsklinik. Seit längerem beschäftigt sich der Mediziner mit dem Erschöpfungssyndrom. Da die Ursachen unklar sind und bis heute keine eindeutigen Kriterien für Diagnose und Therapie existieren, ist die Einschätzung des CFS zum Leidwesen der Betroffenen auch unter Medizinern eine Glaubensfrage. Manche Ärzte bezweifeln sogar, dass es das Krankheitsbild überhaupt gebe. Sie halten die Patienten für Drückeberger, die froh seien, endlich eine Krankheit – noch dazu mit einem komplizierten Namen – für ihr Zipperlein vorschieben zu können.

Den meisten Kranken tut man damit Unrecht. Etwa dem Grundschüler, der plötzlich so müde und abgespannt war, dass er selbst tagsüber während des Unterrichts immer wieder einschlief.

Der Junge wurde im Abstand weniger Wochen mehrfach von Spezialisten untersucht. Kinderärzte und Psychologen kümmerten sich um ihn. Der einzige Befund, der bei dem Siebenjährigen festzustellen war: eine mehrere Monate zurückliegende Infektion mit dem Erreger der Ringelröteln. Zwar ist das ein Einzelfall, doch er spricht für die Annahme einer viralen Entstehung des CFS. Immerhin wurde bei dem Jungen eine Ursache für seine Beschwerden entdeckt. Darüber wären viele CFS-Patienten schon froh.

Auch bei dem Fußballer Olaf Bodden, der nach einer Infektion mit dem Erreger des Pfeifferschen Drüsenfiebers müde und schlapp blieb, wurde die Viruserkrankung als Auslöser für das CFS angenommen. Seit 1998 hat der ehemalige Mittelstürmer des TSV 1860 München nicht mehr für seinen Verein spielen können. Wer wollte den Erschöpften und Abgespannten unterstellen, ihre Beschwerden seien eingebildet und nicht echt? Und sind nicht auch eingebildete Symptome für die, die darunter leiden, echt?

Die subjektive Realität der Kranken muss anerkannt werden, fordert Carl Scheidt. Sie ist Teil jedes Menschen. Beim einen ist es chronische Erschöpfung, beim anderen Hyperaktivität, beim Nächsten eine andere Art von Überempfindlichkeit. »Es gibt unterschiedliche Ausgestaltungen der Selbstinterpretation eines Leidenszustands«, sagt Scheidt. Jeder leide ein bisschen anders.

Wenn es dunkel wird: Depression

Die große Pest der Einsamkeit,
die mich vertiert und mich entzweit
von Licht, Gesellschaft, frohem Mut,
ersäuft mein Hirn in trüber Flut,
alles versumpft, die Freude weicht,
ich bin auf Angst und Gram geeicht.
Robert Burton, *Anatomie der Melancholie,* 1621

»Sie wissen nicht mehr, wer Sie sind. Sie haben Angst. Sie können mit niemandem reden. Sie haben keinen Hunger. Sie sind nervös. Sie sind unruhig. Sie können sich nicht mehr konzentrieren. Sie vergessen alles. Sie möchten sich am liebsten selbst in die Luft jagen.« Das sagt Siegfried Harz, 58, seit vier Wochen stationärer Patient in der Freiburger Psychiatrie.

Man sieht es ihm nicht an. Siegfried Harz hat ein offenes, freundliches Gesicht, aufmerksam und zugewandt. Ein großer Mann mit wettergegerbter Haut und sicherem Auftreten. Er arbeitet in der Computerbranche, scheint mitten im Leben zu stehen, sein richtiger Name tut nichts zur Sache. Er mustert sein Gegenüber aufmerksam. »Es hat angefangen mit einem Druck auf den Ohren«, sagt Harz, »da war so ein Knacken, Pfeifen und Rauschen. Mal war das eine Ohr lauter, dann das andere.« Das war im April 2002. Harz ging zum Hausarzt, der schickte ihn zum HNO-Arzt. Dort wurde er mit Verdacht auf Tinnitus behandelt und bekam ein Medikament zur Steigerung der Durchblutung. Doch an seinen Beschwerden änderte sich nichts, im Gegenteil. Es kamen andere Symptome hinzu. »Ich hatte keinen Appetit mehr, habe in vier Wochen acht Kilo abgenommen – und dann noch diese Schlaflosigkeit.«

Jede Nacht zwischen halb eins und halb drei lag Siegfried Harz wach, wälzte sich im Bett hin und her, konnte nicht wieder einschlafen. Dann kam der Schwindel hinzu und das Flimmern vor den Augen. »Wir waren im Schwarzwald, ich musste liegend nach Hause transportiert werden, so klopfte mir der Puls unter der Schädeldecke.« Der Hausarzt, ein Kardiologe, schrieb Siegfried Harz für drei Wochen krank. »Das ist etwas Organisches, hat er zu mir gesagt«, erinnert sich Harz, »dann hat er mich in eine Klinik überwiesen zur Abklärung.«

Es war eine Klinik für Innere Medizin. Die Ärzte stellten ihren Patienten auf den Kopf, untersuchten ihn, machten Bilder, testeten Blut und Urin. Doch sie konnten nichts finden, jedenfalls keinen krankhaften Befund, wie es in der Medizinersprache heißt. Und Siegfried Harz? Der lag im Bett, war erleichtert, wenn man ihn in Ruhe ließ, und traute sich nicht, zum Essen zu gehen. »Ich hatte Angst vor den anderen Leuten im Essensraum.«

Beipackzettel

Depression

Auffälligste Symptome:
gedrückte Stimmung, Appetitlosigkeit, Schlafstörungen, innere Unruhe
Typische Zielgruppe/Verbreitung:
Frauen häufiger als Männer, jedes Alter
Vorteile:
eines der wenigen sozial akzeptierten psychischen Leiden
Nachteile:
schlimmer als alle körperlichen Leiden
Nutzwert: ★

Anfang September wurde er schließlich in die Psychiatrische Uniklinik Freiburg überwiesen. Natürlich hatte er zunächst Bedenken gegenüber der Psychiatrie, an die er als Klapsmühle, Irrenanstalt, Idiotenfarm dachte. »Doch mir ging's schlecht, ich brauchte Hilfe, alles andere war mir egal.« Siegfried Harz bekam Medikamente. Seine Unruhe ließ nach. Es ging ihm nach und nach besser. »Vor vier Wochen hätte ich nicht so ein Gespräch führen können.«

Als mittelschwere Depression haben die Ärzte sein Leiden bezeichnet. Siegfried Harz spricht das Wort »mittelschwer« gedehnt aus. Was für ein harmloser Begriff für die schwersten Wochen seines Lebens!

Harz macht eine Pause, atmet tief durch, steht auf. Eindringlich sagt er zum Abschluss: »Man kann sich das nicht vorstellen. Diese Krankheit ist schlimmer als alles andere, als jeder Beinbruch, jede körperliche Krankheit – Sie sind dem hilflos ausgeliefert.« Bald schon soll Siegfried Harz entlassen werden.

Einer Erhebung der Weltgesundheitsorganisation zufolge ist die Depression – zumindest in den Industrienationen – die Volkskrankheit Nummer eins, und zwar sowohl was die Schwere der Symptome als auch was die Dauer des Leidens angeht. Fünf Millionen Menschen leiden in Deutschland an einer behandlungsbedürftigen Depression, etwa 7 Prozent der Bevölkerung. In einer Stadt von der Größe Freiburgs, Kassels oder Kiels sind das etwa 14 000 Menschen. Jeder zehnte Patient in der Hausarztpraxis ist davon betroffen.

Zwar gibt es auch episodische, vorübergehende Depressionen, doch sie machen nur etwa ein Viertel bis ein Drittel aller Depressionen aus. Die Mehrheit der Depressionen bleibt über mehrere Jahre bestehen, ist äußerst hartnäckig und manchmal sogar therapieresistent. In den westlichen Ländern sind deutlich mehr Frauen als Männer depressiv. Woran das liegt, ist unbekannt, es gibt verschiedene Theorien: Hormonelle Unterschiede werden als Auslöser diskutiert, außerdem die Doppelbelastung vieler Frauen durch Beruf und Familie.

Depression, das ist mehr als nur schlechte Stimmung und Niedergeschlagenheit. »Das hat nichts mit ein bisschen Traurigkeit zu tun«, sagt Michael Wirsching, Chefarzt für Psychosomatik. »Wer das einmal mitbekommen hat, diesen Schleier, diese Verspannung, dieses Nicht-hoch-Kommen. Das ist ein richtig fieser, widerlicher, hundeelender Zustand.«

Die Krankheitskriterien sind erfüllt, wenn die Stimmung mehr als die Hälfte der Tage massiv gedrückt ist und starke körperliche Störungen hinzukommen: Appetitmangel, Schlaflosigkeit, Schmerzen, Unwohlsein, Angst, innere Unruhe, Antriebsminderung, Interesselosigkeit, Suizidgedanken. Die Mehrzahl der jährlich etwa 12 000 Selbsttötungen hier zu Lande ist vermutlich auf

Depressionen zurückzuführen (im Vergleich dazu: 500 Menschen sterben jährlich durch Mord und Totschlag und etwa 8000 im Straßenverkehr). Bci etwa 50 Prozent aller Suizide ist von einer depressiven Vorerkrankung auszugehen.

Doch die Hälfte der depressiven Erkrankungen wird gar nicht erkannt. »Es gibt erhebliche Defizite in der Diagnostik und Versorgung«, sagt Martin Härter, der die Projektgruppe »Kompetenznetz Depression« an der Psychiatrischen Uniklinik Freiburg leitet. Hier geht es auch darum, Vorbehalte abzubauen. Psychiatrie ist ja nicht gleichbedeutend mit geschlossenen Mauern. Rund 30 bis 40 Prozent der psychiatrischen Patienten werden wegen einer Depression behandelt. »Die meisten Depressiven werden auf offenen Stationen behandelt«, sagt Härter, »und viele werden ambulant betreut.«

In der Erkennung der Depression tragen besonders die Hausärzte Verantwortung, denn zu ihnen kommen die Depressionskranken fast immer zuerst. Doch viele Allgemeinmediziner sind noch nicht ausreichend für das Thema sensibilisiert und unterschätzen die Häufigkeit der Erkrankung. Gerade wenn körperliche Untersuchungen zu keinem Ergebnis führen, sollte eine Depression nicht ausgeschlossen werden, denn häufig verbirgt sich die Erkrankung hinter immer wiederkehrenden Schmerzen, unklaren Missempfindungen und anderen ominösen Symptomen.

Es scheint nicht besonders schwierig zu sein, gezielt nach einer Depression zu fragen: Wie sieht es mit der Stimmung aus, dem Schlaf, der inneren Unruhe? Gibt es noch Augenblicke, in denen die Begeisterung, das Interesse, die Freude überwiegen? Welche körperlichen Beschwerden liegen vor, und wie oft treten sie auf? Doch die Fragen müssen erst einmal gestellt werden, und der Arzt muss sich trauen, auch heikle Themen zu erwähnen. Hier gibt es bei vielen Medizinern eine Scheu, und es fehlt die entsprechende Ausbildung.

»Man sollte Depressive unbedingt auf mögliche Suizidgedanken ansprechen«, sagt Martin Härter, »das führt zu einer Entlastung der Patienten, wenn sie über dieses Problem, das sie bedrängt und ihnen häufig Schuldgefühle macht, reden können.« Selbstmordgefährdete sind meist erleichtert, wenn ein Arzt, Therapeut oder ein nahe stehender Mensch auf die Suizidphantasien zu sprechen kommt. Denn viele Depressive schämen sich ihrer Gedanken. Dabei können Schwerkranke nicht nur sich selbst gefährlich werden, sondern in seltenen Fällen auch nahen Angehörigen – wenn sie etwa ihre Kinder mit in den Tod nehmen, weil sie Sorge haben, die Familie nicht mehr ernähren zu können.

Die auch bei Ärzten verbreitete Angst, durch Ansprechen des Themas einen Selbstmord erst auszulösen, halten Experten für unbegründet. Anders verhält es sich mit Berichten über besonders spektakuläre Selbstmordfälle in der Presse. Verschiedene Studien haben gezeigt, dass Medienberichte über Selbstmorde zu einem Werther-Effekt führen können. (Nach dem Erscheinen von Goethes Briefroman vor mehr als 220 Jahren brachten sich viele Menschen in Deutschland nach dem Vorbild des jungen Helden um.)

So kam es in Hamburg beispielsweise im Jahr 2001 im Vergleich zum Vorjahr zu 50 Prozent weniger Selbstmorden in U-Bahnhöfen. Man führt den Rückgang auf ein Abkommen mit den Medien zurück, wonach über Suizide nicht ausführlich und nicht mit reißerischen Bildern berichtet werden soll. Daran hat sich auch die Boulevardpresse gehalten, denn je detaillierter die Schilderungen eines Selbstmords, desto häufiger sind Nachahmertaten.

Bekannt ist dieses Phänomen von der 78 Meter hohen Göltzschtalbrücke in Sachsen, von der sich innerhalb weniger Monate mehrere Schüler in den Tod stürzten. Noch traurigere Berühmtheit in dieser Hinsicht hat San Francisco erlangt, wo die Golden-Gate-Bridge zeit ihres Bestehens Selbstmordwillige aus aller Welt anzieht. In den achtziger Jahren wurde die offizielle Statistik beim 950. Selbstmord eingestellt. Niemand sollte mit der Aussicht auf das makabre Jubiläum des 1000. Selbstmords in die Stadt an der Westküste gelockt werden. Seitdem hat die Zahl der Selbstmordopfer an der Brücke deutlich abgenommen.

Entgegen landläufiger Meinung werden mehr Selbstmorde im Frühling als während der trüben Herbsttage verübt. Über die genauen Ursachen sind sich die Mediziner noch nicht im Klaren. Zwar lassen sich bei manchen Hormonen jahreszeitliche Schwankungen feststellen, aber von keinem ist ein so entscheidender Effekt auf die Psyche bekannt, um es für die Auslösung eines Selbstmords verantwortlich zu machen.

»Man meint, es sei alles vorbei. Man kann nichts mehr machen. Man ist fast ohne Gefühle. Das einzige Gefühl ist, nie wieder gesund zu werden. Immer ist da die Angst. Keiner kann einem helfen. Da ist keine Freude, gar nichts. Es ist wie ein Vakuum oder wie eine große Mauer um einen herum. Es gibt nichts Schlimmeres.« Sigrid Wenzel weiß, wovon sie spricht. 1999 war die 57-Jährige, die in Wirklichkeit anders heißt, erstmals als Patientin in der Freiburger Psychiatrie. Jetzt ist sie wieder da, ambulant.

Damals hatte sie sich gerade mit ihrem Mann in Süddeutschland eine Wohnung gekauft. Es folgten Bankgeschäfte, Termine, der Umzug und das Einrichten. Dann war vieles erledigt und plötzlich die große Leere da. Fast ein Jahr lang erlebte sie eine Odyssee durch verschiedene Arztpraxen: Hausarzt, Neurologe, Internist. Dann kam sie in die Psychiatrie. Sigrid Wenzel blieb acht Wochen, bis die schwierigste Phase ihrer Depression überstanden war. In der Folgezeit erschien sie zwei-, dreimal im Jahr zur Kontrolle. Es ging ihr mittlerweile viel besser. Im Frühjahr 2002 einigten sich die Ärzte mit der Patientin darauf, die Medikamente eine Weile auszusetzen. Das tat Sigrid Wenzel nicht gut. Ihre Stimmung wurde schlechter, sie war angespannt. Sie wird wieder damit beginnen, die Antidepressiva zu schlucken. »Manchmal ist es wichtig, die Medikamente über einen längeren Zeitraum zu nehmen«, sagt Michael Berner, der Arzt, der Sigrid Wenzel betreut und sie auch schon 1999 behandelte.

Es ist anstrengend für die blonde Frau, sich an ihre damalige

Leidenszeit zu erinnern. »Wenn es besser geht, will man nichts mehr davon wissen. Das ist schließlich ein Alptraum, der bleibt. Immer ist da die Angst, dass es wiederkommt. Das vergisst man sein ganzes Leben nicht.« Dann erinnert sie sich doch: Wie sie keine Verbindung zu ihren Nächsten mehr aufnehmen konnte, wie sie im Bett liegen blieb, die Decke über den Kopf gezogen. Die kleinsten Ritzen der Jalousie machte sie dicht, damit kein Licht ins Zimmer gelangte. Bloß keine Helligkeit. »Mein Gott, schon wieder ein neuer Tag«, dachte sie voller Schrecken, wenn der Morgen graute und ihr davor graute. Abends dann die Erleichterung, wenn es dunkel wurde. Sie legte sich hin, aber sie konnte sich nicht entspannen. »Da arbeitet etwas innerlich, das man nicht aufhalten kann.«

Zwischendurch war sie ziemlich euphorisch, »ich habe das gar nicht gemerkt«. »Nach der Entlassung ist es wichtig, dass die Patienten auf Frühwarnsymptome achten«, ergänzt Michael Berner. Das sind nicht nur Veränderungen der Stimmung, sondern vor allem so genannte vegetative Symptome. Bei jedem kann etwas anderes im Vordergrund stehen – Appetitlosigkeit, Schlaflosigkeit oder innere Unruhe.

Die Ursachen für die krankhafte Schwermut sind noch nicht eindeutig bekannt. »Es gibt familiäre Belastungen«, sagt Martin Härter, »die genetische Komponente ist klar erwiesen.« Auch neurobiologische Störungen, etwa Veränderungen im Stoffwechsel der Überträgerstoffe im Gehirn spielen eine Rolle. Bei einer Depression wird häufig ein Ungleichgewicht der Botenstoffe Serotonin und Noradrenalin festgestellt. Wie diese Hormone von Nervenimpulsen und den übrigen Hormonen beeinflusst werden, ist noch weitgehend unbekannt. Außerdem können lebensgeschichtliche Ereignisse wie Verlusterlebnisse oder schwere Traumata in der Kindheit von Bedeutung sein.

»Die Grenzen zwischen biologisch begründeten und lebensgeschichtlichen Depressionen haben sich immer stärker aufgelöst«, sagt Carl Scheidt, Oberarzt an der Freiburger Universitätsklinik für Psychosomatik. »Heute wird das eher als Kontinuum gesehen.« Seit etwa 20 Jahren erfolgt die Einteilung der Depression nach dem Erscheinungsbild – leicht, mittelschwer, schwer – und weniger nach den möglichen Ursachen. »Die Konsequenz ist eine Ausweitung der medikamentösen Therapie«, hat Scheidt beobachtet. »Antidepressiva sind ohne Zweifel wichtig und für viele Menschen segensreich. Aber sie können das psychosoziale Verständnis nicht ersetzen.«

Psychosomatik wie Psychiatrie setzen zur Behandlung der Depression auf Medikamente und Psychotherapieverfahren, allerdings mit unterschiedlichen Schwerpunkten. Letztlich hängt es wohl von den Vorlieben der Hausärzte und vom Zufall ab, ob ein Depressiver in die Psychosomatik, in die Psychiatrie oder in ein Landeskrankenhaus kommt. »Manchmal liegt es daran, ob jemand die rechte oder linke Straßenseite benutzt.« Michael Wirsching, der Chefarzt für Psychosomatik, lacht. »Aber Hauptsache, den Kranken wird wirkungsvoll geholfen.«

Ob das immer nötig und sinnvoll sei, fragte der renommierte Psychiater Klaus Dörner im September 2002 in einem provokanten Artikel im *Deutschen Ärzteblatt*. Dörner warnte vor einer Pathologisierung normaler Körper- und Gefühlszustände und stellte den gängigen Gesundheitsbegriff in Frage. »Je mehr ich für meine Gesundheit tue, desto weniger gesund fühle ich mich«, so seine Hauptthese. Denn Gesundheit sei – wie Liebe oder Vertrauen – ein äußerst fragiles Gebilde, ein Zustand der Selbstvergessenheit, der schnell zerstört werden kann, wenn er immer wieder hinterfragt oder ständig optimiert werden soll.

Kann das auch für Depressive zutreffen? »Es gibt die Gefahr, viele Depressionen nicht zu erkennen – aber genauso ist die Möglichkeit der zu häufigen Diagnose gegeben«, sagt Martin Härter, »etwa wenn eine Trauerreaktion nach Verlust eines nahen Menschen als krankhaft bewertet wird.« Ist dies der Grund, warum sich zwischen 1987 und 1997 in den USA die Zahl der wegen Depression Behandelten von 1,7 auf 6,3 Millionen nahezu vervierfacht hat? Ist hier plötzlich ein altes Leiden zu neuem Ansehen gekommen, oder hat die Zahl der Schwermütigen aus anderen Gründen in geradezu epidemischen Ausmaßen zugenommen?

Scheinbar entwickeln Medizin und Wissenschaft Erklärungen und Modelle, die von Patienten »erlernt« werden und sich wegen ihrer Plausibilität rasch verbreiten. Wie man über Krankheiten redet, denkt und sich dazu verhält, beeinflusst auch den Körper und die Krankheit selbst. Die Diagnose »multiple Persönlichkeit« beispielsweise war bis Mitte der siebziger Jahre eine Kuriosität, weniger als ein Dutzend Fälle weltweit waren in der Fachliteratur der vorausgegangenen Jahrzehnte beschrieben worden. Mitte der achtziger Jahre kam es dann zu einer exponentiellen Zunahme der Diagnosen. Anfang der neunziger Jahre waren Hunderte von »Multiplen« in jeder größeren Stadt der USA und Europas in Behandlung; hier schien eine psychische Erkrankung unaufhaltsam auf dem Vormarsch zu sein. Gab es plötzlich eine neue Form des Wahnsinns?

Als Ursache dieses psychischen Leidens wurden traumatische Erfahrungen in der Kindheit, zumeist sexueller Art, vermutet. Der kanadische Philosoph Ian Hacking hat nachgewiesen, dass die zunehmende Aufmerksamkeit für sexuellen Missbrauch während der achtziger und neunziger Jahre mit der raschen Etablierung des Syndroms einherging. Vorgaben und Erklärungsmodelle, die von therapeutischer Seite kamen, passten in den gesellschaftlichen Kontext; eine Krankheit machte Karriere. Außerdem passte die Abspaltung der verschiedenen Anteile einer Persönlichkeit möglicherweise auch zu der sich in derselben Zeit verbreitenden Vorstellung von Teamarbeit und dem Prinzip des Runden Tischs. Bei der multiplen Persönlich-

Beipackzettel

Multiple Persönlichkeit

Auffälligste Symptome:
innere Zerrissenheit; das Gefühl, neben sich zu stehen
Typische Zielgruppe/Verbreitung:
wer gerade da ist
Vorteile:
mehrere Ansprechpartner
Nachteile:
manchmal fühlt sich niemand zuständig
Nutzwert: ★★★

keit – so konnte analog angenommen werden – gebe es eben ein paar Außenseiter in uns, die partout nicht mit den anderen Teilen unseres Selbst kooperieren wollten.

Als diese verschiedenen Zusammenhänge aufgedeckt und angesprochen wurden, gab es immer mehr Zweifel am Erklärungsmodell und an der Erkrankung. In der Folge nahm die Diagnosehäufigkeit wieder deutlich ab und die Entwertung des Leidens zu. Im Sommer 2000 druckte die *tageszeitung* gar folgende »Frage der Woche«: Woher weiß eine multiple Persönlichkeit denn eigentlich, welcher Teil gerade »dran« ist?

Die Wahrnehmung von Krankheiten verläuft ohne Zweifel nach Konjunkturen. Nach Ansicht von Klaus Dörner ist auch die Zunahme der Depressiven auf die Mechanismen des Marktes zurückzuführen: Aggressive Aufklärungskampagnen von Ärzten und Pharmafirmen sowie eine suggestive Werbung für Antidepressiva wie »Prozac« haben offenbar die Nachfrage nach Depressionen gesteigert. Nur wenige Kranke, so Dörner, hätten davon profitiert. Viele Menschen seien hingegen durch die Etikettierung als psychisch Kranke in ihrer Vitalität zu Schaden gekommen.

Die Kranken selbst sind froh, dass ihnen geholfen werden konnte. Ihnen ist es weitgehend gleichgültig, wie viele Menschen an ähnlichen Beschwerden leiden und ob die Depression häufiger geworden ist. Sigrid Wenzel weiß nur eines: »Wenn das wiederkommt, das ist kein Leben.«

Immer auf Sendung: Elektrosmog

Man kann sie als Spinner abtun, das wäre am bequemsten. Es sieht ja auch seltsam aus, wie Peter Rotzinger seine Apparatur am Rande des Gehwegs aufbaut. Der 56-jährige Baubiologe ist mit Akribie bei der Sache. Hier schraubt er noch etwas zusammen, da justiert er noch eine Antenne. Jetzt ist alles fertig; Rotzinger beginnt mit den Messungen und erklärt physikalische Details. Dabei lässt er die Digitalanzeige nicht aus den Augen. »36, 48, 57«, sagt er, »Höchstwert 65.« Er dreht den Empfänger des Messgerätes stärker in Richtung auf das Hochhaus mit den vier Mobilfunkmasten auf dem Dach. Und schon gibt die Anzeige neue Höchstwerte preis.

Doch das ist nichts gegen die Werte, die angezeigt werden, wenn das Handy angeschaltet, eine Nummer gewählt und das Mobiltelefon direkt vor die Sonde gehalten wird. Schnell ist die Tausendermarke übersprungen, dann klettern die Werte auf 5000, 8000, 10 000. Bei etwa 14 000 Mikrowatt pro Quadratmeter ist diesmal die Obergrenze erreicht. »Und das drücken sich die Leute aufs Ohr«, sagt Rotzinger.

Artgerechtes Verhalten

Die Mobilfunkgegner

Auffälligste Symptome:
führen alle körperlichen Beschwerden auf Strahlen zurück
Typische Zielgruppe/Verbreitung:
in die Jahre gekommene Atomkraftgegner, Lehrer, Mütter
Vorteile:
Wellen und Strahlen gibt es überall
Nachteile:
ohne Strom läuft nichts
Bewertung: ★★★

Passanten drehen sich um, beargwöhnen den seltsamen Versuchsaufbau, manche schütteln den Kopf. Hier, an dieser Straßenkreuzung, liegen Psychiatrie und Psychosomatik gleich nebenan. Die Mobilfunkgegner sind es gewohnt, belächelt zu werden. Meist werden sie sogar beschimpft, wahlweise als Sektierer oder fortschrittsfeindliche Hysteriker.

Doch was heißt hier Hysterie? Sind die Werte, die Peter Rotzingers Messgerät feststellt, etwa nicht real? Die Apparate zeigen es doch an. Man sieht sie nicht, man spürt sie nicht, man hört sie nicht – und trotzdem kann man die Strahlen und elektromagnetischen Wellen messen. Nur, ob das etwas zu bedeuten hat (und wenn ja, was), darüber gehen die Meinungen auseinander.

Mehr als 1300 Bürgerinitiativen rebellieren bundesweit gegen die inzwischen etwa 50 000 Mobilfunkanlagen auf Wohnhäusern, Schulen, Büros und Kirchen. In den nächsten Jahren wird sich die Zahl der Masten vermutlich verdoppeln. Immer wieder wehren sich einzelne Bürger gegen eine Sendeanlage in der Nachbarschaft. In reinen Wohngebieten ist die Errichtung unter bestimmten Bedingungen nämlich unzulässig. Städte und Gemeinderäte prüfen derzeit die Rechtslage – unabhängig von einer möglichen Gesundheitsgefährdung.

Die meisten Experten sehen indes keine Gefahr für Leib und Leben. In seinem Umweltgutachten 2002 hat der Rat der Sachverständigen für Umweltfragen beschieden, dass »die Ergebnisse bisheriger wissenschaftlicher Untersuchungen nicht auf einen begründeten Verdacht für ein Gesundheitsrisiko hinweisen« und es deshalb nicht nötig sei, die Grenzwerte zu senken. Sogar das nicht gerade für Industrienähe bekannte *Greenpeace-Magazin* bemerkte, dass »außer Beweisen auch eine schlüssige Wirkungstheorie« für Gesundheitsrisiken fehle. Doch allen Entwarnungen zum Trotz grassiert die Angst vor Strahlen.

In Zeiten, da 80 Prozent der Menschen ihren Videorecorder nicht programmieren können, halten viele Leute Elektrosmog für eine der größten Gefahren überhaupt, für eine unterschätzte Krankheitsquelle, die zu Krebs, qualvollem Siechtum und Leiden aller Art führen könne. Tausende Patienten kämen schließlich mit Schlafstörungen, Missempfindungen und Schmerzen in die Arztpraxen und führten dies auf den Wellensalat zurück, dem sie ständig ausgesetzt seien. »Die Kommunikation unserer Zellen, alle körperlichen Vorgänge beruhen schließlich auf elektrischen Impulsen. Und dieses Zusammenspiel wird durch elektromagnetische Wellen gestört«, meint Peter Rotzinger, »wobei jeder Mensch an einem anderen Organ empfindlich ist.«

Mobilfunkbefürworter halten das für neurotischen Unsinn, für eingebildete Leiden und für die Ängste von »Ökochondern«, die Wahnvorstellungen zu Strahlen entwickelt hätten und dafür harmlose Mobiltelefone, deren Hersteller und Betreiber verantwortlich machten. Und dann führen sie Tausende von Untersuchungen zum Thema Elektrosmog an, in denen keine Gesundheitsgefahr nachgewiesen werden konnte. Die Mobilfunkgegner weisen auf ebenso viele Studien hin, in denen der schädliche Einfluss der Strahlen angeblich bewiesen worden sei.

»Das ist ein klassischer Bereich des Nichtwissens«, sagt Gerd Antes, der das Deutsche Cochrane-Zentrum leitet. »Es ist unmöglich, einen ursächlichen Zusammenhang zwischen Elektrosmog und einzelnen Erkrankungsfällen nachzuweisen«, erläutert Antes die erkenntnistheoretischen Fallstricke, »das gilt allerdings in beide Richtungen: Die Unbedenklichkeit zu belegen ist ebenso schwer wie der Nachweis der Gefährlichkeit.« Zudem gebe es in der Risikoforschung kein Nullrisiko, nur geringe Wahrscheinlichkeiten. Antes weist außerdem auf die gesellschaftliche Schaden-Nutzen-Abwägung hin: Schließlich müsse man sich auch darüber klar sein, welcher Schaden ohne Mobilfunk entstünde – die langsamere Rettung von Unfallopfern etwa. Wie viele Tote mehr gäbe es jährlich, wenn nicht per Handy Hilfe geholt werden könnte?

Und so dreht sich die Debatte derzeit im Kreis: Die Forschung habe nichts Nachteiliges beweisen können, sagen die einen, die Forschung sei noch nicht weit genug, halten die anderen dagegen. Übrig bleiben Ideologie und Glaube – und Verschwörungstheorien, in denen von gekaufter Wissenschaft, wirtschaftsfreundlicher Politik und lächerlich hohen Grenzwerten die Rede ist, die sich eine Altmännerrunde aus der Industrie einst ausgedacht habe.

Derweil strahlt es weiter: Rasierapparate, Mikrowellen, Mobiltelefone und Radiosender – wir sind permanent einer Flut elektromagnetischer Wellen ausgesetzt. Mit der zunehmenden Elektrisierung im 20. Jahrhundert und erst recht mit dem Ausbau des Mobilfunknetzes sind die Strahlungsquellen immer zahlreicher geworden. Mit ihnen stieg das Unbehagen. Die Hochspannungsleitungen, gegen die zu Beginn des Widerstands gegen elektromagnetische Wellen hauptsächlich gekämpft wurde, sind mit zunehmender Handydichte in den Hintergrund geraten.

Die Angst vor dem Unsichtbaren ist ein prägender Bestandteil unserer Kultur – sei es die Furcht vor Strahlen, Genen oder mikrobiellen Erregern. Als Ende des 19. Jahrhunderts erstmals zahlreiche Keime identifiziert wurden, pilgerten die Menschen in Ausstellungen, in denen Kleinstorganismen unter dem Mikroskop zu beobachten waren. Zappelnde Spirochäten oder sich träge ballende Bazillen vermittelten der Öffentlichkeit erstmals eine Vorstellung von dem, was über Jahrtausende hinweg als Ansteckung durch eine wie auch immer veränderte Luft angesehen worden war. Diffuse Beschreibungen wie »Pesthauch« waren fortan obsolet, endlich ließen sich einzelne Erreger visuell dingfest machen.

Gene und Strahlen sind nach wie vor weitgehend unsichtbar, ihre Darstellung gelingt nur mit hohem technischen Aufwand im Labor. Aus unserer Alltagswirklichkeit sind sie ausgeblendet. Wir haben kein Organ für ihre Wahrnehmung.

Die Mobilfunkgegner sehen sich als Vorreiter der Gesundheit aller Geschöpfe. »Es sind ja nicht nur Menschen betroffen. Auch Tiere, Pflanzen, alles«, sagt Angelika Gremlich-Doblies. Die 49-jährige Kunsttherapeutin aus einem kleinen Ort am Fuß des Schwarzwalds ist wie Peter Rotzinger aktiv in der Bürgerwelle e.V., dem Dachverband der Bürger und Initiativen zum Schutz vor Elektrosmog. Die Mutter zweier Kinder plädiert für eine Technik »im Einklang mit der Natur«. Sie will nicht an dem »gigantischen Freilandexperiment mit uns Menschen« teilnehmen und ist sich sicher, dass die künftige Forschung die Gesundheitsgefahr von Mobilfunkanlagen und anderen Strahlenquellen beweisen wird. »Vielleicht wird man auf unsere heutige Zivilisation einst zurückschauen wie auf die Steinzeit«, sagt sie, »und sich wundern, wie dumm wir mit uns und unserer Natur umgegangen sind.« Schließlich gebe es in ihrem Nachbarort eine Straße, in der »in jedem Haus jemand Krebs hat«.

Gerda Breitberger machte sich schon »Gedanken über die Strahlen im Raum und die Satelliten«, da gab es noch keine Handys. 1981 war es, da bezog das Ehepaar Breitberger, das seinen richtigen Namen nicht gedruckt sehen will, eine Wohnung in einem ruhigen Freiburger Stadtteil nahe am Wald. Als die Küche eingebaut wurde, hatte die Firma eine Mikrowelle für die Familie vorgesehen. »So etwas wollten wir nicht, wir waren damals schon baubiologisch ausgerichtet«, sagt sie. Und an ihren Mann gerichtet, fügt sie hinzu: »Und du hast dich ja immer schon für Erdstrahlen interessiert.« Alle Elektroleitungen im Haus wurden abgeschirmt, die Familie versuchte ganzheitlich zu leben und ernährte sich biologisch, die Kinder gingen auf die Waldorfschule.

»Viele Mobilfunkgegner haben ihre Wurzeln in der Anti-Atomkraftbewegung«, sagt Helmut Breitberger. Der 62-jährige Rechtsanwalt und seine Frau haben erfolgreich eine Mobilfunkanlage verhindert. »Kranarbeiten« stand auf dem Baustellenschild, das im Frühjahr 2001 plötzlich in ihrer Straße den Gehweg absperrte. Doch dann kam der Hinweis, dass auf dem Caritas-Gebäude nebenan eine Mobilfunkanlage montiert werden sollte. »Wir wurden nicht informiert, eine Unverschämtheit war das«, erzürnt Breitberger sich noch heute.

Das Ehepaar mobilisierte die Nachbarschaft und schaltete einen Rechtsanwalt ein. Mehr als 1000 Unterschriften gegen die Anlage wurden gesammelt, aus den Fenstern wurden Bettlaken mit der Aufschrift »Caritas kassiert, Nachbar krepiert« gehängt.

Antennen auf Kirchen und kirchennahen Einrichtungen sind bei Netzbetreibern beliebt. Kirchen sind hoch und nahe bei den Menschen – bis zu 5000 Euro kassieren die Gemeinden jährlich pro Standort. Selbst der Hamburger Michel und die Schlosskirche in Wittenberg wurden auf diese Art zu neuen, strahlenden Zentren der Kommunikation.

In der Straße der Breitbergers wurde es nichts mit der Antenne. Der Anwalt fand einen Formfehler beim Genehmigungsverfahren, bei der Regulierungsbehörde war keine Meldung erfolgt. Das Unternehmen wurde abgeblasen – für das Ehepaar Breitberger der Beweis, dass sich Widerstand gegen die Strahlen lohnt.

Wenn jemand über Strahlenangst klagt, klingt das schnell nach psychischem Wahn. In der Medizin- und Psychiatriegeschichte gibt es zahlreiche Beispiele. Der Senatspräsident am Oberlandesgericht Dresden, Daniel Paul Schreber (1842–1911) beschrieb in seinen *Denkwürdigkeiten eines Nervenkranken*, wie er sich von unsichtbaren Strahlungen und Sonnenbewegungen beeinflusst fühlte. Schreber wurde von 1894 bis 1902 wegen Schizophrenie in einer psychiatrischen Anstalt nahe Pirna behandelt. 1903 veröffentlichte er seine Erlebnisse, die durch Sigmund Freuds Analyse 1911 einem größeren Kreis bekannt wurden. Schreber schrieb: »So viel steht nun einmal unzweifelhaft für mich fest, dass Gott durch Vermittelung der Sonne mit mir spricht und ebenso durch Vermittelung derselben schafft oder wundert. Die Gesamtmasse der göttlichen Nerven oder Strahlen könnte man als eine nur auf einzelne Punkte des Himmelsraumes verstreute oder – selbstverständlich noch weit entfernter, als die äußersten mit unseren schärfsten Fernrohren noch wahrnehmbaren Himmelskörper – den ganzen Raum erfüllend vorstellen.«

Ortswechsel. Freiburg, Hindenburgstraße 68, ein internationales Studentenwohnheim an der Dreisam. Ein lauer Spätsommerabend. Im Fluss steht ein Angler und wirft die Schnur zum Fliegenfischen aus. Radfahrer und Inlineskater liefern sich Duelle, hinzu kommen Sonnenanbeter, Liebespaare auf ufernahen Bänken. Hier spielt Freiburg Wohlfühlhauptstadt.

Wieder baut Peter Rotzinger seine Instrumente auf. Die Werte sind unmittelbar am Fuß des Gebäudes nicht so hoch, zwischen 30 und 40 Mikrowatt pro Quadratmeter werden erreicht. Messungen vom Gelände des Deutsch-Französischen Gymnasiums, Messungen nahe dem Altersheim. Aus einem Fenster des Seniorenstifts dringt das Jammern einer alten Frau. »Ich muss noch an einigen anderen Standorten aufmessen«, sagt Rotzinger.

»Alles sensible Bereiche«, erklärt Angelika Gremlich-Doblies. Studentenwohnheim, Altenheim, Musikhochschule. Hier wohnen und arbeiten Menschen »stationär«, die kommen nicht mal eben nur vorbei. Später dann, in ein paar hundert Meter Entfernung von den Mobilfunkmasten, schlägt die Anzeige wieder aus. Hier ist die Abstrahlung der Sendeanlagen stärker, hier werden Werte zwischen 400 und 600 Mikrowatt gemessen. Hier sollen bald neue Wohnhäuser entstehen.

Peter Rotzinger weiß, dass die offiziellen Grenzwerte weitaus höher sind. Sie liegen zwischen 4 Millionen und 9 Millionen Mikrowatt. Doch Veränderungen der Hirnströme und an der Zellmembran treten angeblich schon bei weit niedrigeren Werten auf. Baubiologen und die Zeitschrift *Ökotest* empfehlen deshalb Werte von unter 10 Mikrowatt. Über die thermischen Effekte der Strahlen besteht mittlerweile Einigkeit. Sie erwärmen das umliegende Gewebe, die Temperatur im Hirn steigt bei Handybenutzern um etwa 0,1 Grad – medizinisch gilt das als völlig unbedenklich. »Man muss schauen, ob eine bestimmte physikalische Wirkung auch medizinische Auswirkungen hat«, sagt der Fachmann für medizinische Studien Gerd Antes, »sonst könnte man auch Handschuhe verbieten, die erwärmen auch das Gewebe.«

Die Mobilfunkgegner haben sich auf einen langen Kampf eingerichtet. Anwälte werden konsultiert, und weitere Rechtsstreitigkeiten sind nicht ausgeschlossen. Mut macht den Gegnern ein Beschluss des Oberlandesgerichts Hamm vom Januar 2002 zu einer Mobilfunksendeanlage auf einem Privathaus. Ein Ehepaar wollten das Anbringen einer Antenne auf dem Haus, in dem es wohnte, für ungültig erklären lassen. Das Gericht wollte nicht entscheiden, ob durch den Sendemast gesundheitliche Beeinträchtigungen für die Anwohner entstünden. Doch »bereits die Ungewissheit darüber, ob die von einer solchen Funkanlage ausgehenden elektromagnetischen Strahlungen zu gesundheitlichen Beeinträchtigungen für die in unmittelbarer Nähe zu der Anlage wohnenden Menschen führt, stellt sich als tatsächliche Beeinträchtigung dar«. Dem Ehepaar, das keinen Sendemast auf dem Dach wollte, sei es »nicht zuzumuten, bis zu einem ungewissen Abschluss solcher Forschungen den Betrieb einer solchen Mobilfunkanlage in unmittelbarer Nähe ihrer Wohnstätte zu dulden und auf diese Weise praktisch zum Versuchsobjekt solcher Untersuchungen zu werden«.

Dabei gibt es Möglichkeiten, die Strahlenmenge, besonders in sensiblen Bereichen, zu vermindern: hohe, am besten 15 oder 20 Meter lange Masten auf Kindergärten, Schulen und Altersheimen – weniger Strahlung ist für die Betroffenen kaum zu haben. Denn die Hauptrichtung der Strahlung ist nahezu horizontal. Direkt unter den Stationen sind die Werte am geringsten. Doch die Betreiber haben sich mit den Gemeinden darauf geeinigt, dass Schulen und Kindergärten senderfrei bleiben sollen. Aus wissenschaftlicher Sicht ist das zwar irrational, doch um Rationalität geht es bei dem Streit um die Strahlen schon längst nicht mehr.

Vielfach-Chemikalien-Unverträglichkeit und Sick Building Syndrome

Er machte einen schwachen Eindruck, den einer selbstgewählten Schwäche wie bei bestimmten undefinierbaren Krankheiten. Aber nach einer Weile wollen diese Krankheiten anerkannt werden, sie bestehen darauf, als echtes Leiden behandelt zu werden, sie werden eins mit ihrem Besitzer.
James Salter: *Lichtjahre*, Berlin 2000, S. 267

Der 54-jährige Naturwissenschaftler hatte eigentlich immer gerne gelesen. Nicht nur Fachbücher, sondern auch Biographien und Historisches. Doch mit der Zeit entwickelte er eine starke Empfindlichkeit gegen Bücher, so dass er schon beim Vorbeigehen am Bücherregal ein Brennen im Gesicht und in den Augen verspürte. Aber das war nicht alles. Er klagte außerdem über Gelenk- und Muskelschmerzen, Kopfweh, Müdigkeit, und er bekam Ekzeme an den Innenseiten der Ellbogen und an den Händen. Er brauchte nur eine Bücherwand zu sehen, schon fingen die Beschwerden an. Immer öfter war er krankgeschrieben. Wenn er wieder im Institut an seinem Arbeitsplatz war, wurden die Beschwerden schlimmer. Er wusste, woran es lag. Der Physiker führte seine Symptome auf die »versteckten« Chemikalien in Büchern und Regalwänden, aber auch in den Möbeln, Teppichen und Elektrogeräten seiner Umgebung zurück.

Als Erstes räumte er die Handbibliothek aus seinem Zimmer. Dann versuchte er, seinen Arbeitgeber davon zu überzeugen, die Teppichböden im Büro gegen Parkett auszutauschen. Vergeblich. Er erwog eine Klage. Dann ließ er sich innerhalb des Instituts in eine andere Abteilung versetzen. Hier war alles mit PVC ausgelegt, und in seinem Zimmer standen keine Bücher. Doch sein Befinden besserte sich nicht. Er war häufiger krank als gesund, hatte etliche ärgerliche Auseinandersetzungen mit dem Betriebsarzt, der ihn immer wieder auf die vorschriftsmäßig niedrigen Schadstoffwerte im gesamten Institut hinwies. Der Streit mit seinem Arbeitgeber zog sich über fast zwei Jahre hin. Schließlich wurde der Physiker vorzeitig pensioniert und schied mit 54 Jahren aus dem Berufsleben aus.

Der Betriebsarzt kann es immer noch nicht fassen. »Der ist doch selbst Naturwissenschaftler, der müsste sich doch eigentlich mit der Genauigkeit unserer Messmethoden auskennen – da war alles im grünen Bereich«, sagt er ebenso zornig wie verächtlich. »Und überhaupt: Was soll denn das für eine Krankheit sein? Das gibt's doch gar nicht.« Die Krankheit, die der Physiker in den besten Jahren für sich reklamiert hatte, hört auf den Namen »Multiple chemische Sensitivität« (MCS), wird hier zu Lande aber meistens als »Vielfach-Chemikalien-Unverträglichkeit« bezeichnet.

Neu an dieser und verwandten Erkrankungen mit ähnlich zungenbrecherischen Namen ist, dass es sich hierbei um Störungsbilder aus der Selbstsicht der Patienten handelt. Die Betroffenen haben oftmals die allein gültige Erklärung für ihr Leiden und lassen sich auch durch körperliche »Normalbefunde«, penibel eingehaltene Grenzwerte und andere Beweise nicht von ihrer Sicht abbringen. Hinter den neuartigen Symptomen und Wortungetümen verbergen sich Krankheiten, deren Existenz von vielen

Beipackzettel

Vielfach-Chemikalien-Unverträglichkeit

Auffälligste Symptome:
alle Beschwerden sind möglich – schuld sind immer Chemikalien
Typische Zielgruppe/Verbreitung:
Frauen und Männer mittleren Alters, die ihren beruflichen Höhepunkt hinter sich haben; gerne auch junge Ökofundamentalisten
Vorteile:
es gibt kein Symptom, das es bei diesem Leiden nicht gibt; Exposition kann in Hobby, Beruf oder Freizeit erfolgen; Therapie unmöglich
Nachteile:
am Arbeitsplatz macht man sich schnell unbeliebt, und die Renovierungsarbeiten daheim können teuer werden
Nutzwert: ★★★★

Schulmedizinern geleugnet wird, weil sie klinisch nicht klar definiert, objektiv schwer fassbar sind und bisher durch Studien nicht hinreichend belegt werden konnten.

Den Betroffenen ist es sehr wichtig, dass ihre Beschwerden ernst genommen und als »richtige Krankheit« anerkannt werden. »Wenn sich Ärzte nicht darüber einigen können, wie eine Krankheit zu diagnostizieren ist, bedeutet das nicht, dass eine bestimmte Krankheit nicht existiert«, schreibt beispielsweise die Selbsthilfegruppe Chemikalien- und Holzschutzmittelgeschädigte auf ihrer Homepage. Umgekehrt gilt aber genauso, dass auch die Behauptung einer Krankheit nicht bereits heißt, dass es sie tatsächlich gibt.

Um die Bedeutung des eigenen Leidens zu unterstreichen, zitieren die Mitglieder der Selbsthilfegruppe alles, was der eigenen Sache dienlich ist, beispielsweise den »Americans with Disability Act«, eine Art Gesetzentwurf, in dem US-Präsident George Bush senior 1990 festlegte, dass Behinderte nicht diskriminiert werden dürften – ebenso wenig wie Menschen, die an »Environmental Illness« (Umwelterkrankungen) oder »Multiple Chemical Sensitivity« litten.

Artgerechtes Verhalten

Der Selbsthilfegruppengründer

Auffälligste Symptome:
er hat immer ein Flugblatt oder eine Infobroschüre dabei; er weiß, dass jede Wissenschaft vom medizinisch-industriellen Komplex gekauft ist, und lächelt nachsichtig über Gegenargumente
Typische Zielgruppe/Verbreitung:
missionierende Mittvierziger, gerne mit abgebrochenem Biologiestudium
Vorteile:
irgendwann tut es nicht mehr weh; das gute Gefühl, alles besser zu wissen
Nachteile:
wer will schon ständig nur über ein einziges Thema reden
Bewertung: ★★★

Aber woran leiden Menschen mit Vielfach-Chemikalien-Unverträglichkeit überhaupt? Es sind vielfältige, zumeist unspezifische Beschwerden. Sie können auf eine schwere Krankheit hinweisen, aber manchmal fühlen sich die Betroffenen einfach nicht wohl, ohne dass ein gefährliches Leiden die Ursache dafür sein muss: Atemnot, grippale Symptome, Müdigkeit, Kopfschmerz, aber auch Verwirrtheit, Störungen des Kurzzeitgedächtnisses, Herz-Kreislauf-Beschwerden, Schwierigkeiten mit der Verdauung oder Hautveränderungen sind die gängigsten Beschwerden.

Wie skeptisch und abweisend die Mehrzahl der Ärzte auf diesen Strauß diffuser Leiden reagiert, kann man sich vorstellen. Als ich zu Beginn der neunziger Jahre mein Medizinstudium beendete, gab ein renommierter Internist uns den Grundsatz mit auf den Weg: »Wenn die Leute über mehr als drei verschiedene Symptome klagen, die nicht zusammenpassen, dann ist es psychisch.« Im Klartext: Die spinnen.

Ähnlich vielseitig wie die Beschwerden sind deren angebliche Ursachen. Die Patienten führen ihre Gebrechen auf Motorabgase, chemische Reinigungsmittel, Passivrauchen, Formaldehyd oder die »Ausgasungen« von Klebern, Kopierern, Laserdruckern und anderen zivilisatorischen Errungenschaften zurück. Wenn Archivare von Büchern krank werden, Schreiner durch Leim und Holz, Beamte von Tipp-Ex und Farbbändern, kann man schon ins Grübeln kommen. Angesichts mancher Patientengeschichten drängt es sich auf, Symptome als Symbole zu deuten. Interpretationen der »Krankheit als Weg« oder »als Metapher« liegen dann nahe.

Wer nicht mit einer spezifischen Ursache dienen kann, gibt manchmal selbst die normale Luft seiner Umgebung als krank machenden Auslöser an. Ärzte haben Schwierigkeiten, ein solches Leiden konkret zu erfassen, so dass es nicht Wunder nimmt, dass der Abschnitt über »Vielfach-Chemikalien-Unverträglichkeit« in einem mehr als 2000 Seiten starken Fachbuch über Umwelterkrankungen aus dem Jahr 1999 unter der bezeichnenden Kapitelüberschrift »Grenzen der Umweltmedizin heute« zu finden ist.

Die Medizin steht dem Phänomen weitgehend ratlos gegen über und versucht sich an verschiedenen, durchweg nicht recht befriedigenden Erklärungen. So wird vermutet, die Betroffenen reagierten individuell extrem empfindlich auf bestimmte Substanzen – auch wenn die Konzentrationen weit unterhalb der Grenzwerte liegen. Andere Erklärungen gehen von unterschiedlichen Reaktionen des Abwehrsystems auf Giftstoffe aus. Es wurde untersucht, ob besonders geruchsintensive Substanzen bei den Betroffenen zu einer überschießenden Reizantwort führten, die später schon durch eine weitaus geringere Konzentration der Stoffe ausgelöst werde. Die Überprüfung dieser Hypothese brachte kein eindeutiges Ergebnis, aber immerhin die Erkenntnis, dass Frauen keine niedrigere Geruchsschwelle haben als Männer.

Da alle diese naturwissenschaftlichen Begründungsversuche keine einheitlichen und zum Teil sogar widersprüchliche Ergebnisse erbrachten, blieb noch die Psychologie. Anscheinend konnten bei der Mehrheit der Patienten mit Vielfach-Chemikalien-Unverträglichkeit »psychische Symptome von Krankheitswert« nachgewiesen werden. Angeblich gibt es sogar typische Charakter- und Persönlichkeitsmerkmale bei Menschen mit »umweltassoziierten Erkrankungen«, die auch bei den Patienten mit Vielfach-Chemikalien-Unverträglichkeit zu finden sind.

Das Muster ist bekannt: Wenn die Medizin an ihre Grenzen stößt, beginnt sie das Leiden als psychische Störung einzuordnen. Da sich die Hilflosigkeit in den therapeutischen Empfehlungen gerne hinter der Fachsprache versteckt, sei hier kurz aus einem wissenschaftlichen Lehrbuch zitiert. Zur Abgrenzung von Realängsten und »nicht sinnvollen Umweltängsten« wird da die interdisziplinäre Beratung empfohlen – und dazu wird beträchtliches akademisches Personal aufgeboten: Der Fall müsse »in Zusammenarbeit mit Toxikologen, Internisten, Arbeitsmedizinern und Naturwissenschaftlern, die sich mit der Umweltproblematik befassen«, angegangen werden. »Darüber hinaus ist der Austausch mit Juristen, Philosophen, Theologen und Psychologen hilfreich, da die Grenzen des medizinischen Fachs vielfach überschritten werden.«

Habe nun ach, studiert … Kein Wunder, wenn die Leidenden ihre Seele an allerhand Quacksalber und Geistheiler verkaufen, auch wenn der schulmedizinische Autor des Buchbeitrags mit der wichtigsten Regel und Empfehlung an die ärztlichen Kollegen endet: »Eine aufgeschlossene Gesprächsbereitschaft für das Thema Umwelt ist dabei stets notwendig.«

Beipackzettel

Sick Building Syndrome

Auffälligste Symptome:
unruhiges Verhalten in überdachten Behausungen; Betroffene wittern überall aus den Wänden austretende Schadstoffe
Typische Zielgruppe/Verbreitung:
Akademiker beiderlei Geschlechts: »Ich hab' da mal von einer Untersuchung gelesen …«
Vorteile:
man kann eine unangenehme Gesellschaft sofort verlassen; anfangs gilt man noch als sensibel
Nachteile:
es nervt
Nutzwert: ★★★★

Diese Bereitschaft braucht auch, wer sich mit Menschen beschäftigt, die meinen, am »Sick Building Syndrome« zu leiden. Dabei handelt es sich ebenfalls um ein Syndrom, bei dem Ärzte an ihre Grenzen kommen. Bei diesem Leiden ist nicht das Gebäude krank, wie der Name suggeriert, sondern der Mensch, der darin lebt oder arbeitet. Betroffene klagen über gereizte Schleimhäute, trockene Augen, Hautausschlag oder Kopfschmerz, was sie mit »Ausdünstungen« und »Giften« aus Mauern und Wänden erklären. Als Ursachen werden Zugluft, künstliche Luftbefeuchtung und Unbehaglichkeit in überheizten Räumen angegeben. Aus Böden und Decken werden Ausdünstungen wahrgenommen, der abgelagerte Staub auf den Filtern der Klimaanlagen wird ebenfalls als Krankmacher angesehen. Abhilfe ist schwierig. »Selbst wenn alle raumklimatischen Faktoren berücksichtigt sind, bleiben viele Klagen über Symptome bestehen, die allein mit lufttechnisch ausgerichteten Maßnahmen nicht beherrscht werden können«, heißt es in der Fachliteratur.

Doch was tun, wenn »lufttechnisch« nichts zu machen ist? Man ahnt, dass die Ursachen auch hier woanders liegen – im psychosozialen Bereich. »Zahlreiche Studien haben gezeigt, dass niedrige Arbeitsplatzzufriedenheit in Verbindung mit geringer Einflussmöglichkeit auf die Arbeitsgestaltung und schlechtem Betriebsklima insbesondere bei Frauen zu Symptomen des Sick-Building-Syndroms führen können«, schreiben die Experten. Kurz: Wenn das Betriebsklima schlecht ist, hilft auch keine neue Klimaanlage.

Niemand bezweifelt, dass Baustoffe, Reinigungsmittel, Lacke oder Farben die Gesundheit beeinflussen und auch dauerhaft schädigen können. Auch die potenziell krank machenden Auswirkungen schlecht gelüfteter, klimatisierter Räume und unzureichender Lichtverhältnisse sind Arbeitsmedizinern seit Jahren bekannt. Doch bei manchen Menschen treten schon Beschwerden auf, wenn die gemessene Schadstoffkonzentration am Arbeits- oder Wohnort weniger als 1 Prozent des gesetzlich zulässigen Höchstwertes beträgt.

So betreiben die Betroffenen selbst Ursachenforschung und bieten ihre eigenen Deutungen an. Diagnosen haben schließlich auch eine soziale Steuerungsfunktion. Individuell können sie entlasten, wenn endlich eine körperliche Ursache für die Unzufriedenheit oder eine wie auch immer geartete Befindlichkeitsstörung gefunden wurde. Im sozialen Umfeld oder im Beruf führen sie zu Rücksichtnahme oder Freistellung von unangenehmen Aufgaben. Innerhalb der Medizin werden Abteilungen neu eröffnet und wissenschaftliche Projekte initiiert. So entwickeln Krankheiten und ihre Deutungsmuster schnell eine Eigendynamik, von der alle Beteiligten profitieren. Die steile Karriere vom ominösen Syndrom zum anerkannten Leiden ist kaum noch zu stoppen.

»Mentale Epidemien« und andere Leiden mit den Medien

Am 10. Juni 1999 wurde plötzlich immer mehr Belgiern schlecht. Zunächst meldeten sich etwa 40 Schüler in Nordbelgien mit Symptomen, wie sie bei einer Lebensmittelvergiftung vorkommen können, in verschiedenen Krankenhäusern. Allein 26 von ihnen kamen aus derselben Schule in der flämischen Kleinstadt Harelbeke. Die Erkrankten litten an Unwohlsein und Kopfschmerzen, Schwindel und anderen diffusen Symptomen. Die genaue Ursache dieser Beschwerden ließ sich allerdings nicht feststellen.

Übelkeit und Erbrechen, Bauchweh und Magenkrämpfe – alle Betroffenen führten dies auf den Genuss von Coca-Cola zurück. Etliche Schüler gaben an, dass sie am selben Tag Cola zu sich genommen hätten, und zwar hauptsächlich aus Dosen und den kleinen 0,2-Liter-Flaschen. Die Firma nahm sofort einen Großteil der in Belgien verkauften Chargen zurück.

Das Land war sowieso in Unruhe. Im Frühjahr 1999 war bekannt geworden, dass verschiedene Lebensmittel gesundheitlich bedenkliche Mengen Dioxin enthielten. Im Geflügel, bei Schweinen, Rindern und anderen Fleischprodukten, ja selbst in Eiern, wurde die krebserzeugende Substanz nachgewiesen; Ursache waren mit der schädlichen Chemikalie verseuchte Futtermittel. Das vom Skandal um den Kinderschänder Marc Dutroux Ende der neunziger Jahre bereits stark erschütterte Land hatte eine neue Krise zu bewältigen.

Der Getränkehersteller Coca-Cola rief am 14. Juni 1999 mehr als 2,5 Millionen Flaschen und 15 Millionen Dosen in Belgien zurück. Belgiens Gesundheitsminister, Luc van den Bossche, riet seinen Landsleuten noch am selben Tag im Fernsehen, neben Cola auch auf die von dem Unternehmen hergestellten Produkte Fanta, Sprite, Aquarius und Bonaqua zu verzichten (später ka-

Das Cola-Opfer

Auffälligste Symptome:
starke Einbildungskraft; theatralisches Leiden an Bauchweh und Übelkeit; Beginn der Beschwerden nach Phasen ausgesprochener Albernheit
Typische Zielgruppe/Verbreitung:
pubertierende Mädchen
Vorteile:
Gruppenerlebnis – gut mit der besten Freundin oder in größerer Gesellschaft anzuwenden; die Schule fällt aus; die Eltern kümmern sich kurzfristig mal wieder
Nachteile:
bei viel Pech muss der Magen ausgepumpt werden
Bewertung: ★★★★

men noch Nestea, Lift und Durstlöscher anderer Unternehmen dazu), und bekräftigte, dass der Getränkebann so lange bestehen bleibe, bis »die Gründe für die Kontamination« restlos aufgeklärt seien. Wenige Tage später wurden auch etliche Chargen aus der Produktionsstätte des Getränkeherstellers im nordfranzösischen Dünkirchen vom Markt genommen.

Das deutsche Gesundheitsministerium versuchte die Verbraucher zu beruhigen und empfahl am 16. Juni 1999, beim Konsum von Coca-Cola auf eine deutsche Beschriftung der Flaschen und Dosen zu achten. Mögliche Verunreinigungen seien nur in den belgischen und französischen Abfüllanlagen aufgetreten, hieß es. Wer jetzt überhaupt noch Cola trank, versuchte die Hieroglyphen auf Dose oder Flasche zu entziffern und bekam allenfalls durch die Lektüre der chemischen Inhaltsstoffe vorübergehend einen Brechreiz.

Eine Zeit lang wurde nach diversen Giftstoffen gefahndet. Mit Schwefelwasserstoff verunreinigte Kohlensäure soll zur Produktion der Limonaden verwendet worden sein, war von Unternehmensseite zu erfahren. Außerdem war von einem Desinfektionsmittel, das außen am Verpackungsmaterial haftete, die Rede. Manche Zeitungen und Presseagenturen berichteten sogar von

Der Gesundheitspolitiker

Auffälligste Symptome:
Logorrhoe: »Wir haben die Lage jederzeit im Griff«, »So etwas kann bei uns nicht passieren«, »Wir werden die Verantwortlichen zur Rechenschaft ziehen«, »Ein Hilfsprogramm für die Opfer wurde bereits gestartet«
Typische Zielgruppe/Verbreitung:
Politiker aus der zweiten Reihe mit kurzer Amtszeit
Vorteile:
Fernsehauftritt, vorübergehende Publizität
Nachteile:
die Pharmalobby ist stärker; Unglaubwürdigkeit; nachher in der Politik schwer vermittelbar (siehe Horst Seehofer, Andrea Fischer und Ulla Schmidt)
Bewertung: ★

Rattengift. Daraufhin wurden Hunderte neuer Erkrankungsfälle bekannt.

Mittlerweile war damit begonnen worden, die Softdrinks in Belgien, Frankreich, den Niederlanden und Luxemburg aus den Regalen zu räumen. Der Verkauf wurde verboten. In Belgien hatten sich inzwischen mehr als 250 Menschen und in Frankreich mehr als 300 mit Übelkeit, Bauchschmerzen und Durchfall an Ärzte gewandt. Aus Polen kam die Meldung, dass von Coca-Cola hergestelltes Mineralwasser ebenfalls wegen Verunreinigungen vom Markt genommen werden musste. Die Vergiftungen schienen äußerst ansteckend zu sein.

Coca-Cola reagierte umgehend. Vorstandssprecher Douglas Ivester »bedauerte die Verunreinigungen« und betonte, dass »alle notwendigen Schritte unternommen würden«, um die Sicherheit der Produkte zu gewährleisten. Schließlich basiere der Erfolg der Marke Coca-Cola seit 1886 auf dem Vertrauen, das die Verbraucher in die Qualität des Getränks setzten … Schadensbegrenzung war das oberste Ziel des Limonadenherstellers.

Doch nur wenige Tage später wendete sich das Blatt. Douglas Ivester entschuldigte sich im belgischen Fernsehen zwar nochmals für die Vorkommnisse – doch die Getränkeproduktion wurde am 24. Juni wieder aufgenommen. Denn inzwischen hatte sich erwiesen, dass die vermeintlichen Verunreinigungen nicht zu den beobachteten Symptomen geführt haben konnten. Es wurden nur extrem geringe Mengen der fraglichen Schadstoffe gefunden, die noch dazu weit unter den im Lebensmittelrecht verankerten Grenzwerten lagen. Allerdings sei bei manchen Getränken von besonders Empfindlichen eine leichte Geruchsveränderung festzustellen gewesen. Niemand klagte mehr über Beschwerden, der Verkauf von Cola zog wieder an.

Bereits am 3. Juli 1999 erschien eine plausible wissenschaftliche Erklärung der belgischen Vorkommnisse. Im renommierten Fachblatt *Lancet* interpretierten vier belgische Forscher aus Löwen und Brüssel unter Leitung von Benoît Nemery die fragliche Cola-Vergiftung als typische Symptome einer »Mass Sociogenic Illness« (MSI) – eine vornehme wissenschaftliche Umschreibung für die ziemlich unmoderne Diagnose Massenhysterie. Die Gesellschaften in den Industrienationen seien eben im höchsten Maße sensibilisiert und schnell zu beunruhigen, wenn die Qualität und Sicherheit ihrer Lebensmittel in Frage stehe. Unter MSI, so Nemery, könne eine bestimmte Anhäufung von Beschwerden verstanden werden, die zwar für eine organische Erkrankung sprächen, für die sich aber keine Ursache bestimmen lasse. Sie komme bei »zwei oder mehr Menschen vor, die sich ihre Symptome auf dieselbe Art und Weise erklären«.

Einen wichtigen Hinweis auf das Vorliegen einer MSI können gemäß den belgischen Wissenschaftlern die Menschen geben, bei denen die Massenhysterie ausbricht: Schulmädchen. Typisch sei weiter, dass die Krankheit bei anderen Menschen, die in derselben Region leben, nicht auftreten würde. Weitere Charakteristika für das Auftreten von MSI sind physischer und mentaler Stress bei den Betroffenen sowie eine Verbreitung durch Medien, Mediziner, Familien und soziale Beziehungen.

In der Tat trafen alle diese Beschreibungen des Schulmädchenreports auf die »Cola-Epidemie« zu. In den belgischen Abendnachrichten vom 14. Juni 1999 war berichtet worden, dass 26 Schüler einer Schule im Krankenhaus behandelt würden. Am nächsten Tag wurden ähnliche Erkrankungsfälle von anderen Schulen gemeldet. Auch dort wurden plötzlich ganze Klassen krank. Bei einer genaueren Untersuchung der Fälle stellte sich heraus, dass die Symptome stets sehr vage waren und schnell wieder verschwanden.

Nachdem Coca-Cola kurzzeitig aus dem Verkehr gezogen worden war und damit auch von offizieller Seite die Gefährlichkeit des Getränks bestätigt zu sein schien, häuften sich bei der Nationalen Vergiftungszentrale in Belgien weitere Fälle von »Vergiftungen«. Allerdings verliefen alle Untersuchungen ohne substanzielles Ergebnis. Das Einzige, was nach etlichen Analysen übrig blieb, waren der leicht veränderte, aber völlig harmlose Geruch des Getränks und der Nachweis eines Desinfektionsmittels an der Außenseite mancher Dosen.

Mediziner, Lebensmittelchemiker und andere Experten schlossen aus, dass diese in minimalen Konzentrationen nachweisbaren Stoffe zu einer gesundheitlichen Beeinträchtigung der Schüler geführt haben könnten. Allein der Geruch reichte also offenbar aus, um Teile der Bevölkerung kollektiv in Angst zu versetzen und psychosomatische Beschwerden auszulösen. Der Glaube an das Übel aus der Dose war stärker als jede Vernunft:

Artgerechtes Verhalten

Die überbesorgte Lehrerin

Auffälligste Symptome:
Helfersyndrom; hat immer eine kleine Notfallapotheke dabei; begleitet jeden Schüler, der sich das Knie aufgeschrammt hat, persönlich zum Arzt
Typische Zielgruppe/Verbreitung:
kinderlose Frauen um die vierzig
Vorteile:
kommt gut bei den Eltern an
Nachteile:
die Schüler sind genervt
Bewertung: ★★

Die Volksmärchen vom Stück Fleisch, ja selbst von Nägeln, die sich über Nacht in Cola auflösen, trugen dazu bei, dass für ein paar Tage halb Belgien schlecht wurde. Die »Opfer« der Epidemie, so Benoît Nemery, bräuchten allerdings keine medizinische Therapie. Vielmehr müsse hier die Gesellschaft »sozial geheilt« werden.

Eine ähnliche Therapie wäre auch im Jahr 2000 in den USA hilfreich gewesen. Dort klagte eine High-School-Lehrerin unvermittelt über Kopfschmerzen, Atemnot, Übelkeit und Schwindel – Symptome, die sie auf einen eigenartigen benzinähnlichen Geruch in ihrem Klassenzimmer zurückführte. Wenig später klagten auch ihre Schüler über ganz ähnliche Beschwerden. Die Schule wurde bald darauf evakuiert, Notfallexperten und Krankenwagen rückten an. Mehr als 100 Menschen suchten noch am selben Tag den Notarzt auf und berichteten über Unwohlsein und andere Beschwerden, die sie mit ihrem Aufenthalt in der Schule in Verbindung brachten.

In ausführlichen Untersuchungen konnte bei den Betroffenen jedoch – ähnlich wie in Belgien – nichts Auffälliges festgestellt werden. Die Räume wurden von Medizinern, Laborexperten und Umweltspezialisten genauestens unter die Lupe genommen – keine giftige Substanz konnte nachgewiesen werden. Im Nachhinein stellte sich heraus, dass die meisten der 100 »Opfer« Schulmädchen waren, die in engem Kontakt zu einer Freundin standen, die selber glaubte, Beschwerden zu entwickeln oder einen Geruch wahrzunehmen.

In Japan waren 1997 sogar mehr als 12 000 Kinder und Eltern von einer Art Massenhysterie betroffen. Auslöser war eine Zeichentrickserie mit den Pokémons. Pokémon ist die Abkürzung für Pocket Monsters, was wörtlich übersetzt so viel wie »Taschenmonster« bedeutet. Es handelt sich bei den Phantasiewesen jedoch eher um kleine, knuddelige Figuren, die Tieren ähnlich sehen. Dennoch waren sie den meisten Eltern ziemlich suspekt. Vielleicht setzten sie sich gerade deshalb weltweit als Attraktion im Kinderzimmer durch: Pokémons gab es zunächst in Japan als

Artgerechtes Verhalten

Eltern von Fernsehopfern

Auffälligste Symptome:
rationieren den Fernsehkonsum ihrer lieben Kleinen; sehen bei schlechten Talkshows den Untergang des Abendlands nahen; beschwören die gesundheitlichen Gefahren von Elektrosmog
Typische Zielgruppe/Verbreitung:
Lehrerpaare und Alleinerziehende, ansonsten gesundheitsbewusste Spätgebärende und frauenverstehende Männer
Vorteile:
das Schimpfen übers Fernsehen kommt in manchen Kreisen immer noch gut an
Nachteile:
gelegentliche Rechtfertigungszwänge, wenn er Bundesliga und sie ein politisches Magazin schauen möchte
Bewertung: ★★★

Gameboy-Spiel. Schnell folgten die üblichen Produkte der Wertschöpfungskette: Comics, Plüschtiere, Kartenspiele, Stickersammlungen, eine Zeichentrickserie und Kinofilme.

Als die TV-Serie in Japan ausgestrahlt wurde, gab es Berichte über Kinder, die epileptische Anfälle bekamen, nachdem sie die Comics angeschaut hatten. In wenigen Tagen suchten Tausende von Eltern mit ihren Kleinen den Arzt auf. Bei weniger als einem Dutzend der Kinder lag tatsächlich eine Anlage zur Epilepsie vor, die durch extrem schnelle Bild- oder Lichtfolgen ausgelöst werden konnte. Diese so genannte Photosensibilität traf aber eben nur für weniger als 1 Promille der Schulkinder zu. Außerdem kann sie durch Stroboskopblitze in Diskotheken und jede Menge anderer visueller Reize ausgelöst werden – das ist Neurologen seit Jahrzehnten bekannt. Durch entsprechende Berichte in den Medien und ohnehin verbreitete Vorbehalte gegenüber dem Fernsehen im Allgemeinen und den Pokémons im Besonderen, sorgten sich Tausende von Eltern um das gesundheitliche Wohl ihrer Kleinen und vermuteten eine Zeit lang, die neuartigen Monster würden ihre Kinder ernsthaft in Gefahr bringen.

Die Beispiele zeigen, dass auch in »aufgeklärten« Gesellschaften der Glaube an Gesundheitsgefährdungen durch äußere Einflüsse, die als harmlos bekannt sind, manchmal stärker ist als jede rationale Erklärung. Suggestion und irrationale Ängste finden ihren Ausdruck, wenn das passende Ventil vorhanden ist. Umweltängste sowie die Angst vor Vergiftung und Fremdbeeinflussung spielen dabei eine besonders wichtige Rolle. Schließlich gibt es ja auch regelmäßig Ereignisse, bei denen ein immenser Schaden zu beklagen ist.

In Klassenzimmern findet sich immer wieder Asbest oder anderes schädliches Material; Giftwolken aus Industrieanlagen sind ebenfalls kein Produkt unserer Phantasie. Die Bedrohung wird dann in der Phantasie immer größer und der Vergleich immer allgemeiner: Schließlich wird ja auch das Ozonloch größer, Seuchen breiten sich aus. Und Katastrophen wie in Bhopal, Seveso oder Tschernobyl haben gezeigt, welch verheerende Auswirkungen Giftstoffe und Strahlen haben können. In Belgien lag der Dioxin-Skandal immerhin erst wenige Wochen zurück.

Die Medien spielen dabei zwar eine wichtige Rolle, sind aber selten die Urheber solcher Massenhysterien. Doch greifen sie die Phänomene auf, machen darauf aufmerksam und verstärken in kurzer Zeit die Anzahl der Betroffenen: Angst ist schließlich ansteckend und der schnellste Übertragungsweg noch immer Rundfunk und Fernsehen. Allerdings tragen die Medien auch dazu bei, dass die mentalen Epidemien schnell wieder abflauen, wenn sich herausstellt, dass die Beschwerden allein psychischer Natur waren.

Nicht für alle Opfer solcher Vorfälle ist jedoch alles wieder gut, wenn die mentale Epidemie aus den Schlagzeilen verschwunden ist. Im Bestreben, eine Ursache für die Beschwerden zu identifizieren, wird häufig so lange gesucht, bis wirklich eine Abnormalität gefunden ist, getreu dem bekannten Mediziner-Motto: Es gibt keine Gesunden, es gibt nur Menschen, die nicht lange genug untersucht worden sind. Je mehr Laborwerte bestimmt werden, desto mehr unspezifische Abweichungen finden sich am

Ende. Spätestens dadurch festigt sich der Krankheitsverdacht des Einzelnen, der jetzt erst recht das Gefühl hat, dass an seinen Beschwerden doch etwas dran gewesen sein müsse.

Verstärkt wurde dieser Eindruck in Belgien auch von offizieller Seite. Marc Pattyn, Sprecher des Gesundheitsministeriums, bezweifelte die psychosomatische Erklärung der Forscher und gab zu bedenken, dass acht Schüler über Nacht im Krankenhaus verblieben waren und vier sogar zwei Nächte. Im Bestreben, nach dem Dioxin-Skandal wenigstens diesmal schnell und entschlossen zu handeln, trugen die Gesundheitsbehörden nicht gerade dazu bei, die Menschen zu beruhigen. Sie halfen mit, den Nährboden für weitere Mythen und Verschwörungstheorien zu bereiten – und ein lukratives Geschäftsfeld für Labore, Wunderheiler und die Anbieter diverser Mittelchen.

Fraglich bleibt, wann und warum sich »mentale Epidemien« immer wieder ausbreiten. Im Mittelalter war religiöser Fanatismus häufig der Auslöser für Massenhysterien der Geißler und Apokalyptiker und musste in Pestzeiten gegen vermeintlich jüdische Brunnenvergifter herhalten. Heute ist Wissenschaftsgläubigkeit einerseits und der Mythos der Fremdbeeinflussung durch Gifte, Strahlen und Ähnliches andererseits an die Stelle so mancher religiöser Obsession getreten. Diese Vorstellungen treffen auf eine wachsende Angst vor Lebensmittelskandalen, Umweltgiften und den schädlichen Einflüssen, die moderne Gesellschaften zweifellos in sich bergen. Zwar verebbt die Aufmerksamkeit schnell wieder, dennoch warten wir in Wirklichkeit nur darauf, von einer Information angesteckt zu werden, die alte Ängste, Vorurteile und Mythen aufs Neue bestätigt.

Die Inflation der Süchte

Dies ist die bleierne Stunde –
An die man sich erinnert, wenn man sie überlebt,
wie Erfrierende sich an den Schnee erinnern –
Erst kalt – dann Erstarrung – dann das Loslassen.
Emily Dickinson

Welches Kind kann das schon? Heu machen, Melken und Wolle von Schafen spinnen, die selbst geschoren wurden. Außerdem noch Tiere im Stall füttern, Ziegen anpflocken, das Hühnerhaus säubern, Kühe entmisten und auf die Weide führen. Käse, Butter und Sahne machen, Brot backen, Unkraut rupfen, Gemüse pflanzen, den Forellenteich in Stand halten. Holz hacken, Besen binden, basteln und reparieren. Und nebenbei noch putzen, sich um den Haushalt kümmern und bei der Zubereitung der Mahlzeiten helfen.

In Neuenweg im Südschwarzwald, einem 300 Einwohner zählenden Weiler am Fuße des Belchens, gibt es viele Kinder, die so etwas können: nicht nur die einheimischen, die auf einem Bauernhof groß werden, sondern auch rund zwanzig Jugendliche, die zumeist aus der Stadt kommen, aber für ein paar Monate auf dem Dachshof, dem Ebereschenhof, dem Fichtenhof oder dem Wehrlehof wohnen. Dabei sind diese Kinder krank, wenn sie nach Neuenweg kommen, manche sogar sehr krank.

Die 19-jährige Anja kam mit einer Magensonde nach Neuenweg. Sie war so stark magersüchtig, so untergewichtig, dass ihr die Nahrung mit einem Schlauch durch die Nase in die Speiseröhre eingeflößt werden musste. Sie steckte sich den Finger in den Mund und erbrach das Wenige, was sie gegessen hatte. Am Anfang erschütterte ihr tyrannisches Geschrei wenigstens dreimal am Tag den Dachshof. Sie war gereizt, entnervt, wollte weg.

Jetzt ist sie schon fast ein Jahr hier, hat etwas zugenommen, ist ruhiger geworden. Doch immer wieder gibt es Rückschritte. Anja wird in der beschützten Wohnsituation am Belchen eine Lehre machen und mindestens noch ein Jahr bleiben müssen. Im Durchschnitt leben die Kinder 140 Tage auf den Höfen. Die Krankenkassen tragen einen Teil der Kosten. Je länger die Behandlung dauert, desto schwieriger wird die Finanzierung.

Die Finanzierung der Suchtbehandlung ist in Deutschland ein ungelöstes Problem. Denn immer mehr Menschen sind von immer mehr Süchten betroffen. Die stoffliche Sucht nach Alkohol (von »Trunksucht« war erstmals im Jahr 1819 die Rede) und Rauschmitteln (»Opiumsucht« ging 1829 in die Literatur ein) ist zwar seit Beginn des 19. Jahrhunderts in medizinischen Texten bekannt. Doch mittlerweile sind etliche andere Süchte dazugekommen, und sie gehören zu den häufigsten und gefürchtetsten Krankheiten unserer Zivilisation. Magersucht und Fresssucht sind modernere Klassiker. Seit ein paar Jahrzehnten gibt es darüber hinaus die nicht stoffgebundenen Süchte, etwa die Spielsucht oder die Arbeitssucht, aber auch die Ruhmsucht, die Sportsucht und die Liebessucht.

Beipackzettel

Arbeitssucht

Auffälligste Symptome:
80-Stunden-Woche; »Ich muss noch was erledigen«; kein freies Wochenende; keine Mahlzeit im Familienkreis
Typische Zielgruppe/Verbreitung:
Männer in den besten Jahren
Vorteile:
die Betroffenen steigern das Bruttosozialprodukt (kurzfristig)
Nachteile:
zu viel Arbeit macht hässlich, krank und einsam (langfristig)
Nutzwert: ★★

Ihnen allen ist gemeinsam, dass sie sich einer einfachen Beschreibung und der Erfassung durch Laborwerte oder bildgebende Verfahren entziehen. Die Sucht geht nur selten mit bestimmten Symptomen oder einer typischen Einschränkung des Wohlbefindens einher. Insofern scheint Sucht ein typisches Phänomen der modernen Medizin zu sein. Natürlich gibt es Kriterien. Aber die Mehrzahl der Süchtigen sind nicht alkoholkranke Obdachlose oder die Junkies vor dem Bahnhof, sondern diejenigen, die sich noch wohl fühlen, die noch in Beruf und Familie integriert sind – die heimlich krank und sich ihrer Krankheit gar nicht bewusst sind.

Da der Einzelne kaum erkennen kann, ob er süchtig ist oder nicht, übernimmt die Medizin die Aufdeckung der Krankheit und bestimmt die Diagnose. Deshalb ist das ständige Reden über Suchtgefahren auch ein permanenter Aufruf zu Selbstkontrolle, Disziplin und Mäßigung. Was, schon wieder genascht, schon wieder erbrochen? Wie ist das Verhältnis zu Schokolade, Liebe, Arbeit, Sport, zu Alkohol und Nikotin? Haben sich die Prioritäten verschoben? Ist das noch »gesunde« Hingabe oder sind hier schon »krankhafte« Züge der Abhängigkeit zu erkennen?

Die Inflation der Süchte hat auch damit zu tun, dass ihre Entstehung mit Hilfe verschiedenster Krankheitsmodelle veranschaulicht werden kann: Je nach Weltbild kann die Sucht mit anatomischen, biochemischen, genetischen (wie unter den Rassebiologen im Dritten Reich) oder psychosozialen Defekten erklärt werden. Und mit der Ursache der Erkrankung werden immer auch die Schuldigen an ihrer Entstehung und die gesellschaftlichen Folgen benannt. Natürlich spielt es für die sozialpolitisch brisante Frage, was zur Suchtbekämpfung zu tun sei, eine entscheidende Rolle, ob ein paar mutierte Gene, Geburtsschäden, ein schwacher Charakter oder das garstige Elternhaus dafür verantwortlich gemacht werden.

Hinzu kommt – und das ist für die Popularität der Diagnose ebenfalls von Bedeutung –, dass es, anders etwa als beim Diabetes, keinen spezifischen Auslöser für die Sucht gibt. Jeden kann es treffen, Anlass und Ursache sind weitgehend unbekannt. Als zu Beginn der siebziger Jahre die Opiatrezeptoren im Gehirn entdeckt wurden, hatte es zwar kurzzeitig den Anschein, als ob Sucht biochemisch dingfest gemacht werden könnte, doch die Hoffnung verflog schnell. Ähnlich wie beim Stress ist nicht ein bestimmter Faktor bekannt, der zur Sucht führt. Und ähnlich wie beim Stress kann die Sucht lange Zeit verdeckt bleiben, während die Betroffenen ein weitgehend normales Leben führen.

Während Stress über einen längeren Zeitraum hinweg toleriert werden kann und erst zu offensichtlichen Beschwerden führt, wenn die Belastung weiter zunimmt, bleibt die Sucht so lange eine heimliche Krankheit, wie das Suchtmittel in gleich bleibender Dosis zugeführt wird. Erst beim Entzug offenbart sich das Leiden. Damit ist die Sucht ein Leiden der Gewöhnung, des Alltags, ja sogar der relativen Gesundheit. Die Krankheit bricht nicht aus, so lange die Anpassung an die Normalität noch halbwegs gelingt – auch wenn es manchmal eine Normalität unter extremen Bedingungen ist.

Bei den Kindern in Neuenweg war das nicht mehr der Fall; sie waren nach Ansicht ihrer Eltern oder Ärzte so sehr aus dem Gleichgewicht geraten, dass eine Therapie unumgänglich erschien. Auf dem Tisch im Dachshof steht eine dampfende Suppenschüssel. Ein Dutzend Kinder sitzt um die lange Tafel in der Bauernstube. Ein typischer Schwarzwaldhof, niedrige Decken, kleine Fenster, viel Holz. Gerade hatten sie noch Unterricht. Seit fünf Jahren kommt Klaus Schillinger nach Neuenweg. Der Waldorflehrer wird vom Oberschulamt bezahlt, das auch schon Prüfungen auf den Belchenhöfen abgenommen hat. Heute war perspektivisches Zeichnen dran.

Nach der Suppe gibt es Pfannkuchen. Der 15-jährige Jakob greift beherzt zu. »Ich bin wegen Konzentrationsstörungen hier – und wegen Magersucht«, sagt der schmale, groß gewachsene Junge. Er ist blass und unsicher, gleichzeitig wirkt er unglaublich wach, als müsse er ständig auf der Hut sein. Jakob schaut unruhig in die Runde, als warte er auf eine Reaktion. Seine Augen flackern. Aber die anderen achten nicht sehr auf ihn und essen weiter.

Jakob kommt aus der Nähe von Frankfurt. Er fuhr immer mit dem Vorortzug zur Schule. An jedem Kiosk blieb er hängen, stieg immer mal wieder woanders aus. Er erzählt das immer noch ein klein wenig stolz, aber auch so, als wüsste er nicht, wie er das im

Nachhinein finden soll. »Die Lehrer sind kaum mit ihm fertig geworden, und wenn er nach Hause kam, waren die Eltern meistens nicht da«, sagt Johannes Bockemühl später. Bockemühl ist der Arzt, der Jakob und die anderen Kinder betreut. Jakob ist seit vier Monaten in Neuenweg. So bald werde er wohl nicht entlassen werden, glaubt Jakob und nimmt sich noch einen Pfannkuchen.

Solveig ist noch mit ihrem ersten Pfannkuchen beschäftigt. Sie kam im Sommer nach Neuenweg. »Ich war magersüchtig«, sagt die aufgeweckte Zwölfjährige, »aber jetzt esse ich schon wieder ziemlich normal«, und schiebt sich eine volle Gabel in den Mund, wie um ihre Feststellung zu beweisen. Georg, mit seinen neun Jahren der älteste Sohn der Hauseltern, unterbricht sie mit vollem Mund und neckt sie: »Du Magersüchtige, du Magersüchtige, du.« Er ist von klein auf gewohnt, mit vielen anderen Kindern aufzuwachsen. »Wir haben alle eine andere Macke«, sagt er und schließt sich mit ein. Das klingt so altklug und gleichzeitig so selbstverständlich. Manche essen eben wenig, andere sind ständig nervös oder können sich nicht konzentrieren. Solveig lacht über Georgs Zwischenruf und nimmt sich ihren zweiten Pfannkuchen. Dann ist Mittagsruhe, die Kinder müssen auf ihre Zimmer. Um 15 Uhr geht es weiter im Programm.

»Es ist wichtig, dass die Kinder einen festen Tagesablauf haben«, sagt Johannes Bockemühl, der die therapeutische Gemeinschaft in den siebziger Jahren gründete, »sie brauchen Rituale und Gewohnheiten.« Auf dem Dachshof und dem Ebereschenhof können jeweils sechs bis acht Kinder untergebracht werden, auf den anderen beiden Höfen zwei bis drei. Mehr als 400 Kinder sind in den letzten zwanzig Jahren in Neuenweg behandelt worden. Die Therapieerfolge sind enorm, bei

Beipackzettel

Magersucht

Auffälligste Symptome:
Dünne werden dürr, halten sich aber noch für zu dick
Typische Zielgruppe/Verbreitung:
Frauen zu Männern im Verhältnis 9 zu 1
Vorteile:
spart Lebensmittelkosten
Nachteile:
kann tödlich enden
Nutzwert: ★

Magersüchtigen etwa können 80 Prozent der Jugendlichen als geheilt gelten, nachdem sie auf den Belchenhöfen waren. In psychiatrischen Kliniken ist die Erfolgsquote niedriger. Bockemühl führt dies darauf zurück, dass auf den Höfen die Bezugspersonen gleich blieben und die Kinder dort einen geregelten Tagesablauf mit Rechten wie Pflichten hätten: »Das kennen viele Kinder von zu Hause doch gar nicht. Die meisten, die zu uns kommen, sind entweder hochgradig verwöhnt oder vernachlässigt.« Bockemühl spricht von Wohlstandsverwahrlosung.

»Die Höfe sind wie Pflegegruppen«, sagt der Arzt.Wir versuchen den Kindern Verantwortung zu geben, jeder hat seine festen Aufgaben auf dem Hof.« Den Kindern werden »Ämter« zugewiesen. Wichtig ist das Arbeiten in Funktionsketten, in Abläufen, wie sie vom Alltag oder der Natur vorgegeben sind. Ein Baum muss eben gefällt, das Holz zersägt und dann gehackt werden, damit der Ofen warm wird. Die Kuh muss gemolken, aus der Milch Käse oder Butter gemacht werden, damit es etwas zu essen gibt. Die Kinder wissen: Wenn sie die Milch nicht zeitig abliefern, kann sie nicht zentrifugiert werden, dann kommt auch keine Butter auf den Tisch. Bockemühl erläutert einen weiteren Effekt: »Wenn die Butter von Katharina gemacht worden ist, dann ist sie von Katharina. Das ist sehr persönlich. Da fällt es den magersüchtigen Kindern schwer zu sagen: Das esse ich nicht.«

Nach der Mittagspause steht die Singstunde auf dem Plan. Über dem Stall, auf einem Dachboden, sitzt die Gruppe im Kreis. Helle Kinderstimmen intonieren »Maria durch den Dornwald ging« und diverse Adventslieder. Heile Welt zwischen Ochs und Esel, Idylle inmitten der Natur?

Eine Stunde später ist »Besprechung« in der Gruppe. Was war schön, was hat dir nicht gefallen? Was willst du dir für die nächste Woche vornehmen? Die zwölfjährige Lea hat genaue Pläne, »will nicht mehr einschlafen beim Essen«. Für Jessica war schwer, dass sie beim Vortragen einer Geschichte ausgerechnet patzte, als ihre Eltern zu Besuch kamen. »Nicht schlimm«, sagt Bockemühl, »das passiert uns allen mal.« Annika hat sich vorgenommen, nicht mehr so oft auf die Uhr zu schauen. »Nur noch wenn es wirklich nötig ist«, sagt sie und schaut hektisch auf die Uhr. Außerdem will die 17-Jährige, die wegen Magersucht und einer starken Zwangsstörung nach Neuenweg kam, nicht so viel daran denken, was andere von ihr denken könnten. Denkt sie zumindest.

Jetzt ist Jakob dran. Was für ihn schwer war, will der Sozialtherapeut von ihm wissen. »Was?«, fragt Jakob zerstreut. Er ist in Gedanken, antwortet nicht, merkt nicht mal, dass er angesprochen wird. Man merkt Jakob an, dass ihm unbehaglich ist, er versinkt in seiner Welt und reagiert feindlich auf die, die ihn da rausholen wollen. Ach ja, der Streit mit Silke war nicht schön, dafür haben ihm die vielen Lichter und das Feierliche am Totensonntag sehr gefallen. Was er sich vorgenommen habe für die nächste Woche? »Was?«, entgegnet Jakob wieder. Er rutscht auf dem Stuhl hin und her, ist fahrig, will sich wegsetzen. Doch er soll sitzen bleiben und den anderen Kindern sagen, was er in der kommenden Woche ändern will. Jakob schweigt, ist gereizt, die Atmosphäre ist beklemmend. Jetzt redet er stockend, schaut nervös in die Runde, kaut an seinen Fingernägeln. »Was?«, fragt er nochmals. Dann geht es endlich ab in den Stall.

Die Kinder sind begeistert. Sie füttern die Schafe, Schweine und Kühe, melken und misten, verteilen das Heu. Der Bulle Viktor bekommt eine Extraportion. Die Kaninchen heißen Karl-Heinz oder Molly. Das Schwein bekommt die Reste. Lea fragt sich betrübt, ob es weiß, dass es bald geschlachtet wird. Hier ist kein Streichelzoo für Kinder entstanden, sondern die Tiere sind Teil der Nahrungskette, der Natur. Fressen oder gefressen werden. Ein gutes Motto für Magersüchtige.

Wenn die Kinder die therapeutische Gemeinschaft am Belchen wieder verlassen haben, versucht Johannes Bockemühl ambulant Kontakt zu ihnen zu behalten. »Wenn sie gestärkt aus ihrer Zeit in Neuenweg hervorgehen, brauchen sie sich später keine Kuh in die Küche zu stellen, um weiter stabil zu bleiben«, sagt er.

Das gilt auch für Cathrin. Sie war vom Juli 1999 bis zum Februar 2000 in Neuenweg. Die 14-Jährige wog bei 159 cm Körpergröße zuletzt nur noch 38 Kilogramm. Sie aß kaum noch etwas, behielt nichts bei sich. Die Eltern wussten nicht mehr weiter und brachten ihre magersüchtige Tochter in die Kinder- und Jugendpsychiatrie. Neun Tage blieb sie dort. »Es ging ihr immer schlechter«, sagt der Vater, »wir hatten das Gefühl, dass sie dort noch weiter abnahm.« – »Es war wie im Gefängnis«, sagt Cathrin, »nach dem Essen mussten wir noch eine halbe Stunde sitzen bleiben.« Das sei nötig, damit die Nahrung sacken und sich im Körper verteilen könne, hieß es. Gelacht hat dort niemand.

Auf dem Dachshof war die Stimmung gleich ganz anders. Klar, Heimweh hatte Cathrin schon, doch sie gewöhnte sich schnell an die neue Umgebung, an die vielen anderen Kinder im Haus, mit denen sie jetzt fast sieben Monate lang zusammengelebt und -gearbeitet hat. »Ich bin selbstbewusster und mutiger geworden«, antwortet Cathrin auf die Frage, was ihr die Zeit in Neuenweg gebracht habe. »Meine Ängste sind weg.« Man soll sich nicht schämen, hat sie gelernt. Und ruhig auch mal Sachen machen, die einem peinlich sind, etwa unter den Tisch krabbeln und dort sitzen bleiben, während alle essen. Oder beim Mittagessen Mütze, Schal und Handschuhe anbehalten und so vermummt die Suppe löffeln. »Wir sollen den Stier bei den Hörnern packen, hat Dr. Bockemühl immer gesagt«, erinnert sie sich. Als sie zurück nach Hause kam, hatte sie 10 Kilo zugenommen. Das Gewicht hat sich weiter stabilisiert; heute wiegt Cathrin mehr als 50 Kilo, ihr Hungergefühl ist längst wieder normal.

Jakob ist noch nicht so weit. Er packt nicht den Stier, sondern den Schafsbock bei den Hörnern und reitet auf ihm. Zwischendurch setzt er immer wieder den etwa fünfjährigen Knirps der Hofmutter auf ein Schaf. Stolz zeigt Jakob, wie er die Schafe füttert, den alten Bock tätschelt. Er redet klar und deutlich, ist begeistert, zeigt ein offenes, lachendes Gesicht. Er fühlt sich sichtlich wohl. Dann fragt man ihn, wie es weitergehen soll, was er sich als Nächstes wünsche. »Was?« sagt er abwesend, und sein Blick geht ins Leere.

Leiden an der lauten Stille: Vom Tinnitus zum Brummton

Am Samstagabend war die Stille schrecklich laut.
Hanne Haller, Schlagersängerin

Anfang der achtziger Jahre kam die Münchner Sängerin Hanne Haller mit ihrem Lied über Liebeskummer und die »laute Stille« in die Hitparade. Eine schöne Metapher, die für einige Menschen im Südwesten Deutschlands jedoch lästige Wirklichkeit geworden ist: Sie hören einen Brummton. Allein in Baden-Württemberg haben sich seit 1999 etwa 300 Menschen gemeldet, die ständig von einem tieffrequenten Geräusch geplagt werden. Matthias Mayer aus Blaubeuren etwa konnte nicht mehr schlafen und spürte ständig »diesen Druck« auf den Ohren. Der 48-Jährige hat im Jahr 2001 eine Belohnung von 25 000 Euro ausgesetzt für den, der die Ursache findet und den Ton abstellt. Bisher musste er die Summe nicht ausbezahlen.

Es brummt also. So, so. Die Schnaken an den Altrheinarmen haben in den letzten Jahren mächtig aufgerüstet, aber ihr Ton ist

Artgerechtes Verhalten

Der Brummtonhörer

Auffälligste Symptome:
Unruhe auch in stillen Momenten; gereiztes und übernächtigtes Aussehen
Typische Zielgruppe/Verbreitung:
für Verschwörungstheorien jeder Art Anfällige
Vorteile:
man wird hellhöriger
Nachteile:
im Haus stehen ständig Vermessungs- und Aufzeichnungsgeräte
Bewertung: ★★★★

hochfrequenter. Der Nachbar schnarcht doch nicht so laut. Er ist es nicht. Die Behörden gingen dem Geräusch nach, die Staatsanwaltschaft ermittelte gegen Unbekannt. Und die exakten Wissenschaften fuhren ihr technisches Arsenal auf. Zunächst rückten die Gewerbeaufsichtsämter mit ihren Gerätschaften an. Dann nahm sich das Umwelt- und Sozialministerium in Stuttgart des unheimlichen Phänomens an. Die Karlsruher Landesanstalt für Umweltschutz (LfU) vermaß in 13 Wohnungen Schallphänomene, Erschütterungen und Magnetfelder. Parallel dazu wurde das Gehör ausgewählter Betroffener an der Uniklinik Tübingen untersucht.

Seit August 2001 waren die Techniker der LfU damit beschäftigt, dem tiefen Ton auf die Spur zu kommen. Das erwies sich als gar nicht so einfach. Denn der Brummton ist anscheinend so leise, dass er nur gehört und einwandfrei erfasst werden kann, wenn Geräusche durch Straßenlärm, Eisenbahnen oder auch Kühlschränke und der Lärm von anderen technischen Apparaten ausgeschaltet werden. Das ist nicht leicht in einer ständig vor sich hin lärmenden Gesellschaft. 10 bis 15 Intensivmessungen wurden anschließend durchgeführt. Meist mussten die Techniker bis nach Mitternacht warten, um mit ihren empfindlichen Geräten den tieffrequenten Ton zu registrieren. Selbst gehört haben sie ihn nicht. Da ist etwas – aber der Ton ist nicht zu hören. Ruhe da draußen!

Im Frühjahr 2002 gab das Stuttgarter Umweltministerium die Ergebnisse der Messungen bekannt: Es brummt zwar, aber eine einheitliche Ursache für das Phänomen konnte nicht gefunden werden. Einige der Brummton-Opfer haben ein weit überdurchschnittliches Gehör, in manchen der untersuchten Wohnungen wurden geringfügige Erschütterungen und Magnetfelder gemessen – allerdings liegen alle Werte um das Zehn- bis Hundertfache unter den gesetzlich festgelegten Grenzwerten. Der Physiker Heinrich Menges von der LfU hatte vorab bereits erklärt, er halte elektromagnetische Felder als Ursache für unwahrscheinlich.

Bei euch piept es, möchte man den Brummton-Hörern zurufen. Doch damit unterschätzt man die subversive Kraft des Tons. Denn die Messergebnisse förderten etwas zu Tage, das bisher nicht bekannt war und auch niemand richtig erklären kann, weil man vielleicht noch nie auf die Idee gekommen war, die Stille zu vermessen, oder weil die Aufzeichnungsgeräte immer empfindlicher geworden sind.

Das kann zu kuriosen Ergebnissen führen. Immerhin hat eine Erdbebenwarte etwa 100 Meilen nördlich von New York sowohl den Einschlag der beiden Flugzeuge wie auch den Einsturz der Türme des World Trade Center am 11. September 2001 registrieren können. Und in Norwegen wurde eine Erschütterung auf dem Meeresboden aufgezeichnet, als das russische Atom-U-Boot *Kursk* im Sommer 2000 im Nordmeer verunglückte. Gerhard Schneider vom Gewerbeaufsichtsamt Stuttgart stellte jedenfalls im Herbst 2001 fest, dass bei einer der Messungen in der nächtlichen Ruhe »ein Geräusch ohne Brummton« registriert worden sei.

Das Brummen machte Karriere. In Gäufelden im Schwäbischen formierte sich auf Initiative von Achim Häusser eine Interessengemeinschaft zur Aufklärung des Brummtons. Im Internet finden sich sachdienliche Hinweise unter *www.brummen.de* oder unter *www.ohr-geraeusch.de*. Und an der Universitätsklinik Tübingen wurden Betroffene in der HNO-Abteilung untersucht. Mediziner halten es für nicht ausgeschlossen, dass der Brummton – ähnlich wie bei Tinnitus, wo ein beständiger, hoher Ton die Menschen quält – im Körper der Betroffenen selbst entsteht.

Es könnte allerdings auch sein, dass der Eifer des Messens und Vermessens ins Leere zielt. Vielleicht geschieht hier etwas anderes: Ein neues Phänomen bietet sich als passendes Erklärungsmuster an und wird bereitwillig aufgegriffen. Beschwerden, die kamen und gingen, hat es immer schon gegeben. Früher waren es Neurasthenie oder Bleichsucht. Heute sind viele Menschen von der Technik überfordert, fühlen sich als Opfer von Stress und Allergien. Für Störungen, die ehedem kaum beachtet wurden, gibt es neue Bezeichnungen. Weite Teile der Bevölkerung scheinen plötzlich von bestimmten Symptomen betroffen zu sein. Andere Beschwerden machen gerade erst von sich reden. Beispielsweise der Brummton.

Medizin und Wissenschaft tun sich schwer mit solchen Symptomen, die weder physikalisch noch biochemisch dingfest gemacht werden können. Manchmal tragen die Leidenden auch selbst dazu bei, dass sie nicht ganz ernst genommen werden.

Beipackzettel

Tinnitus

Auffälligste Symptome:
permanenter hoher Ton im Ohr; besonders störend, wenn kaum Umgebungsgeräusche vorhanden sind
Typische Zielgruppe/Verbreitung:
mehr Männer als Frauen; meist bei Überlasteten und Unzufriedenen, gerne bei Lehrern mit »Burnout«-Syndrom und bei Depressiven
Vorteile:
Spezialkliniken in reizvoller Lage
Nachteile:
lästig
Nutzwert: ★★★

Schließlich spekulieren etliche Brummtonopfer in Verschwörungstheorien darüber, ob Mobilfunkanlagen oder gar ein spezielles Forschungsprogramm der US Air Force zur Raketenabwehr über Alaska den tiefen Ton hervorrufen. Alles ist möglich, schließlich brummt es. Zwar können nur wenige Hochsensible den Ton hören, aber dass es da »etwas« gibt, ist inzwischen sogar amtlich bestätigt.

In der Medizin gab und gibt es immer wieder Beispiele für Beschwerden, die mit einer Überforderung im Alltag, der Angst vor neuen technischen Entwicklungen oder anderen Irritationen erklärt wurden – und mit diesen auch wieder verschwanden. Für das aktuelle subjektive Erleben der Betroffenen spielt es jedoch keine Rolle, ob die Beschwerden als eingebildet abgetan werden oder sich aufklären lassen.

Verhält es sich mit unseren heutigen Leiden nicht ähnlich? Kann die Angst vor Elektrosmog, die Überempfindlichkeit gegen Chemikalien oder eben das Hören eines Brummtons nicht ähnlich verstanden werden? Manche Beschwerden der Brummtonopfer weisen darauf hin. Sie klagen nicht nur über das Geräusch, sondern auch über unspezifische Symptome wie Herzrasen und Zittern, ein geschwächtes Immunsystem, Gelenkschmerzen und immer wieder über Schlaflosigkeit.

Handelt es sich um Reaktionen des Organismus auf Neues und Fremdes? Wird hier unsere alltägliche Überforderung von einigen besonders Sensiblen körperlich erfahren? Manche Analogien drängen sich auf: das Nachschwingen der Lärmgesellschaft. Das Nicht-zur-Ruhe-Kommen im Hamsterrad des Lebens. Der ächzende, stöhnende, geschundene Planet. Aber: Wie soll unterschieden werden, was Phantom ist, was Störung?

Die Medizin ist in jüngster Zeit noch auf ein anderes Phänomen aufmerksam geworden: In der Wahrnehmungsempfindlichkeit der Menschen bestehen Unterschiede, die teilweise erheblich sind, was von der Umweltmedizin in den letzten Jahren zunehmend erkannt worden ist. Patienten mit Chemikalienunverträglichkeit etwa klagen über unerträgliche Belästigungen bei Gerüchen, die »normale« Menschen kaum wahrnehmen und die um ein Vielfaches unter allen gesetzlich zulässigen Konzentrationen liegen. Der Brummton rückt Grenzwerte in ein fragwürdiges Licht und wirft die alte Frage auf, wie wirklich unsere Wirklichkeit ist.

Außerdem kennt die Medizin das Phänomen, dass sich ein Symptom verstärkt, je mehr man sich darauf konzentriert. Diese »somato-sensorische Amplifizierung« lässt sich beispielsweise bei Patienten mit Schwindel beobachten: Je stärker Selbstbeobachtung und Erwartungshaltung sind, desto ausgeprägter die Beschwerden. Manche Schilderungen der Brummtonopfer weisen auf ähnliche Zusammenhänge hin.

Selbsterfahrung III:
Die persönliche Fitnesswelle

Man jagt sich Tag für Tag durch den Wald, um gesund zu bleiben, und stürzt schließlich mit dem Flugzeug ab.
Niklas Luhmann, *Soziologie des Risikos*

Ich laufe. Ich laufe seit meinem 16. Lebensjahr. Anfangs waren es hauptsächlich kurze Strecken, etwa die Runde um den nahe gelegenen Stausee oder ein Trimmpfad von nicht einmal drei Kilometern Länge, den ich möglichst schnell zurücklegen wollte. Auch später blieb es meist bei vier oder fünf Kilometern. Als ich dreißig geworden war, änderte sich mein Laufverhalten. Anlass war ein Besuch bei Christoph in Köln. Er hatte nie besonders viel Sport getrieben, und ein paar Surf-Urlaube lagen schon eine Weile zurück. Und jetzt erklärte Christoph mir tatsächlich, dass er am Köln-Marathon teilnehmen wolle. Es war Mitte April 1997, im Oktober sollte erstmalig in Köln ein solcher Lauf stattfinden. Er hatte sich bereits beim »Jedermann-Trainingsprogramm« des ASV Köln angemeldet und schien ernsthaft entschlossen, sich den 42,195 km zu stellen.

Ich war sprachlos. Seit mehr als zehn Jahren trabte ich mehr oder weniger regelmäßig durch Wald und Flur. Und jetzt wollte dieser untrainierte Stubenhocker sich einfach so bei einem Marathon anmelden? Außerdem war er fünf Jahre älter als ich. Das konnte ich mir nicht bieten lassen. Ich erklärte ihm sofort, dass ich ebenfalls schon lange mit dem Gedanken gespielt hätte, Marathon zu laufen. Bisher sei allerdings die Gelegenheit nie günstig gewesen, außerdem sei ich ja nicht sehr ehrgeizig und dieses Leistungsdenken im Sport sei mir schon immer suspekt gewesen. Aber jetzt, als freundschaftliche Gemeinschaftsaktion, könne ich mir schon – rein aus Spaß – vorstellen, mit an den Start zu gehen.

Ich wusste, dass ich mein Trainingspensum erheblich steigern müsste, um beim Marathon überhaupt ins Ziel zu kommen. Ich begann, dreimal die Woche 8 Kilometer zu laufen. Das reichte zwar noch längst nicht, war aber immerhin ein Anfang. Im Mai schickte Christoph mir seine Trainingspläne. Es war unglaublich: Er hatte sogar einen Laktattest machen lassen. Die Trainingspläne sahen garstige Steigerungsläufe mit vorgegebenen Zeitlimits und Dauerläufe von 10, 15 oder 20 km Länge vor. Was mich betraf, hielt ich es für zu früh, solche Entfernungen in Angriff zu nehmen. Ich setzte auf eine andere Trainingsstrategie: den behutsamen, kontinuierlichen Formaufbau. Das redete ich mir zumindest ein.

Artgerechtes Verhalten

Der Marathonmann

Auffälligste Symptome:
ungesundes, hageres Aussehen
Typische Zielgruppe/Verbreitung:
Männer, die in die Jahre kommen
Vorteile:
Herz-Kreislauf-Prävention
Nachteile:
die gewonnene Lebenszeit geht für das Training drauf
Bewertung: ★★★

Irgendwie geriet mein Trainingsprogramm bald ins Stocken. Ich hörte zwar nicht auf zu joggen, doch Fortschritte machte ich auch keine mehr. Ich blieb bei meiner üblichen 8-Kilometer-Strecke und brachte nicht die Energie auf, größere Runden zu laufen. Ich redete mir immer wieder ein, dass ich nicht so ehrgeizig sei wie andere. Dass ich diesen permanenten Leistungsdruck im Sport nicht bräuchte, sondern zufrieden sei, wenn ich lief und meine Laufleistung nicht steigern musste.

Außerdem beobachtete ich argwöhnisch meine Beschwerden und Zipperlein. Das leichteste Herzstolpern war ein Warnhinweis. Sobald ich mich schlapp fühlte, dachte ich an all die Fachartikel und Zeitungsberichte über den plötzlichen Herztod beim

Sport, die mir in genauer Erinnerung geblieben waren. Waren in jüngster Zeit nicht sogar zwei Fußballprofis aus der Zweiten Bundesliga während des Trainings tot zusammengebrochen? Das waren immerhin durchtrainierte Profis und keine dilettierenden Freizeitsportler wie ich. Also ließ ich es langsam angehen, frei nach dem Motto: In der Ruhe liegt die Kraft.

Beim Joggen dachte ich wahlweise an mein Herz und daran, »was mit Papa passiert ist«, oder an Gerald Asamoah und seinen lebensgefährlich verdickten Herzmuskel. Bei dem freundlichen Nationalspieler des FC Schalke 04 ist ein Bereich des Herzens so stark angeschwollen, dass Asamoah jederzeit zusammenbrechen könnte. Er musste pausieren, seine Karriere schien bereits beendet, er wurde etliche Male untersucht. Seine Ärzte sagten ihm eine Wahrscheinlichkeit von weniger als 1 Prozent voraus, dass dies passieren würde. Das genügte ihm, um wieder Leistungssport zu treiben.

Was mich betraf, so musste ich jedenfalls etwas zur Vorbeugung gegen den vorzeitigen Herztod unternehmen. Und da war Lauftraining eine geeignete Möglichkeit. Ich stellte mir die Vielzahl zusätzlicher Kapillaren vor, die mein Kreislauf, aber auch meine Herzkranzgefäße durch das regelmäßige Training neu ausbilden würden. Ich genoss die Vorstellung, wie durch das Ausdauertraining meine Cholesterinwerte vermindert und das Verhältnis des »guten« HDL-Cholesterins zum »bösen« LDL-Cholesterin verbessert würde. Und außerdem hatte ich irgendwo aufgeschnappt, dass man nie an einem Herzinfarkt sterben würde, wenn man es einmal geschafft hatte, einen Marathon in weniger als vier Stunden zu laufen.

Andererseits waren da die Bedenken mancher Sportmediziner. Kein ernst zu nehmender Wissenschaftler stellt zwar den Nutzen von Ausdauersport grundsätzlich in Frage, doch es gibt auch die »Radikalenthese«, dass der Körper bei exzessiver Anstrengung vermehrt aggressive »freie Radikale« bilde, wodurch sich die Abnutzung der Gefäße und des Körpers beschleunige. Dass regelmäßiges Training den Tod hinauszögert, ist dagegen bis heute nicht zweifelsfrei bewiesen. Führende Sportärzte fassen es folgendermaßen zusammen: »Sportler leben zwar nicht länger, aber sie sterben gesünder.«

Im Sommer ging ich ein paar Mal ins Stadion, um längere Strecken als die bewährten 8 Kilometer zu laufen. Im Wald war mir das nie gelungen, zu sehr war ich auf meine übliche Strecke fixiert. Im Stadion zählte ich die Runden, biss die Zähne zusammen und wurde andauernd von munteren Sportstudentinnen überholt. Ich keuchte über die Tartanbahn und kam erschöpft, aber glücklich nach schier endlosen 20 km Kreisverkehr an. Es war Mitte August, noch sechs Wochen bis zum Marathon. Es geht das Gerücht, dass jeder die Marathonstrecke unter dem Zeitlimit von 6 Stunden bewältigen könne, der 20 km laufend hinter sich bringt.

Im September nahm ich in Köln am Brückenlauf teil. 15 km, die ich mit einiger Mühe, aber immerhin ohne Gehpause bewältigte. Im Oktober, beim Marathon, hatte ich dann nur ein Ziel: anzukommen – egal, wie lange es dauern würde. Die ersten 15 km lief ich noch gemeinsam mit Christoph, danach enteilte er, und ich war auf mich allein gestellt. Es war eine ziemliche Plackerei. Bei Kilometer 22 dachte ich erstmals daran, aufzugeben, doch neben mir lief ein Endvierziger mit erheblichem Übergewicht. Er schien meine Gedanken zu ahnen, jedenfalls sprach er mich an: »Wenn wir um diese Zeit mehr als 20 Kilometer hinter uns haben, schaffen wir es. Das ist mein fünfter Marathon, ich weiß das.« Die Prophezeiung des Dicken machte mir Mut. Ich hatte ein unglaubliches Triumphgefühl, als ich nach dem Wortwechsel ein wenig schneller lief und ihn hinter mir ließ.

Zwischen Kilometer 25 und 30 und dann wieder zwischen Kilometer 35 und 40 musste ich mehrmals Pausen einlegen und gehen. Ich wurde von 80-Jährigen überholt, von Übergewichtigen und von Frauen, die so enorme X-Beine hatten, dass man ihnen nicht zugetraut hätte, 5 Kilometer gehend zurückzulegen. Dann endlich war das Ziel auf der Domplatte nahe. Nach 5 Stunden und 34 Minuten passierte ich die Ziellinie. Ich war, wenn auch knapp, unter der Grenze von sechs Stunden geblieben. Nur wenige Läufer kamen nach mir an. Die Siegerehrung hatte vor zwei Stunden stattgefunden, die Fernsehübertragung war längst beendet, die Mehrzahl der anderen Teilnehmer hatte schon geduscht. Egal, ich hatte es geschafft.

Im folgenden Jahr nahm ich erneut am Köln-Marathon teil. Ich lief fast auf die Sekunde meine alte »Bestzeit« von 5 Stunden 34 Minuten – und war enttäuscht. Ich hatte mir diesmal eine bessere Zeit ausgerechnet: Unter 5 Stunden auf jeden Fall, vielleicht sogar unter 4 Stunden. Doch dann kamen die Krämpfe, außerdem hatte ich unendlichen Durst. Ich hatte bereits bei der Hälfte der Strecke schwere Beine, eine Freundin radelte ein paar Kilometer neben mir her und brachte mir eine Cola. Gegen Ende des Laufs traf ich auf zwei Gleichaltrige. Einer war bereits dreimal im Sanitätszelt gewesen, um sich »fit spritzen« zu lassen, der andere hatte »nur so« mitgemacht. Zu dritt liefen wir Hand in Hand über die Ziellinie. Ich redete mir ein, dass ich meine Zeit vom Vorjahr nicht hatte verbessern können, weil ich die Tage zuvor zu lange über die Frankfurter Buchmesse gelaufen sei. Ich hatte zu wenig trainiert.

Irgendwann in den nächsten Jahren möchte ich wieder an einem Marathon teilnehmen. In der Zwischenzeit trainiere ich. Nicht ehrgeizig, nicht verkrampft, es soll ja Spaß machen. Ich laufe, obwohl ich nicht besonders sportlich bin. Ich bin der, der häufig von anderen Läufern überholt wird. Ich bin der, den Freunde und Bekannte in wenigen Wochen leistungsmäßig einholen, wenn sie sich nach jahrelanger Lethargie entschließen, Sport zu treiben. Ich bin der, der regelmäßig läuft und sich trotz aller Anstrengung ein Lächeln abringt, wenn er von Älteren überholt wird. Ich bin der, der für sein Herz läuft und es dabei hin und wieder seltsam in der Brust hüpfen spürt.

IV. Leiden in der Abstiegsrunde: Krankheiten, die »out« sind

Vom Herzinfarkt zu Karoshi

Ein Herz kann man nicht reparieren.
Udo Lindenberg, genesener Infarktpatient

Der Japaner schläft nicht, das weiß man ja. Er hat nur Arbeit im Kopf, kaum Urlaub, und wenn er sich doch einmal einem seiner raren Freizeitvergnügen hingibt, handelt es sich meist um eine vom Betrieb organisierte Großveranstaltung, die er gemeinsam mit Kollegen im Anschluss an den Dienst besucht, die Aktentasche noch unter den Arm geklemmt. Das kann eigentlich nicht gesund sein. Dennoch gibt es in keinem Land der Welt so viele Hundertjährige wie in Japan.

Doch dies ist nur die äußere Fassade. Denn seit ein paar Jahren ist die japanische Öffentlichkeit alarmiert. Sie begehrt auf gegen die übermäßige Arbeitsfron – und beklagt ihre ersten Opfer. Besonderes Aufsehen erregte der Fall des 24-jährigen Eiji Harada. Gleich nach dem Studium hatte er einen lukrativen Job in einer der angesehensten und größten Werbeagenturen Tokios bekommen. Anfangs war der junge Texter mit der Arbeit zufrieden, doch dann wuchs sie ihm bald über den Kopf. Er blieb täglich bis weit nach Mitternacht im Büro und sparte sich immer öfter den einstündigen Heimweg in einen der Vororte der Hauptstadt. An solchen Abenden übernachtete er an seinem Arbeitsplatz oder in der nahe gelegenen Kanzlei seines

Beipackzettel

Karoshi

Auffälligste Symptome:
Tod durch Überarbeitung
Typische Zielgruppe/Verbreitung:
Japaner, männlich, jung – wachsende Popularität auch in anderen Ländern
Vorteile:
in Leistungsgesellschaften höchst angesehen
Nachteile:
nicht wiederholbar
Nutzwert: ★★★★

Vaters. Spätestens um 9 Uhr am anderen Morgen musste er wieder im Büro sein.

Nach acht Monaten Dauerbelastung konnte Harada nicht mehr. Trotz (oder wegen) aller Disziplin und Pflichterfüllung war der junge Mann am Ende seiner Kräfte. Ein Projekt mit einem wichtigen Großkunden schloss er noch ab. Als aber sofort danach die nächste Aufgabe drohte und zu seinen fast 50 Kunden noch weitere hinzukommen sollten, machte er seinem Leben ein Ende.

Harada litt an einer neuen, besonders in Japan verbreiteten Seuche: Karoshi. Was wie ein asiatisches Reisgericht klingt, sucht Japan seit einigen Jahren wie eine Epidemie heim. Am besten kann das Leiden mit »Tod durch Überarbeitung« oder »Sterben für die Firma« übersetzt werden. Offiziell werden in Japan bislang nur etwa 100 Karoshi-Fälle jährlich anerkannt. Schutzvereinigungen und Selbsthilfegruppen sprechen jedoch von Zehntausenden Opfern.

Auch die Familie von Eiji Harada musste um die Anerkennung des beruflich bedingten Freitods kämpfen und zog vor Gericht. Im Frühjahr 1996 wurden der Familie 120 Millionen Yen Schadensersatz zugesprochen. Der Vorsitzende Richter schrieb in seiner Urteilsbegründung über die verzweifelte Lage Haradas:

Artgerechtes Verhalten

Distress-Opfer

Auffälligste Symptome:
klagt ständig über »Stress«, Überforderung und Überlastung; häufigster Satz: »Ich brauche dringend Urlaub«
Typische Zielgruppe/Verbreitung:
Männer wie Frauen mittleren Alters
Vorteile:
kurzfristiges Mitleid
Nachteile:
langfristiges Bedauern: der/die Arme bekommt sein/ihr Leben nicht in den Griff, denn Stress hat ja heutzutage jeder
Bewertung: ★★

»Der Erleichterung nach dem Ende einer Kampagne folgte die Einsicht, dass er am nächsten Tag wieder so lange arbeiten müsste.« Deshalb sei die Werbeagentur für den Tod ihres jungen Mitarbeiters verantwortlich. Doch das Unternehmen ging in die Berufung. Das Verfahren ist noch nicht beendet.

Krank machende Überforderung am Arbeitsplatz, die bis zum Suizid führen kann, ist keineswegs nur ein japanisches Phänomen. Auch in anderen Ländern scheitern gerade die besonders Ehrgeizigen und Erfolgsverwöhnten an fremden oder selbst erhobenen Ansprüchen, kapitulieren vor der ständig wachsenden Informationsflut und immer neuen Aufgaben und Anforderungen. Körper und Seele rebellieren – und irgendwann scheint nur noch ein Ausweg zu bleiben: Selbstmord. So ist der Freitod denn auch die häufigste Todesursache bei den 30- bis 40-Jährigen im beschaulichen Basel. Überforderung durch Erfolgsdruck und eine calvinistische Moral, die vom Einzelnen Aufopferung und Entsagung für den Beruf fordert, geben manchem eidgenössischen Leistungsträger den Rest.

Der Zusammenhang zwischen hoher Arbeitsbelastung und Krankheit ist jedoch längst nicht so eindeutig, wie lange angenommen. Noch vor wenigen Jahren schien es eine Selbstverständlichkeit: Wer immer nur an den Job denkt, ständig von Termin zu Termin hetzt und vom Ehrgeiz zerfressen wird, hat einen hohen Preis dafür zu zahlen. Die ambitionierte Führungskraft bekommt irgendwann die Managerkrankheit – meist war das gleichbedeutend mit einem Herzinfarkt und dem jähen Karriereknick.

Erst dieser Schicksalsschlag konnte den rastlos Strebenden zum Umdenken bewegen, und manchmal führte dies sogar dazu, dass ein ehemaliger Workaholic seine Lebensgewohnheiten umstellte und plötzlich vegetarisch kochte, Zen-Übungen befolgte und mit dem Joggen anfing. Bei vielen Infarktopfern kam diese Einsicht allerdings zu spät: »Ein Herz kann man nicht reparieren«, sang schon Deutschlands Altrocker und prominenter Infarktpatient Udo Lindenberg und schuf damit die Hymne für all diejenigen, die nach einem Herzschlag nicht mehr an alte Leistungen anknüpfen können.

Psychologie und Arbeitsmedizin hatten bald den für einen Herzinfarkt besonders anfälligen Persönlichkeitstyp identifiziert: die »Typ-A-Persönlichkeit«, das Alpha-Männchen, das in jeder Gruppe die Führungsposition einnimmt und ständig auf dem Sprung ist – immer bereit, neue Herausforderungen anzunehmen, immer nur Karriere, Geld und die Konkurrenz im Kopf. Der gesunde Gegenentwurf zu diesem ebenso krankhaften wie verbissenen Opfer seiner selbst war der entspannte Genießer, der bei einem guten Glas Wein die Füße hochlegt und auch sonst den lieben Gott einen guten Mann sein lässt. Wahlweise erfüllte auch der wenig ambitionierte Angestellte das Bild des gesunden Mitbürgers: Schließlich hatte er wenig Stress, hatte sich mit seinem Job abgefunden und räumte Familie und Freizeit höhere Priorität ein als dem beruflichen Fortkommen. Damit schonte er seine Gesundheit und tat etwas Gutes für sein Herz.

Es wurde fast schon zum Gassenhauer: Alle hatten Stress, alle fühlten sich überlastet und mit zu vielen Anforderungen in Beruf, Freizeit und Familie konfrontiert. Stress schien seit den siebziger Jahren die Zivilisationsplage Nummer eins zu sein. Ob Müllmann, Manager oder Muttchen am Herd – alle litten und leiden bis heute darunter. Wenn die Gesundheit irgendwann nicht mehr mitmachte, lag die Erklärung auf der Hand: Natürlich waren der permanente Stress und die Dauerbelastung schuld daran, dass der Körper rebellierte.

Doch dann kam die Zeit der Ernüchterung. Die Gleichung, viel Arbeit führe zu viel Stress und mache die Menschen krank, ging nicht mehr auf. In mehreren großen Untersuchungen wurde festgestellt, dass Führungskräfte seltener einen Infarkt erlitten als die Arbeiter und Angestellten ihres Betriebes.

Das Stress-Modell schien in seiner bisherigen Einseitigkeit nicht mehr zu taugen. Es musste modifiziert werden. Forscher fanden flugs einen Ausweg und unterteilten den Stress fortan in Eustress und Distress. Eustress, das war der »gute«, der positive

Der Eustress-Genießer

Auffälligste Symptome:
Dauergrinsen des Alpha-Männchens; behauptet von sich: »Ich bin stressresistent und brauche kaum Schlaf«; neben seinem Job als Geschäftsführer ist er Extremsportler, hat fünf Kinder und übersetzt in der Freizeit bulgarische Liebeslyrik
Typische Zielgruppe/Verbreitung:
Führungskräfte mit gesunder Haut, vollem Haar und attraktivem Partner
Vorteile:
Geld, Sex, Erfolg
Nachteile:
kurze Halbwertzeit
Bewertung: ★★★★

Stress – wenn die Belastung einer guten Sache diente oder die Anstrengung irgendwann von Erfolg gekrönt war. Diese Art Stress sei zwar mit Anforderungen verbunden, bringe den Betroffenen aber voran, die Ziele würden erreicht. Das war eine ebenso neue wie revolutionäre Erkenntnis: Hohe Arbeitsbelastung war eine Frage der Wahrnehmung. Stress konnte Spaß machen.

Distress hingegen sei negativ erlebter Stress. Das Gefühl ständiger Überforderung und Überlastung, ohne an den Umständen etwas ändern zu können. Und Distress erlebten kleinere und mittlere Angestellter notwendigerweise häufiger als Führungskräfte, die es selbst in der Hand hatten, etwas an ihrem beruflichen Umfeld zu ändern.

Kein seriöser Wissenschaftler würde heute bestreiten, dass Stress Herz und Kreislauf schädigen kann. Bis zu 10 Prozent der jährlich rund 100 000 Herzinfarkte in Deutschland könnten durch ein stressfreieres Arbeitsumfeld vermieden werden. Es kommt allerdings darauf an, wie der Stress vom Einzelnen wahrgenommen wird. Nach einer Umfrage des Instituts für Demoskopie in Allensbach im Frühjahr 2002 empfinden 77 Prozent der leitenden Angestellten und Beamten Stress immer wieder auch als ein positives Gefühl. 43 Prozent der Führungskräfte erlebten gelegentlich positiven Stress während der Arbeit, bei den Freiberuflern und Selbständigen waren es sogar 53 Prozent.

All das hat dazu beigetragen, dass Stress und Herzinfarkt nicht mehr zwangsläufig als Zwillingspaar von Ursache und Folge gesehen werden. Der Infarkt ist im Ansehen gesunken, seit er nicht mehr die Krankheit für ein Übermaß an bürgerlichen Tugenden wie Fleiß, Ehrgeiz und Erfolgsstreben ist. Das hat sich auch auf die Erforschung des Herzinfarkts ausgewirkt. Über Jahrzehnte hinweg waren die Ursachen eines Herzinfarkts für Mediziner eindeutig gewesen: Ungesunde Ernährung, Bluthochdruck, Übergewicht, erhöhte Blutfette, Rauchen und Bewegungsmangel führen – bei entsprechender erblicher Veranlagung – bei Männern zum frühzeitigen Infarkt. Lediglich das genaue Zusammenspiel der verschiedenen Faktoren war noch unbekannt. Mit Keimen und Infektionskrankheiten hatte der plötzliche Herztod jedenfalls nichts zu tun.

Seit den frühen neunziger Jahren sieht das anders aus. Experten streiten bis heute darüber, ob Keime wie Chlamydien und Helicobacter nicht zu einem vorzeitigen Infarkt beitragen. Durch eine frühere Infektion mit diesen Erregern – so die Hypothese – komme es zu einer Entzündung der Blutgefäße und damit zu Vernarbungen, an denen sich Fett und Kalk ablagerten und das Gefäß verstopften.

Auch wenn derzeit nur eine Minderheit der Mediziner an die These vom Infarkt durch Infekt glaubt, gibt es immer wieder überraschende neue Indizien für den Zusammenhang zwischen Keimen und Herzkrankheiten. So zeigte sich in einer kürzlich veröffentlichten Studie, dass mit Antibiotika behandelte Patienten ein um 40 Prozent vermindertes Risiko für einen Infarkt gegenüber den Probanden mit Placebo hatten. Dies galt auch für Patienten, bei denen gar keine Keime mehr nachgewiesen werden konnten.

Selbst Grippeviren scheinen dem Herz gefährlich werden zu können. Jedenfalls ließ sich durch eine Grippeimpfung die Rate der Herzinfarkte stärker senken als durch eine operative Aufweitung der Herzkranzgefäße. Durch die Impfung werden die weißen Blutkörperchen und andere Abwehrstoffe des Körpers aktiviert. Womöglich wird dadurch eine Entzündung in den Blutgefäßen unterdrückt und so ein Infarkt vermieden.

Trotz dieser Erkenntnisse gibt es natürlich immer noch Manager, die einen Herzinfarkt erleiden – immerhin sind 42 Prozent aller Todesfälle in den USA auf Erkrankungen von Herz und Kreislauf zurückzuführen. Aber mittlere Angestellte und Arbeiter, die in ihrem beruflichen Fortkommen seit Jahren auf der Stelle treten, sind weitaus häufiger von einem Infarkt betroffen. Gerade wenn die Karriere stockt und sich das berufliche Umfeld auf absehbare Zeit nicht verändern lässt, macht diese Gruppe nur äußerst selten die Erfahrung, dass Stress auch Spaß machen kann. Statistisch haben sozial benachteiligte Menschen aus unteren Schichten ein wesentlich höheres Risiko, Herzprobleme zu bekommen. Außerdem ernähren sich Personen mit geringerer Schulbildung weniger bewusst, sie sind weniger sportlich, häufiger übergewichtig und rauchen häufiger.

Mittlerweile ist dies auch den Arbeitgebern aufgefallen. Sie haben ein Interesse daran, dass ihre Mitarbeiter gesund sind. Und so zahlen immer mehr Unternehmen den Gesundheits-Check ihrer Führungskräfte, ermutigen zum Sport und initiieren Anti-Stress-Seminare. Mit rund 2,50 Euro pro Versichertem unterstützen hier zu Lande die Krankenkassen solche Aktionen.

Das klingt gut und vielen Mitarbeitern geht es tatsächlich besser, wenn sie an solchen Programmen teilnehmen. Doch eine Untersuchung, die 1996 alle derartigen Maßnahmen auswertete, kam zu einem ernüchternden Ergebnis: Ökonomisch gesehen bringt »Stressmanagement« gar nichts. Weder die Zahl krankheitsbedingter Fehltage noch die Berufsunfähigkeit ging zurück. Und die Produktivität des Unternehmens wurde ebenfalls nicht gesteigert.

Für Psychiater und Psychologen ist dies kein Wunder. Denn nicht nur eine individuelle Behandlung der Symptome scheint bei Stressopfern nötig, sondern auch eine Veränderung der äußeren Umstände, das heißt vor allem der Arbeitswelt. Ein berufliches Klima, das die Selbstachtung und die Identifikation mit der Firma fördert und bei flachen Hierarchien die Kommunikation erleichtert, hat Auswirkungen auf das Befinden der Mitarbeiter.

So ließ sich ein schwedisches Unternehmen aus der Telekommunikationsbranche darauf ein, regelmäßig Probleme im Team zu besprechen und seine Mitarbeiter alle zwei Wochen an Gruppensitzungen mit Psychologen teilzunehmen zu lassen. Nach zwei Jahren führte dies zu erstaunlichen Ergebnissen: Unter den Angestellten gab es weniger Angstkranke und Depressive, mehr Zufriedenheit und Ausgeglichenheit. Auch die Arbeitgeber hatten etwas davon: Sie schätzten den durch die veränderte Unternehmensstruktur erzielten Produktivitätsgewinn ihrer Firma auf 20 Millionen Euro. Ein Einzelfall, sicherlich. Sollte er jedoch Schule machen, könnte er dazu führen, dass das Wort »Karoshi« nicht mehr in andere Sprachen übersetzt zu werden braucht.

Vom Magengeschwür zum Reizdarm

Immer wenn meine Eltern abends wegwollten, bekam ich Bauchweh. Das ging während der gesamten Grundschulzeit so, besonders in der dritten und vierten Klasse. Sie mussten bloß ankündigen, dass sie nur eben noch zu den Nachbarn, zu Freunden oder zum Elternabend wollten, schon zwickte es mich dumpf in Magen und Darm, mir wurde flau und manchmal regelrecht übel.

Meine Mutter hatte meiner älteren Schwester und mir schon früh von den Gefahren eines jungen Lebens erzählt – von Einbrechern, Sittenstrolchen und bösen Männern, die kleinen Kindern auflauern und sie in ihr Auto zerren wollen. Sobald meine Eltern sich abends verabschieden wollten, kamen mir die Schilderungen meiner Mutter in den Sinn und ich stellte mir lebhaft vor, wie finstere Gestalten unser Kellerfenster aufbrachen oder sich anderweitig Zugang zu unserem Haus verschafften. Und schon hatte ich Bauchschmerzen.

Meine Mutter setzte sich auf mein Wehklagen hin sofort voller Sorge an mein Bett, kochte Kamillentee und machte eine Wärmflasche. Manchmal holte sie eine Schüssel, um ein größeres Malheur auf dem Teppich zu verhindern. Die Bauchschmerzen waren dann meistens schnell wieder ver-

Beipackzettel

Unklare Bauchschmerzen

Auffälligste Symptome:
diffuses Grummeln, Übelkeit, manchmal Erbrechen
Typische Zielgruppe/Verbreitung:
Empfindsame aller Länder; Frauen neigen zu Bauchschmerzen, Männer zu Rückenschmerzen
Vorteile:
anerkanntes Leiden; große Bandbreite möglicher Ursachen – von leichter Magenverstimmung bis zum akuten Darmverschluss
Nachteile:
Mundgeruch; unangenehme Diagnostik (Magenspiegelung!), wenn man es so weit kommen lassen will
Nutzwert: ★★★

schwunden, denn meine Mutter blieb an diesen Abenden zu Hause und alles wurde gut.

Als ich älter war, verriet meine Mutter mir, dass sie und mein Vater an solchen Abenden doch noch manchmal weggefahren waren, nachdem ich eingeschlafen war. Ich kam mir nachträglich hintergangen vor. Zu Beginn der Pubertät verflüchtigte sich mein berechenbares Bauchweh dann bald, denn irgendwann zu dieser Zeit leuchtete mir ein, dass es unwahrscheinlich war, dass Einbrecher gerade unser Haus heimsuchten. Bei unserem Zahnarzt beispielsweise war viel mehr zu holen. Falls sie sich aber doch zu uns verirren sollten, würden sie sicher im Erdgeschoss bleiben, wo das Wohnzimmer war. Im ersten Stock befanden sich ja nur die Schlafzimmer.

Seit diesen Kindertagen hat sich mein Bauch als nicht mehr besonders empfindlich erwiesen. Vor Prüfungen oder unangenehmen Terminen grummelt er etwas, und manchmal sind Schmetterlinge darin zu Hause, das ist erträglich und das ist alles. Dafür erweckte ein anderer Bauch in der Schulzeit bald mein verstärktes Interesse: der meiner Mitschülerin Martine. Martine war intelligent, ziemlich blass, ziemlich launig und gut in Französisch. In der 8. und 9.Klasse fehlte sie plötzlich sehr lange. Es hieß, dass sie operiert werden müsse. Nur weil sie so gut in der Schule war und den versäumten Stoff schnell aufholen konnte, musste sie die Klasse nicht wiederholen.

Als Martine dann wieder regelmäßig zur Schule kam, zeigte sie stolz, aber auch ein wenig verschämt ihre Narben. Ihr Bauch war überzogen davon. Für sie schienen die vielen Operationen eine Selbstverständlichkeit zu sein. Sie hätte eben immer wieder Bauchschmerzen gehabt, sagte sie, und deswegen hatten ihr die Ärzte ein Stück Darm entfernt. Nach der Operation gab es unerwartete Komplikationen, eine Darmverschlingung, so dass »noch mal aufgemacht« werden musste, wie Martine es nannte. Ich stellte mir das sich wild verschlingende Gedärm in Martines Bauch vor und war froh, dass meine Därme inzwischen in geordneten Bahnen verliefen. Nach der erneuten Operation ging es

Martine zwar wieder besser, doch als sich abermals Beschwerden einstellten, entschlossen sich die Mediziner, ein weiteres Stück Darm zu entfernen.

Ich war beeindruckt. Martine war eine Zeit lang unumstritten der Star in unserer Klasse. Schließlich hatte sie frische Narben und einiges hinter sich. Besonders erstaunlich war die scheinbare Zwangsläufigkeit all dieser medizinischen Eingriffe: Bauchweh gehabt, Bauch auf, Bauch zu, danach gab es eine Komplikation – und die ganze Prozedur begann von vorne. Dagegen war mein Bauchdrücken aus der Grundschulzeit wirklich Kinderkram. Damals halfen noch Kamillentee und ein paar tröstende Worte von Mama. Martine hingegen musste richtig unters Messer.

Was Martine damals genau hatte, weiß ich nicht. Vielleicht eine chronische Blinddarmreizung oder eine chronisch entzündliche Darmerkrankung wie Morbus Crohn oder Colitis ulcerosa. Das sind langwierige und lästige Leiden, die häufig jüngere Menschen betreffen und manchmal nur durch eine teilweise Darmentfernung behandelt werden können.

Noch ziemlich in Mode war seinerzeit das Magengeschwür, lange Zeit bevorzugtes Beschwerdebild der Empfindsamen. Magengeschwüre würden durch Stress verursacht und seien eine psychosomatische Erkrankung, hieß es bis weit in die achtziger Jahre hinein. Und Martine hatte es, soweit ich mich erinnere, zu Hause nicht ganz leicht. Magen- und Zwölffingerdarmgeschwüre wurden – neben Krankheiten wie Asthma bronchiale, Essen-

Beipackzettel

Chronische Appendizitis

Auffälligste Symptome:
Schmerzen im rechten Unterbauch
Typische Zielgruppe/Verbreitung:
junge, schlanke, blasse Mädchen kurz vor, während und nach der Pubertät
Vorteile:
anerkanntes Leiden; große Bandbreite akute bis dramatische Symptomatik, die sich bei zu häufiger Wiederholung aber abnützt
Nachteile:
drohende Operation; wenn der Wurmfortsatz entfernt wurde, ist die Krankheit nicht mehr zu gebrauchen; Beschwerden sind dann nur noch als »Reizdarm« möglich
Nutzwert: ★★

tielle Hypertonie, Migräne, Neurodermitis, Hyperthyreose, Diabetes mellitus und Rheumatoide Arthritis, die als »klassische Sieben« der Psychosomatik galten, – zu den typischen Krankheiten gezählt, bei denen sich seelisches Leid körperlich ausdrückt.

Doch zu Beginn der achtziger Jahre kam unerwartete Kunde aus Australien. Barry J. Marshall und J. Robin Warren beschrieben den Keim *Helicobacter pylori* und identifizierten ihn als Ursache für die Mehrzahl der Magengeschwüre. Es gab massive Widerstände gegen die Hypothese der beiden Forscher, bis Marshall 1985 im Selbstversuch der entsprechende Nachweis gelang. Er ließ sich endoskopieren und trank anschließend eine Bakterienbrühe mit Helicobacter. Wenige Tage später bekam der Wissenschaftler Magenbeschwerden und entwickelte eine Gastritis.

In den nächsten Jahren wurde die Hypothese immer wieder bestätigt. Entscheidend trug dazu auch eine im Fachblatt *Lancet* 1988 veröffentlichte Untersuchung bei, wonach Magengeschwüre mittels Antibiotika geheilt werden konnten. Die Sensiblen dieser Welt mussten sich ein anderes Symptom suchen, in dem sich ihr Leiden manifestierte. Und die Mediziner mussten umdenken: Bei Magengeschwüren handelt es sich um eine Infektionskrankheit. Die Mikrobiologie ist an die Stelle der Seelenerkundung getreten. Antibiotika statt Psychotherapie.

Psychosomatische Ärzte gaben allerdings zu bedenken, dass auch nach der Entdeckung von *Helicobacter pylori* noch unklar sei, warum manche Menschen ein Magengeschwür bekommen und andere nicht. Schließlich hätten mehr als 90 Prozent der Menschen schon einmal Kontakt mit dem Keim gehabt, doch nur ein Bruchteil von ihnen habe Beschwerden entwickelt. Handelt es sich also doch um ein psychosomatisches Leiden, bei dem die Bakterien nur zu Beschwerden führen, wenn der Mensch bereits psychisch angeschlagen ist?

Vielleicht hatte Martine auch an einem »Reizdarm« gelitten – wiederkehrende Schmerzen in Bauch und Gedärmen, unklare Symptome, die mit Unwohlsein, Übelkeit und Appetitlosigkeit einhergehen. Das passte. Und weil sie nicht mehr weiterwussten, entschlossen die Ärzte sich irgendwann zur Operation. Allerdings war der »Reizdarm« Ende der siebziger Jahre, zur Zeit von Martines Operationen, noch eine ziemlich unbekannte Diagnose – und deswegen gleich den Bauch aufzumachen, wäre sicher übertrieben gewesen. Es gab nur wenige verstreute Berichte über den Reizdarm in der Fachliteratur, zumeist Einzelfallberichte. Zehn, zwanzig Jahre später war das anders. Inzwischen gab es zahlreiche Artikel zum »irritablen Kolon«, dem »spastischen Kolon« und dem »irritable bowel syndrome«, wie die Beschwerden auch genannt wurden. Schätzungen gingen davon aus, dass in manchen Ländern ein Viertel der Bevölkerung an den unklaren Malesten im Darm litt. Eine regelrechte Epidemie war das – und zugleich ein lukratives Behandlungsfeld, das die Medizin sich bisher kaum erschlossen hatte.

Dies sollte sich ändern. Im Januar 1998 trafen sich die Mitglieder der Deutschen Gesellschaft für Verdauungs- und Stoffwechselkrankheiten in der niedersächsischen Stadt Celle, um einen »Konsensusbericht« zum »Reizdarmsyndrom« zu erarbeiten. »Konsensus« ist seit ein paar Jahren *das* Modewort in der Medizin. Wer an einem Konsensus beteiligt ist, hält sich schon allein deshalb für einen Experten. Bei einem Konsensus sollen die neuesten und besten wissenschaftlichen Studien berücksichtigt werden, um in Einigkeit mit anderen Kollegen eine Beschreibung von Krankheiten, ihrer Diagnose und Therapie zu erstellen.

Beipackzettel

Reizdarm

Auffälligste Symptome:
es zwickt und zwackt mal rechts mal links, mal oben, mal unten; der Stuhlgang ist mal zu hart, mal zu weich, mal zu häufig, mal zu selten; wenig Appetit
Typische Zielgruppe/Verbreitung:
Frauen häufiger als Männer
Vorteile:
noch unklar, weitere Konsensusberichte sind erforderlich
Nachteile:
aufwändige und unangenehme Diagnostik (Spiegelungen, Entnahme von Stuhlproben!); Patienten gelten bei Medizinern als lästig, da man doch nichts findet
Nutzwert: ★★

In Wirklichkeit handelt es sich bei den meisten Konsensusberichten um eine Art medizinisches Stimmungsbild, das sich aus den gängigen Vorurteilen der Ärzte und den Früchten der Lobbyarbeit aller Beteiligten zusammensetzt. Einer rigiden wissenschaftlichen Überprüfung, wie sie etwa die Vertreter einer evidenzbasierten Medizin fordern, hält ein Konsensusbericht selten stand. Mit der Einigkeit dürfte es in Celle auch nicht so weit her gewesen sein. Immerhin dauerte es anderthalb Jahre, bis die Teilnehmer ihr Manuskript fertiggestellt hatten und es bei einer Fachzeitschrift einreichen konnten.

Das Papier förderte Erstaunliches zutage. In jenen Ländern, in denen bereits Studien über das Reizdarmsyndrom erstellt wurden – das sind die USA, England, Skandinavien, die Niederlande, Japan und Deutschland – seien zwischen 6,6 und 25 Prozent der Bevölkerung von dem hartnäckigen Leiden betroffen. Hier schien ein Volksleiden, von der Forschung weitgehend unbeachtet, neu entdeckt worden zu sein. Ganz so schlimm konnte es aber nicht sein, denn nur ungefähr 20 Prozent der Betroffenen suchen deswegen einen Arzt auf. In allen Ländern leiden Frauen häufiger als Männer unter den Beschwerden.

Was den Leuten zu schaffen macht, sind Bauchschmerzen vor und während des Stuhlgangs. Der Stuhlgang selbst ist verändert, was seine Häufigkeit, Konsistenz und Passage angeht. Häufig haben die Betroffenen Blähungen und das Gefühl, ihr Leib sei aufgetrieben. So erkannten die Konsensusexperten in Celle denn auch, dass das »Reizdarmsyndrom als Krankheitsentität« von der »Reizdarmsymptomatik als Befindlichkeitsstörung« abgegrenzt werden müsste.

Vor eben dieser Frage standen auch meine Eltern, als sie meine damaligen Beschwerden richtig einordnen wollten. Zum Glück für mich gingen sie nie zum Arzt mit mir, wenn ich periodisch über Bauchdrücken und -zwicken klagte.

Erinnerungen an den Geschlechterkampf: Migräne

Migräne sind Kopfschmerzen, auch wenn man keine hat.
Erich Kästner, *Pünktchen und Anton*

Sie sieht immer irgendwie gereizt aus. Angespannt, unzufrieden, verkniffen. Heute ist sie besonders blass, und wieder hat sie diese kleine, senkrechte Falte zwischen den Augenbrauen, die sie so leidend aussehen lässt. Ihren Beruf im Verlag nimmt sie sehr ernst, gerade jetzt, wo die Auftragslage nicht rosig ist. Die 36-Jährige ist seit vier Jahren mit einem Kollegen zusammen, eine Wochenendbeziehung, obwohl ihr die ewige Pendelei zwischen Köln und Hamburg mächtig auf die Nerven geht. Eine Änderung der Situation ist aber leider nicht in Sicht, denn er hängt an seinem Job und findet so schnell keinen vergleichbaren. Ihr geht es ähnlich.

Wenn die beiden sich dann am Freitagabend oder auch erst am Samstagmittag sehen, hat er sich eine Menge vorgenommen und etliche Aktivitäten geplant. Sie ist hingegen meistens froh, erst mal ausspannen und mit ihm gemeinsam zur Ruhe kommen zu können. Sind sie abends bei Freunden eingeladen, muss sie sich manchmal vorzeitig verabschieden. »Ich brauche Zeit für mich«, sagt sie dann, »und außerdem habe ich Migräne.«

Manchmal nervt das ganz schön. Besonders abends ist sie unberechenbar. Und auch das Liebesleben der beiden leidet unter ihren Migräneanfällen. Er will Nähe, will schmusen, sie kann die zarteste Berührung kaum ertragen. Im abgedunkelten Zimmer liegt sie auf dem Bett, keine Musik, kein Fernseher, das Telefon ist abgestellt. Sie riecht dann auch ein bisschen komisch. Meist hat er Verständnis für sie, macht ihr einen Tee und lässt sie in Ruhe. Manchmal findet er, dass sie sich »nicht so anstellen« solle und sich »zusammenreißen« könnte. Wo sie doch nur so wenig Zeit miteinander verbringen können.

In solchen Momenten fallen ihm schlechte Filme und Fernsehserien aus den siebziger Jahren ein, in denen sich hysterische Frauen theatralisch den Handrücken vor die Stirn hielten, um mit leidender Stimme mitzuteilen: »Heute nicht, Schatz, ich habe meine Migräne.« Im Film stöckelten sie dann davon. In der nächsten Einstellung zeigte sich, dass die Migräne nur vorgetäuscht war – eine weibliche List, um sich unangenehmen Aufgaben oder männlichen Annäherungsversuchen zu entziehen.

Vielleicht hat die Migräne deshalb einen schlechten Ruf als nicht ganz ernst zu nehmende Krankheit – weil sie früher oft wie eine schlechte Ausrede daherkam. »Und am Nachmittag ist der Frau Generaldirektor unwohl und sie nimmt sich ihre Migräne«, schrieb bereits Erich Kästner in seinem Kinderbuchklassiker *Pünktchen und Anton*. Nicht jeder, der gelegentlich über Kopfschmerzen klagt, hat deswegen gleich Migräne. Und deshalb wird die Migräne häufig als Lappalie abgetan – zum Leidwesen der vielen Betroffenen.

Beipackzettel

Migräne

Auffälligste Symptome:
Blässe, Übelkeit und Gereiztheit; »Schatz, heute nicht«
Typische Zielgruppe/Verbreitung:
Frauen von 20 bis 50 – danach wird es seltener; ehrgeizige Frauen mit überzogenen Ansprüchen an sich und andere; Männer in unglücklichen Beziehungen
Vorteile:
er/sie geht auf Distanz; bei Männern ein gewisser Exotenbonus
Nachteile:
er/sie geht auf Distanz; Mundgeruch; altmodische Erkrankung; seit Jahren tritt die Behandlung auf der Stelle, wenig spektakuläre Beschwerden
Nutzwert: ★

Es gibt Schätzungen, wonach in Deutschland mindestens acht Millionen Menschen an Migräne leiden, das wären 10 Prozent der Bevölkerung. Wie immer wird eine weit höhere Dunkelziffer vermutet. Der kollektive Kopfschmerz hat enorme wirtschaftliche Folgen: Die Kosten für auf Migräne zurückzuführende Fehltage werden auf 1,5 Milliarden Euro im Jahr beziffert. Außerdem werden jährlich rund 700 Millionen Euro für freiverkäufliche Kopfschmerz- und Migränemittel ausgegeben. Für die auf Rezept verordneten Medikamente gegen Kopfschmerz sind es noch einmal 75 Millionen Euro. Und die Folgekosten durch Missbrauch der Arzneien gegen das Hämmern im Kopf betragen nach Schätzungen von Gesundheitswissenschaftlern weitere 90 Millionen Euro.

Die Schmerzgeplagten haben häufig eine Odyssee durch diverse Arztpraxen hinter sich. Von vielen Medizinern werden sie als Simulanten abgetan oder sie gelten als »psychisch auffällig« und wenig belastbar. Gemeinsam ist den an Migräne Leidenden die Erfahrung, dass die Ärzte ihnen nur selten weiterhelfen können und die Forschung bisher nichts entscheidend Neues entwickelt hat. »Die nehmen uns doch nicht wirklich ernst«, sagt ein Mitglied einer Selbsthilfegruppe. Vielleicht sind auch deshalb die Mittel gegen das Hämmern und Stechen im Kopf seit Jahrzehnten die gleichen geblieben: Aspirin, Paracetamol und Co. Und viele Betroffene haben die leidvolle Erfahrung gemacht, dass sie sich immer wieder mit den Krankenkassen um die Erstattung der Behandlungskosten streiten müssen.

Um den Leidenden besser helfen zu können, wurde 1994 die Migräne-Liga e.V. gegründet. Sie will den Erfahrungsaustausch fördern, Selbsthilfegruppen initiieren und den Informationsfluss beschleunigen. Die Migräne-Liga hat zehn goldene Regeln aufgestellt, die sie den Betroffenen empfiehlt. Besonders wichtig sei die Stärkung der Eigenverantwortung der Migräniker. Sie sollten erkennen, dass sie an ihrem Befinden etwas ändern können, dass sich die Symptome beeinflussen ließen und nicht als Schicksalsschlag hingenommen werden müssten. Migränepatienten sind stärker als die meisten anderen Kranken auf eine regelmäßige Lebensführung angewiesen. Wenn sie die Auslöser für ihre Beschwerden kennen – Schlafmangel, bestimmte Lebensmittel oder eine spezielle Belastungssituation –, haben sie es oft selbst in der Hand, eine Besserung herbeizuführen.

Was dabei herauskommt, wenn alle Maßregeln konsequent durchgehalten werden, sind allerdings erhebliche Einschränkungen im Alltag, ein Leben auf Sparflamme: Schließlich soll der Schlaf ausreichend und regelmäßig sein, bei der Ernährung ist darauf zu achten, dass sie nicht zu viel Süßigkeiten, Fett, Zitrusfrüchte, Alkohol und Kaffee enthält. Auf Fertigprodukte sollte möglichst ganz verzichtet werden, denn sie könnten das schlecht verträgliche Glutamat enthalten. Zigaretten sind natürlich tabu. Außerdem sollen sich die Betroffenen vor zu viel Lärm und zu viel Licht (auch vor zu viel Sonne!) schützen und »starke Gemütsregungen« bei Lektüre, Fernsehen und im Gespräch meiden.

Weiterhin wird Migränikern empfohlen, sich Entspannungstechniken wie Yoga, Autogenes Training oder Meditation anzueignen und sich keinesfalls an die regelmäßige Einnahme von Schmerzmitteln zu gewöhnen, die wiederum selbst zu Schmerzen führen, sie verschlimmern und manchmal erneute Migräneattacken auslösen könnten. Ein Teufelskreis, der zu einem immer häufigeren und höher dosierten Tablettenkonsum führen kann.

Artgerechtes Verhalten

Der Asket

Auffälligste Symptome:
Idealgewicht, Joschka-Fischer-Gedächtnisfalten, griesgrämig-zerknirschter Gesichtsausdruck, Humorlosigkeit
Typische Zielgruppe/Verbreitung:
Männer wie Frauen, die in die Jahre kommen
Vorteile:
man sieht den Asketen ihr Leiden an
Nachteile:
soziale Ausgrenzung
Bewertung: ★

So weit, so schlecht für die Betroffenen. Wir stellen uns diese sich selbst kasteienden Menschen vor, die sich penibel an die Regeln der Migräne-Liga halten und dafür Lebensfreude und Lustgewinn auf Erden entsagen müssen. Solche Musterpatienten gibt es nicht. Oder anders gesagt: Um ein solches Kreuz auf sich zu nehmen, muss der Leidensdruck schon außerordentlich groß sein.

Bei Arno E. ist das vielleicht der Fall. Der 43-Jährige aus Heilbronn arbeitet als Krankenpfleger in einer städtischen Klinik. Außer zur Arbeit verlässt er kaum noch das Haus, denn Arno E. ist vorsichtig, introvertiert, zurückhaltend. Vielleicht könnte man ihn auch ängstlich nennen. Er macht es sich zu Hause bequem, liest viel, kümmert sich liebevoll um die Wohnung und hat gelernt, mit sich auszukommen. Wenn er etwas vorhat, ist er ein akribischer Planer und äußerst detailverliebt. Alles will gut vorbereitet sein.

Seine Frau ist spontaner und unternehmungslustiger als er, doch verbringt sie ihre Freizeit schon seit Jahren ohne ihn. Denn immer, wenn er sich nach langem Vorlauf doch zu einem gemeinsamen Besuch bei Freunden, einem Ski-Wochenende oder einem Kurzurlaub aufraffen will, wird nichts daraus. Er bekommt Migräne und muss leider kurzfristig absagen. Eine glückliche Ehe sieht anders aus.

In der Garage von Arno E. stapeln sich – weitgehend unbenutzt – die Insignien der Freizeitgesellschaft: Carving-Ski, Mountainbike und Surfbrett, Wanderstiefel, Zelt und Iso-Matte. Das Geld für die Sportgeräte hätte anders angelegt werden können, sagen Freunde. Aber zu leiden scheint Arno E. nicht. Die anderen sind es, die an seinem eingeschränkten Freizeit- und Sozialverhalten Anstoß nehmen und ihn für gemeinsame Urlaube oder andere Aktivitäten längst nicht mehr einplanen. Die Migräne geht übrigens schnell wieder vorbei. Kein Wunder, dass in seinem Bekanntenkreis keiner so richtig an die lästigen Kopfschmerzen glauben will. »Soll er doch sagen, dass er keine Lust auf Urlaub oder Sport hat«, sagt eine Freundin, »und nicht immer die Migräne vorschieben.«

Die Unterstellung, ihr Leiden sei lediglich vorgeschoben, muss manchen Betroffenen wie Hohn und Spott vorkommen. Denn es gibt schwer Migränekranke, die, weil sie nicht mehr weiterwissen, sogar in der Notfallambulanz auftauchen. Sie haben dann bereits die Hausapotheke geplündert, doch nichts hat geholfen. In der Klinik bekommen sie Schmerzmittel per Infusion, wenn das Hämmern im Kopf nicht mehr auszuhalten ist. Manche entwickeln massive neurologische Symptome bis hin zur Halbseitenlähmung, klagen über unerträgliche Schmerzen, Missempfin-

Artgerechtes Verhalten

Der Freizeitweltmeister

Auffälligste Symptome:
Die Ausrüstung für die Trendsportarten stapelt sich in der Garage, dazu Rennrad, Tourenrad und Mountainbike – dabei keine sportliche Betätigung
Typische Zielgruppe/Verbreitung:
mittelalte Männer mit Hüftring
Vorteile:
man gewinnt neue Freunde, die sich etwas ausleihen wollen
Nachteile:
ein teures Hobby; es fällt auf, wenn die Sachen nicht benutzt werden
Bewertung: ★★★

dungen und Sehstörungen. Es flimmert vor ihren Augen, sie können sich nicht auf den Beinen halten. Diese Menschen sind krank, sie leiden an der schwersten Form der Erkrankung, der »Migraine accompagné«. Doch sind dies nicht jene 8 Millionen Migräniker, von denen bei den Schätzungen der Betroffenengruppen die Rede ist. Ihr Anteil macht nach Meinung von Experten wenige tausend aus.

Die Aktivitäten der Migräne-Liga – wie auch vieler anderer Interessenverbände und Selbsthilfegruppen – haben eine zweischneidige Wirkung: Den Betroffenen soll geholfen werden, ihre Beschwerden loszuwerden und die Krankheit zu besiegen, damit aus Kranken Gesunde werden. Gleichzeitig setzt man sich für die Festschreibung der Beschwerden als Krankheit ein, ringt um die Beachtung des Leidens. Damit wird die Unpässlichkeit des Einzelnen institutionalisiert und medizinischer Kontrolle unterstellt. Ob jemand gelegentlich oder häufig beziehungsweise leicht, mittel oder schwer betroffen ist, bleibt dabei auf der Strecke.

So hat die Migräne-Liga allen Ernstes gefordert, dass für die uneingeschränkte Anerkennung der Migräne als Krankheit »geworben werden muss«. Für die Migräniker soll sogar mittelfristig ein »Behindertenstatus« erreicht werden. Das passt nicht zusammen: Einerseits sind die Betroffenen aufgerufen, ihr Verhalten zu ändern und mittels Eigeninitiative gesund zu werden. Andererseits wird der an Migräne Leidende unzweifelhaft in Passivität und Resignation verfallen, wenn ihm eröffnet wird, dass er quasi behindert sei. Das lähmt jede Initiative zur Selbsthilfe. Vor diesem Hintergrund ist manchen Migränikern nicht nur gute Besserung zu wünschen, sondern vor allem, dass ihre gelegentlichen Beschwerden nicht zu einem chronischen Leiden erklärt werden.

Es ist ein Kreuz: Rückenschmerzen

Menschen ohne Rückgrat gibt es schon zu viel.
Bettina Wegener

Wenn es ein besonders hinterhältiges Symptom gibt, dann den Rückenschmerz. Ob beim zu stürmischen Liebesspiel oder beim zu überschwänglichen Torjubel, der Rücken scheint jeden Übermut und Leichtsinn, jeden Versuch, an längst vergangene, unbeschwerte Jugendlichkeit anzuknüpfen, mit geradezu hämischer Unerbittlichkeit zu bestrafen. Der Schmerz ist gemein, und keine körperliche Pein gibt Männer so unmittelbar der Lächerlichkeit preis wie der plötzlich einsetzende Stich zwischen den Lendenwirbeln L1 und L5.

Beipackzettel

Akuter Rückenschmerz

Auffälligste Symptome:
Hexenschuss, sofortiger Kurzschluss
Typische Zielgruppe/Verbreitung:
alle Gewichts- und Altersklassen
Vorteile:
dramatischer Auftritt
Nachteile:
nichts geht mehr, es bleibt wenig Zeit zur Vorbereitung
Nutzwert: ★★

Der akute Schmerz ist bereits ziemlich furchtbar. Aber zu allem Überfluss wird das Leiden auch gerne chronisch. Dann wird es erst recht zum Liebestöter in fremden wie eigenen Betten und verleidet dem Betroffenen dauerhaft jede Lust auf Sport und andere Arten körperlicher Betätigung. Kino, Theater, Konzerte sind auch nur noch selten möglich – denn welches Etablissement verfügt schon über orthopädisch zweckdienliches Mobiliar? Unversehens wird man zum Kunden in Sanitätsfachgeschäften, wechselt die Matratzen und klebt sich abc-Pflaster auf die maladen Hüften. Was aber bleibt, stiften die Krankengymnastinnen.

Kein Wunder, dass mit dieser Krankheit kein Blumentopf zu gewinnen ist. Zwar sind die Symptome wirklich eindrucksvoll und ermöglichen einen kurzen, dramatischen Auftritt. Doch zu viele Menschen sind davon betroffen, um mit diesem Leiden Aufmerksamkeit zu erregen: 40 Prozent aller Erwachsenen in den alten Bundesländern leiden an Rückenschmerzen. Innerhalb eines Jahres klagen sogar 70 Prozent irgendwann darüber. In den Praxen der Orthopäden sind Rückenschmerzen die mit Abstand häufigste Diagnose, 40 Prozent ihrer Patienten suchen die Knochenspezialisten deswegen auf. Auch bei den Allgemeinmedizinern und praktischen Ärzten hat jeder sechste Patient Rückenschmerzen – damit ist dies die zweithäufigste Diagnose überhaupt. Rückenschmerzen sind mit den durchschnittlich längsten beruflichen Ausfallzeiten verbunden und stellen auch die häufigste Ursache für Arbeitsunfähigkeit dar. Kein Wunder, dass sie außerdem die höchsten Krankheitskosten verursachen.

Zwar verschwinden die akuten Rückenschmerzen bei 90 Prozent der Betroffenen nach wenigen Wochen auch ohne Behandlung wieder, doch dann kehren sie häufig umso stärker zu einem späteren Zeitpunkt zurück. Der geplagte Mensch sucht den Arzt auf – und der findet meistens nichts. Denn 80 Prozent aller Rückenschmerzen gelten als »unspezifisch«, der medizinische Ausdruck dafür, dass keine krankhaften Veränderungen oder andere Auslöser für die Schmerzen festgestellt werden können.

Wo also liegen die Ursachen? Zahlt die Gattung Mensch mit den Schmerzen im Kreuz einen späten Tribut dafür, dass sich unsere Urahnen zum aufrechten Gang entschlossen? Liegt es an der passiven, bewegungsarmen

Beipackzettel

Chronischer Rückenschmerz

Auffälligste Symptome:
steifer Gang, steife Haltung
Typische Zielgruppe/Verbreitung:
Männer, die »sich verheben«
Vorteile:
statistisch längste Ausfallzeiten möglich
Nachteile:
nichts geht mehr
Nutzwert: ★

Lebensweise in den reichen Ländern, dass fast jeder zweite Erwachsene über diesen diffusen Druck im Rücken klagt und fast nie eine anständige medizinische Erklärung dafür gefunden werden kann?

Tillman Spengler sieht eindeutig geschlechtsspezifische Gründe für die Leiden in der Lendengegend. *Wenn Männer sich verheben* hat der Schriftsteller seine amüsante »Leidensgeschichte in 24 Wirbeln« genannt. Dem alternden Adam, nicht nur in Zeiten drohender Midlife Crisis vermehrt auf der Pirsch nach jugendlicher Begleitung, fährt es ins Kreuz, wenn er sich besonders galant auf dem Lager der Geliebten niederlassen will, so eine von Spenglers überzeugenden Thesen. Kreuzbein, Lendenwirbel und Steißbein erinnern zumindest den männlichen Teil der Schöpfung daran, dass die Verführungskraft des Mannes – gerade im fortgeschrittenen Alter – begrenzt und die Kraft seiner Lenden vom Erlahmen bedroht ist.

Nur noch Folklore: Nervenzusammenbruch

Für den jungen Brasilianer waren die letzten Tage seines Aufenthalts in Europa ein Alptraum. Der 21-Jährige hatte im Sommer 1998 geschäftlich für einige Wochen in Frankreich zu tun. Mit seinen nur unwesentlich älteren Kollegen war er in einem luxuriösen Hotel nahe Paris untergebracht. Die Herren hatten viele Termine im ganzen Land und waren ständig unterwegs. Es blieb kaum Zeit zum Abschalten, geschweige denn zur Erholung. Am 12. Juli 1998 war es dann so weit – der Körper des jungen Mannes streikte.

Nachmittags gegen 15 Uhr, die Kollegen hatten sich kurz zum Mittagsschlaf zurückgezogen, wurde es plötzlich laut im Hotel. Ein älterer Geschäftsfreund des 21-Jährigen, der mit ihm die Suite teilte, alarmierte die anderen. Sofort strömten die beunruhigten Kollegen aus den umliegenden Zimmern herbei. Ihnen bot sich ein Bild der Verzweiflung: Der junge Mann lag auf dem Bett, schlug wild um sich und biss krampfhaft die Zähne aufeinander. Er hatte Schaum vor dem Mund. »Es war schockierend«, erinnerte sich später der Kollege, der zuerst herbeigeeilt war, »denn er ist groß und stark und machte es mit aller Kraft.« Ein anderer versuchte Erste Hilfe zu leisten und den 21-Jährigen am Verschlucken seiner Zunge zu hindern. Wenig später kamen die Ärzte hinzu und spritzten ihm ein Beruhi-

Beipackzettel

Nervenzusammenbruch

Auffälligste Symptome:
Ende der Dreharbeiten, nichts geht mehr, Kollaps
Typische Zielgruppe/Verbreitung:
hysterische Schauspielerinnen; magersüchtige Schlagersternchen
Vorteile:
effektvoller Showdown
Nachteile:
seit Jahren aus der Mode; die Menschen haben nur noch »fast einen Nervenzusammenbruch« – den Nervenzusammenbruch interruptus
Nutzwert: ★★

gungsmittel. Die Mediziner rieten den Anwesenden, nichts von dem Vorfall an die Öffentlichkeit dringen zu lassen, denn die Reisegruppe stand in diesen Tagen unter permanenter Beobachtung durch die Medien.

Der da so unvermittelt während der Mittagsruhe zusammenbrach, war der seinerzeit beste Fußballer der Welt: Ronaldo Luís Nazário de Lima, mit 21 Jahren bereits zweimal zum Weltfußballer des Jahres gewählt – besser bekannt unter seinem ersten Vornamen Ronaldo. Sein Körper rebellierte just einen Tag vor dem Endspiel der Fußballweltmeisterschaft 1998, bei dem Gastgeber Frankreich auf die Mannschaft aus Brasilien traf. Das Finale sollte zum Höhepunkt von Ronaldos junger Karriere werden, doch der Stürmerstar war während des Spiels nur ein Schatten seiner selbst. Er schlich müde und ausgelaugt über den Rasen, verlor fast jeden Zweikampf und hatte keine torgefährliche Szene.

Ronaldo war augenscheinlich nicht nur nicht in Form, sondern auch saft- und kraftlos, wie in Trance. Seine unwiderstehlichen Dribblings, sein energischer Antritt – nichts von dem, was ihn schon in jungen Jahren so berühmt gemacht hatte, war im Endspiel zu sehen. Brasilien verlor verdient 0:3 gegen Frankreich, das von einem überragenden Zinedine Zidane zum Titel geführt wurde. Alle Welt fragte sich, warum Ronaldo an diesem Tag überhaupt auf dem Platz stand. Schnell kam das Gerücht auf, der Fußballer sei von Hauptsponsor Nike zum Spielen gezwungen worden.

Nach dem Endspiel drang der Besorgnis erregende Vorfall aus dem Mannschaftshotel der brasilianischen Kicker doch noch an die Öffentlichkeit. Sofort wurden Spekulationen laut. Hatte Ronaldo einen epileptischen Anfall erlitten? Hatte er allergisch auf das Schmerzmittel »Xylocain« reagiert, mit dem seine permanenten Schmerzen im Knie immer wieder bekämpft werden mussten? Oder war es, wie ein Reporter der *Süddeutschen Zeitung* schrieb, »eine psychosomatische Reaktion auf all den Rummel um ihn«? Ob es Zuckungen, Konvulsionen oder Krämpfe waren

– der Anfall und Ausfall des Weltklassestürmers Ronaldo zum WM-Finale in Paris machte in Brasilien tagelang Schlagzeilen. Denn die brasilianischen Fans argwöhnten, dass ihnen die wahren Hintergründe, die zu der schmachvollen Niederlage gegen Frankreich geführt hatten, vorenthalten wurden.

Als die Sondermaschine aus Paris mit den Fußballern an Bord wenige Tage nach dem Endspiel in Brasilia landete, schaute die halbe Nation in banger Erwartung via Fernsehen auf ihre tragischen Helden – alle wollten wissen, was mit Ronaldo los war. Die Spieler stiegen aus der Maschine, und schließlich erschien auch der angeschlagene Stürmerstar: Schwerfällig, mit unsicherem Schritt schleppte Ronaldo sich die Gangway hinunter. Beim anschließenden Besteigen des Busses suchte die Hand des Fußballers eine Stange, um sich daran hochzuziehen. Das war nicht der explosive Athlet, der an guten Tagen gegnerische Abwehrspieler reihenweise austanzen konnte. Diese Schwäche konnte unmöglich allein auf den langen Rückflug zurückzuführen sein.

Artgerechtes Verhalten

Der angeschlagene Fußballer

Auffälligste Symptome:
wird aggressiv gegenüber Journalisten, im Falle des »Maradona-Syndroms« schießt er sogar auf sie
Typische Zielgruppe/Verbreitung:
kleine Männer mit dicken Beinen im Alter von 18 bis 38 Jahren
Vorteile:
er ist nicht der Einzige, der keine Journalisten mag
Nachteile:
Abzüge bei der Transfersumme
Bewertung: ★★★

Obwohl der brasilianische Fußballverband versuchte, den Vorfall herunterzuspielen, bewegte Ronaldos Schwäche die Brasilianer weiter. Steckte eine bisher unbekannte Krankheit dahinter? Der Spieler hatte im Hotel immerhin fast 40 Sekunden mit halb geschlossenen Augen ohne Bewusstsein auf dem Bett gelegen und dabei am ganzen Körper gezuckt. Speichel war ihm aus den Mundwinkeln geflossen. Roberto Carlos, der Außenverteidiger von Real Madrid, der mit Ronaldo das Zimmer teilte, war sogar im Glauben, »Ronaldo liege im Sterben«. Während der Untersuchungen in der Pariser Lilas-Klinik und auch später, im Stade de France, wich Verbandsarzt da Matta keine Sekunde von der Seite des Stürmers. Er habe lange mit sich gekämpft, Ronaldo spielen zu lassen, sagte er rückblickend, dem Wunsch des Stars zuletzt aber nachgegeben. Schließlich waren alle medizinischen Untersuchungsergebnisse einwandfrei ausgefallen.

Il Fenomeno, wie Ronaldo aufgrund seines unglaublichen Torinstinkts schon als 19-Jähriger genannt wurde, versuchte alle aufkommenden Zweifel an seinem Gesundheitszustand zu zerstreuen. Er wurde wütend, wenn er immer wieder auf eine vermeintliche Epilepsie angesprochen wurde, und reiste bald nach seiner Ankunft in Brasilien ab in die Ferien, um sich weiteren Spekulationen zu entziehen.

Bei aller Irritation und Sorge um das Wohlbefinden des Fußballers fand eine mögliche Erklärung für Ronaldos Schwäche kaum Beachtung: der gute, alte Nervenzusammenbruch. Allergie, Epilepsie und psychosomatische Störungen – die üblichen modernen Klassiker wurden vermutet. Aber keine zusammengebrochenen Nerven. Dabei schienen bei Ronaldo alle Voraussetzungen für diese Diagnose gegeben zu sein: Die Erwartungen an den Weltfußballer von 1996 und 1997 waren vor und während der WM enorm. Nicht nur im Nationalteam, auch bei Inter Mailand stand er unter Erfolgsdruck, seit er 1997 für die damalige Rekordablösesumme von mehr als 50 Millionen Mark nach Italien gewechselt war. Dabei hatten etliche Knieverletzungen den am härtesten gefoulten Spieler der Welt immer wieder zurückgeworfen. Kaum hatte er sich mühsam von einer Verletzung erholt, musste er nach wenigen Spielen wieder für Monate aussetzen.

Außerdem hatte Werbepartner Nike der brasilianischen *Selecao* zahllose Freundschaftsspiele rund um den Globus für den bis dahin höchstdotierten Sponsorenvertrag mit einer Nationalelf abgerungen. Die Spieler, allen voran Ronaldo, standen in der Pflicht. Eine prekäre Konstellation für jeden Spitzensportler, erst recht für einen so jungen. Der Torjäger wurde zum Symbol für die gnadenlose mediale wie ökonomische Ausbeutung von Stars. Trotzdem wurde in der Presse nur schüchtern eine »psychosomatische Reaktion« als Ursache für den Schwächeanfall im Hotel vermutet.

In den sechziger und siebziger Jahren wäre das noch anders gewesen. Jeder richtige Star und jedes Sternchen konnte damals auf Zusammenbrüche zurückschauen. Manche zelebrierten den nervösen Kollaps geradezu und wussten, dass die entsprechenden Berichte das erlahmende Interesse an der eigenen Person wieder steigern würden. In gewissen Kreisen schmückte man sich bereitwillig mit der Diagnose Nervenzusammenbruch. Besonders bei Schauspielern war das Leiden beliebt. Bei Beziehungskrisen und Scheidungen wurde es ebenso bemüht wie zu nichtigeren Anlässen, etwa der Nichtberücksichtigung für eine bestimmte Rolle oder bei einem Streit mit dem Regisseur. Die Boulevardzeitungen konnten sich der Schlagzeilen sicher sein: »Schauspielerin XY nach Nervenzusammenbruch in der Klinik« oder »XY wagt sich nach Nervenzusammenbruch erstmals wieder vor die Tür«. Und die Rolling Stones setzten den überforderten, labilen Möchtegernstars 1966 mit ihrem Song vom »19th Nervous Breakdown« ein musikalisches Denkmal.

Der Karriere der Zusammengebrochenen tat die Diagnose zumeist keinen Abbruch. Im Gegenteil: Das Etikett »Nervenzusammenbruch« schien das Image vom ebenso extravaganten wie sensiblen Künstler zu verstärken und diente der Selbststilisierung: Seht her, hier braucht jemand Ruhe und Entlastung, die zarte Künstlerseele darf nicht mit Füßen getreten werden. Genialität ist eben nicht ohne Krisen zu haben, eine Biographie ohne Brüche wäre langweilig.

Die historischen Vorbilder für den großen Zusammenbruch waren schließlich auch nicht die schlechtesten: Franz Kafka, Inbegriff des introvertierten und hoch empfindlichen Schriftstellers, hatte 1922 angeblich einen Nervenzusammenbruch erlitten. Auch von Kleist, Schiller und anderen empfindsamen Naturen ist Ähnliches bekannt. Billy Wilder soll bei den Dreharbeiten mit Marilyn Monroe immer wieder kurz vor einem Nervenzusammenbruch gestanden haben. Und selbst dem nicht gerade für einfühlsame Lieder bekannten schwergewichtigen Rocksänger Meat Loaf wurde es Anfang der achtziger Jahre zu viel: Nach einem Nervenzusammenbruch musste auch er eine schöpferische Pause einlegen.

Doch seitdem? Fehlanzeige in Sachen Nervenzusammenbruch. Ingrid Steeger hatte ein paar Krisen, ebenso Uschi Glas. Harald Juhnke brach zwar zusammen, aber das hatte andere Gründe. Und die Nachwuchsstars von heute haben sich konkretere Leiden, hauptsächlich aus dem Suchtbereich, zugelegt: Sie sind rauschgiftsüchtig, magersüchtig, fresssüchtig oder alles zusammen. Das Wort Nervenzusammenbruch mutet mittlerweile fast so antiquiert an wie Blutsturz, Blattern oder Schwindsucht.

Heute taugt der Nervenzusammenbruch allenfalls noch als folkloristisches Element, um der allgemeinen Klage über Stress, Terminhatz und ständige Beanspruchung theatralisch Ausdruck zu verleihen. Im Film und auf der Bühne ist er deshalb ein bis heute gern verwendetes Stilmittel – der Phantasie des Regisseurs sind dabei keine Grenzen gesetzt.

Aber was eigentlich ist ein Nervenzusammenbruch ? Welches sind die Symptome? Unruhe, Heulkrämpfe, Angstattacken oder das Gefühl, den Boden unter den Füßen zu verlieren? Was bricht hier wie zusammen? Nicht einmal ein ausgebildeter Nervenarzt wusste auf entsprechende Nachfrage zu sagen, was man sich unter einem Nervenzusammenbruch vorzustellen habe. Gut, der spanische Regisseur Pedro Almodóvar brachte den Begriff mit seinem Film *Frauen am Rande des Nervenzusammenbruchs* (1988) noch einmal in Erinnerung und lieferte ein paar einprägsame Bilder dazu. Und der amerikanischen Sängerin Mariah Carey gelang es im Sommer 2001 sogar, mit dem verstaubten Leiden ein paar Tage von sich reden zu machen. Aber sonst?

In den Niederlanden hat die Diagnose immerhin in abgeänderter Form und unter einem putzigen Namen überlebt. Von einem Verlagsangestellten, der seit Wochen bei der Arbeit fehlte, berichtete die besorgte Mitarbeiterin mit Grabesstimme am Telefon: Der werde mindestens ein halbes Jahr aussetzen müssen. Auf Nachfrage wurde schließlich der Grund für die lange Abwesenheit angegeben: Er sei »overspanne«, überspannt. Das klang ausbaufähig.

Und Ronaldo? Vier Jahre nach der WM in Frankreich, nach einer mehrjährigen Pause, bedingt durch diverse Knieverletzungen, trumpfte er groß auf. Während der WM 2002 in Japan und Korea steigerte er sich von Spiel zu Spiel, erzielte insgesamt acht Tore und entschied mit seinen zwei Treffern das Finale gegen Deutschland quasi im Alleingang. In Brasilien feierte das ganze Land anschließend mit dem üblichen Sambarummel eine Woche lang den Titel. In Deutschland gab es, soweit bekannt, nach der Niederlage keine größeren Zwischenfälle – und nicht einen einzigen Nervenzusammenbruch.

Vernachlässigte Leiden: Fortschritt – das sind immer die anderen

Die Bewegungen des fünfjährigen David sind ungelenk. Tapsend setzt er einen Fuß vor den anderen. Er weiß das und stakst, scheu vor sich hin lächelnd, weiter. Nach wenigen Schritten wird David übermütig, er torkelt und verliert schließlich das Gleichgewicht. Die Physiotherapeutin kann ihn gerade noch auffangen: »Klasse gemacht«, ruft sie. Beide lachen, denn so gut wie in den letzten Jahren konnte der Junge noch nie gehen,.

Seit David auf der Welt ist, sind seine Bewegungen verkrampft. Er leidet unter spastischen Störungen. Seine auch als »Zerebralparese« bezeichnete Erkrankung geht auf eine Schädigung des Gehirns zurück, die meist vor, während oder kurz nach der Geburt eintritt. Bei etwa 2 von 1000 Geburten kommen Kinder mit Zerebralparese zur Welt. Die Erkrankung ist die häufigste Ursache für eine schwere Behinderung im Kindesalter. Die dauerhafte Verkrampfung der Muskeln gehört zu den häufigsten Problemen, unter denen Kinder mit Zerebralparese leiden. Wie bei David sind bei den meisten Kindern die Beine betroffen, so dass sie Schwierigkeiten beim Gehen und mit der Hüfte haben. »Im Vergleich zu anderen Patienten geht es David aber ganz gut«, sagt Florian Heinen, Chefarzt der Städtischen Kinderklinik in Duisburg. Denn die Mehrzahl der Kinder mit Zerebralparese ist neben den motorischen Einschränkungen auch geistig behindert oder leidet an Epilepsie.

Heinen hat sich darauf spezialisiert, die krampfartigen Bewegungsstörungen zu behandeln. Dabei setzt er auf ein Medikament, dessen Wirkstoff seit Jahrhunderten als »Wurstgift« bekannt ist. Nach dem 11. September 2001, als die Angst vor Anschlägen umging, machte es Schlagzeilen als Biowaffe – es handelt sich um Botulinum-Toxin A, die giftigste biologische Substanz überhaupt. Ein gutes Pfund davon, richtig dosiert, würde ausreichen, um die gesamte Weltbevölkerung zu vergiften. Unter Luftabschluss, wie zum Beispiel in unsauber verarbeiteten Fleisch- und Wurstkonserven, stellen Bakterien die tödliche Substanz her. Vergiftungen mit Botulinum-Toxin A beschrieb vor mehr als 150 Jahren bereits der romantische Dichter und Arzt Justinus Kerner. Weil die Muskeln der Kranken völlig gelähmt sind, dachte Kerner schon damals darüber nach, das Gift auch zur Lösung von Verkrampfungen einzusetzen.

Die Idee des schwäbischen Dichters wurde jedoch erst 130 Jahre später aufgegriffen. Zu Beginn der achtziger Jahre behandelten Mediziner in den USA erstmals Patienten mit Botulinum-Toxin A. Es waren Kranke, die stark schielten oder an einer Verkrampfung der Hals- und Nackenmuskeln, dem »Schiefhals«, litten. Mitte der neunziger Jahre wurde damit begonnen, Kindern mit spastischen Bewegungsstörungen den Wirkstoff zu verabreichen. Die Zwischenbilanz: Bei etwa zwei Dritteln der Kinder hat sich die motorische Entwicklung deutlich verbessert, die Komplikationen sind seltener, die Schmerzen geringer. Wohl deshalb erhält derzeit keine andere Therapie der spastischen Bewegungsstörungen so viel Aufmerksamkeit wie die Kur mit dem Bakterien-Gift. Doch heilen lässt sich die Erkrankung auch mit der toxischen Arznei nicht: »Die Erkrankung lindern und begleitend verbessern, das ist vorläufig alles«, sagt Florian Heinen.

Beipackzettel

Spastik

Auffälligste Symptome:
verrenkte Extremitäten, häufig geistige Behinderung
Typische Zielgruppe/Verbreitung:
beginnt bei Schädigungen während der Geburt
Vorteile:
keine
Nachteile:
die mediale Verwertbarkeit ist begrenzt, da keine prominenten Betroffenen
Nutzwert: ★

Auch David hat es dem Botulinum-Toxin A zu verdanken, dass er seine Beine besser unter Kontrolle hat als früher. Angst, weil die Ärzte ihrem Sohn ein hoch wirksames Gift direkt in den

Oberschenkel spritzen, hat Davids Mutter nicht. Sie weiß, dass erst bei einer 15fach höheren Dosis Gefahr bestünde. Umso mehr schwärmt sie von den offensichtlichen Erfolgen der Therapie: »Viermal waren wir in den letzten zwei Jahren zum Spritzen da. Vorher ist David immer nur hingefallen, jetzt kann er halbwegs gerade laufen.«

Bei den meisten Patienten hält die Erschlaffung der Muskulatur nach einer Injektion von Botulinum-Toxin A für drei bis sechs Monate an. So werden nicht nur der Alltag und das motorische Lernen erleichtert; sondern die neue Behandlung beugt auch gefürchteten Komplikationen vor: Bei einer spastischen Bewegungsstörung verrenkt sich häufig die Hüfte – was sehr schmerzhaft ist –, oder die Sehnen der Beine verkürzen sich derart, dass die Fußspitzen dauerhaft nach unten zeigen und die Kinder mit der Ferse nicht mehr den Boden berühren können.

Botulinum-Toxin A hat Bewegung in die Therapie einer lange vernachlässigten Krankheit gebracht. Denn obwohl die spastische Bewegungsstörung ähnlich oft vorkommt wie die Epilepsie und wie diese zu den häufigsten neurologischen Erkrankungen im Kindesalter zählt, wurde sie über Jahrzehnte hinweg kaum beachtet. In den internationalen medizinischen Datenbanken finden sich für die Jahre 1995 bis 1999 ungefähr siebenmal mehr Veröffentlichungen zur Epilepsie als zur Zerebralparese. Wer die entsprechenden Begriffe in Internet-Suchmaschinen eingibt, wird auf ein ähnliches Missverhältnis stoßen. In den Jahren zuvor, als es Botulinum-Toxin A noch nicht gab, war das Ungleichgewicht noch deutlicher. Jetzt holt die Zerebralparese auf, denn die Firmen, die den Wirkstoff herstellen und vertreiben, verdienen viel an der Substanz und unterstützen Forschungsprojekte und Tagungen.

Die unterschiedliche Wahrnehmung einer Krankheit, ihre ungleiche Beachtung im Vergleich zu ähnlich häufigen Leiden hat verschiedene Gründe. Für die Epilepsie etwa standen schon im 19. Jahrhundert Medikamente zur Verfügung. Allein das National Hospital in London verbrauchte 1875 bereits mehr als

2,5 Tonnen Brom zur Behandlung. Seit dem Zweiten Weltkrieg kennen Fachleute sogar mehrere Medikamenten-Gruppen, und es gibt neue Operationsmöglichkeiten für Epilepsiekranke. Für Menschen mit spastischen Bewegungsstörungen gab es hingegen bislang nur die Krankengymnastik. Sie half den Betroffenen vor allem, ihren Alltag besser zu bewältigen.

Doch der Mangel an wirksamen Therapien ist nur eine Ursache dafür, dass Menschen mit Zerebralparese vernachlässigt wurden und werden. Empfindlichkeiten und Vorurteile spielen ebenfalls eine Rolle. Denn die meisten Patienten mit spastischen Bewegungsstörungen sabbern, schmatzen und können ihren Körper nur unter grotesken Verrenkungen bewegen. Der Begriff »Spasti« ist sogar zum Schimpfwort geworden. Auch Ärzte unterliegen einer solchen Bewertung. Für viele Mediziner ist es erträglicher und ihrer Reputation förderlicher, beispielsweise einen Rechtsanwalt mit Herzinfarkt zu behandeln statt ein geistig behindertes Kind, das seine Gliedmaßen nicht unter Kontrolle hat und dem das Essen aus dem Mund läuft. Auch für Prominente und First Ladys, die Patenschaften übernehmen, gelten solche Kriterien. Lady Di ließ sich beispielsweise gerne mit lachenden Minenopfern fotografieren. So bedauenswert diese Kinder sind, wirkten sie doch sehr fotogen, wenn sie sich mit der »Königin der Herzen« ablichten ließen und Zuversicht demonstrierten, auch wenn ihnen ein Unterschenkel fehlte. Wer hat jedoch die Schirmherrschaft für »Spastiker« übernommen?

Die mediale Verwertbarkeit ist noch in anderer Hinsicht von Bedeutung. Die »heilige Krankheit« Epilepsie beispielsweise wird in zahlreichen Romanen und schon in den Schriften des Hippokrates beschrieben. Abgesehen von der kurzen Zeit des Anfalls sind Patienten mit Epilepsie ja auch völlig »normal«. Von der Krankheit und den Vorboten eines Anfalls, der »Aura«, geht eine gewisse Faszination aus – außerdem sollen an ihr so illustre Gestalten wie Cäsar, Paganini und Dostojewski gelitten haben. Unter den Patienten mit Zerebralparese finden sich hingegen keine berühmten Persönlichkeiten.

Auch wenn diese Gegenüberstellung befremdet: Wer sich vergegenwärtigt, wie von Alzheimer-Kongressen mit Hinweis auf Herbert Wehner oder Ronald Reagan berichtet wird und von Parkinson-Tagungen unter Erwähnung von Muhammad Ali, der ahnt, dass ein Prominenten-Bonus für die »Vermarktung« einer Krankheit, der Einwerbung von Spenden und Forschungsgeldern äußerst nützlich ist. Mit Vorzeige-Betroffenen oder einer populären Schirmherrin lassen sich die Aufmerksamkeit für eine bestimmte Krankheit, die Höhe der Spendengelder und der öffentlichen Zuwendungen enorm steigern. Und von der Aufmerksamkeit und dem Platz, den eine Erkrankung innerhalb der Hierarchie der Leiden einnimmt, hängt es letztlich ab, wie viele Ärzte sich für ihre Erforschung interessieren und welche finanzielle Förderung ihr zuteil wird.

Auch die Beschäftigung mit der gesunden und kranken Niere steht in der öffentlichen Wahrnehmung nicht eben in dem Ruf, besonders spektakulär oder gar die Krone der Heilkunde zu sein. Längst vorbei sind die Zeiten, da das Glas zur Harnschau – wie im Mittelalter – gar zum Statussymbol taugte, an dem der Mediziner erkennbar war. Kongresse zur Nierenheilkunde, der Nephrologie, finden weitgehend unter Ausschluss der Öffentlichkeit statt.

In diesem Fach zeigt sich jedoch wie in kaum einer anderen klinischen Disziplin der Strukturwandel der Medizin: Nicht mehr die Infektionskrankheiten, die lange Zeit die häufigsten Leiden waren und die Forschung dominierten, sondern chronisch-degenerative Leiden stehen heute im Vordergrund von Diagnose und Behandlung. Häufig handelt es sich dabei um so genannte Zivilisationskrankheiten, die maßgeblich durch die Umwelt und unseren Lebensstil beeinflusst werden.

In der Nephrologie zeigt sich auch, wie sich die Altersstruktur der Bevölkerung in den vergangenen Jahrzehnten verändert hat. Forschung und Behandlung sind oftmals an ihre Grenzen gestoßen. Diese Punkte sind – neben dem medizinischen und technischen Fortschritt sowie den Akzentverschiebungen in der Gesundheitspolitik – der Grund dafür, dass die Frage, welche Medizin eine Gesellschaft eigentlich braucht und will, neue Antworten findet.

Dabei geht es nicht allein um die Frage: Wie viel wollen wir bezahlen und für wen? Die leidige Diskussion um die Ressourcen vermittelt die Illusion, die Mediziner wüssten schon, was zu tun sei, wenn nur endlich ausreichend Mittel zur Verfügung stünden. Doch durch die wachsenden Möglichkeiten der Medizin lassen sich nicht alle Probleme lösen – auch wenn genügend Geld vorhanden wäre.

Ein gutes Beispiel ist die Transplantationsmedizin: Jährlich wird in Deutschland etwa 3000 Patienten eine fremde Niere eingepflanzt. Dem stehen etwa 12 000 Nierenkranke gegenüber, so lang ist die Warteliste für ein neues Organ mittlerweile. Sie sind fast alle jünger als 60 Jahre und haben – abgesehen vom Funktionsausfall ihrer Nieren – kaum andere Beschwerden oder Zweiterkrankungen. In Deutschland gibt es insgesamt jedoch mehr als 50 000 chronisch nierenkranke Patienten. Die Mehrzahl von ihnen ist älter als sechzig, die meisten haben noch verschiedene andere Gebrechen, sind beispielsweise herzkrank oder zuckerkrank.

Diese auffällige Kluft zwischen den Nierenkranken auf der Warteliste und dem Rest hat eine ebenso auffällige Konsequenz: Die über 55-Jährigen machen auf der Warteliste für Nierentransplantationen nur gut 10 Prozent aus. Und das, obwohl diese Gruppe ungefähr zwei Drittel aller chronisch Nierenkranken repräsentiert und aus Patienten besteht, die regelmäßig auf eine Dialyse angewiesen sind.

Was geschieht mit diesen rund 40 000 Patienten, die bis an ihr Lebensende mehrmals in der

Beipackzettel

Chronische Nierenerkrankung

Auffälligste Symptome:
Müdigkeit, gelbliche Haut
Typische Zielgruppe/Verbreitung:
es kann jeden treffen – besonders aber Zuckerkranke
Vorteile:
keine
Nachteile:
Dialyse, vernachlässigtes Leiden
Nutzwert: ★

Woche zur »Blutwäsche« müssen? Wer entwickelt neue Behandlungs- und Betreuungskonzepte für sie? Wer erforscht neue Möglichkeiten und Therapieansätze, wie ihr Leben und Leiden erleichtert werden könnten? Für diese Patienten stellt die Transplantation ein höheres Risiko dar als für die Jüngeren ohne Zusatzerkrankung, deshalb kommen sie nicht auf die Warteliste. Sie profitieren daher auch nicht davon, wenn in der Bevölkerung die Bereitschaft zur Organspende steigt.

Es ist schwer einzuschätzen, ob diesen Kranken der Fortschritt in der Medizin überhaupt etwas nützt, ob dadurch ihr Leben oder ihr Sterben verlängert wird. Von den neuesten Entwicklungen in der Transplantationsmedizin profitieren sie jedenfalls sehr wenig.

Eine unterschiedliche Bewertung der Kranken und Hilfsbedürftigen ist gewiss unvermeidlich und inzwischen immer häufiger auch Teil des medizinischen Normalbetriebs, sie darf jedoch nicht den Wandel der Krankheitsbilder und die veränderte Struktur der Patientengruppen aus dem Blick verlieren. Eine zeitgemäße Medizin darf sich nicht allein den zahlreichen wissenschaftlichen Herausforderungen stellen. Sie sollte vor allem auch die Bedürfnisse der Patienten – und das heißt heutzutage zumeist: der chronisch Kranken – in ihre Konzepte, Untersuchungen und Visionen einbeziehen.

Dies ist augenscheinlich jedoch immer seltener der Fall. Wann hat man beispielsweise zuletzt etwas über Rheuma gehört oder gelesen? Rheuma ist eine chronische, schmerzhafte und äußerst beschwerliche Erkrankung, an der viele Menschen leiden. Für die Forschung wie für die Öffentlichkeit ist sie jedoch nicht besonders attraktiv. Rheuma, das klingt nach dicken Fingern bei alten Menschen, die unter feuchter Witterung und Kälte leiden. Dabei ist Rheuma – jedenfalls die Rheumatoide Arthritis – eine zerstörerische Autoimmunerkrankung. Das Abwehrsystem wendet sich gegen Zellen des eigenen Körpers und zerstört die Gelenkflächen. Das kann in jedem Alter vorkommen.

Eine Freundin leidet seit ihrer Kindheit unter »chronischer Polyarthritis«, wie Gelenkrheuma wissenschaftlich heißt. Jetzt ist sie

36 Jahre alt. Ihr Mann ist Arzt und hat seine Doktorarbeit über Rheuma und die genetisch-immunologischen Ursachen geschrieben. Er kennt sich aus und klingt ernüchtert. »Eigentlich ist seit Jahren nichts Neues dazugekommen«, sagt er. Schmerzmittel, Cortison und das Zytostatikum »Metothrexat« in unterschiedlich starker Dosierung, das ist alles, was medikamentös gegen die langsame Zerstörung der Gelenke unternommen werden könne.

Beipackzettel

Rheuma

Auffälligste Symptome:
Schmerzen, geschwollene Gelenke
Typische Zielgruppe/Verbreitung:
kann in jedem Alter vorkommen
Vorteile:
keine
Nachteile:
wird immer noch mit Arthrose verwechselt
Nutzwert: ★

Im Jahr 2001 ist sie zusammen mit ihm noch mit dem Fahrrad über etliche Alpenpässe geklettert. Da hatte sie zwei Jahre lang keinen Schub mehr gehabt. Im Winter 2002 hat sie dick geschwollene Hände und Füße, kann sich kaum bewegen. Die Finger schließen nicht zur Faust, sie lassen sich so gut wie gar nicht krümmen. Jedes Aufstehen und Hinsetzen fällt ihr schwer. Sie braucht Krücken, um von der Küche ins Badezimmer zu gelangen. Gut, dass die beiden Kinder schon in Kindergarten und Grundschule sind. Tragen kann sie nichts mehr.

Erforscht wird ihr Leiden hingegen nicht besonders intensiv. Dafür redet alle Welt von der Gentechnik und deren Möglichkeiten. Wissenschaftler machen immer waghalsigere Heilversprechen und spekulieren dabei auf die Ängste und Hoffnungen des Publikums. Wer die Ankündigungen mancher Forscher zu den Segnungen von Stammzellforschung und künstlichen Geweben Revue passieren lässt, muss den Eindruck gewinnen, ein Organersatz sei spätestens im nächsten Jahr möglich. Mit Schlagworten wie Anti-Aging und Ersatzteilmedizin wird das Ganze dann öffentlichkeitswirksam präsentiert.

Doch die Heilungsaussichten, die von den neuen Forschungsmöglichkeiten abgeleitet werden, sind mehr als vage. Bezeichnenderweise sind es zumeist Grundlagenforscher und keine klinisch tätigen Ärzte, die unter Berufung auf die Erfolge von Gentechnik und Stammzellforschung eine neue Ära der Medizin heraufbeschwören. Wer konkreter nachfragt, ist erstaunt darüber, wie weit die Bemühungen noch von der Anwendung entfernt sind.

Natürlich freuen Forscher sich, wenn sie ihrer Phantasie freien Lauf lassen können. Die gegenwärtige Euphorie um die Gewebezucht erinnert an die frühe Phase der Weltraumfahrt. In den sechziger Jahren war die Vorstellung von einer Besiedlung des Mondes oder anderer Planeten weit verbreitet. Mittlerweile waren ein paar Menschen auf dem Mond und ein teures Erkundungsraumschiff landete auf dem Mars – aber Wohnquartiere im All erscheinen in weiterer Ferne denn je.

In der Genforschung wurde bislang noch nicht so stark auf die Euphoriebremse getreten. Und es wird kaum davon gesprochen, dass heutigen Kranken ganz andere Dinge fehlen: So liegen die psychosoziale Betreuung und die Schmerztherapie, etwa von Krebskranken, im Argen. Manche Krankheiten werden kaum noch weiter erforscht, oder der Fortschritt tritt hier auf der Stelle. Vielen Alten und Kranken in Heimen fehlt es an genügend Zuspruch, an regelmäßiger Körperpflege und manchmal nur an einer ausreichenden Trinkmenge. Nun kann man zwar das eine tun und das andere nicht lassen. Doch in der Praxis sind die Ressourcen begrenzt.

Altbundespräsident Roman Herzog fragte in der Debatte um die Forschung an embryonalen Stammzellen im Jahr 2001, wer einem mukoviszidosekranken Kind erklären möchte, dass man es nicht heilen könne, weil die Forschung dazu unterlassen wird. Man könnte stattdessen auch fragen: Wer möchte einem Krebskranken heute erklären, dass seine Schmerzen nicht zu behandeln sind? Wer will einem verwirrten Alten verständlich machen, warum sein Rücken offen und sein Magen leer ist? Und wer traut sich zu sagen, dass dies auch an einem verengten Blick und der einseitigen Förderung einer schönen, neuen Genmedizin liegt, die sich euphemistisch als »Lebenswissenschaft« deklariert?

Verdrängte Leiden – die neuen alten Seuchen und die Macht der Mikroben

Im Winter 2000/2001 war es mit der Gelassenheit bei Tische wieder einmal dahin. Das noch vorhandene Restvertrauen in die Unbedenklichkeit hiesiger Metzgerware wurde zerstört. Schließlich waren uns immer wieder die schrecklichen Bilder von torkelnden und am Ende zusammenbrechenden Rindern gezeigt worden. Es folgten die Scheiterhaufen mit dem zum Himmel stinkenden Aas. Zwischendurch wurden Vergleichsrechnungen zwischen KZ-Öfen und der Kapazität zeitgenössischer Anlagen zur Kadaververbrennung angestellt.

In Zeiten von BSE war die Maul- und Klauenseuche (MKS) fast eine Erholung, lenkte sie uns doch von den Ängsten um das vom Wahnsinn bedrohte eigene Oberstübchen ab. Allein in Großbritannien wurden zwei Millionen Tiere getötet, doch die durch Viren verursachte Erkrankung war ja nicht auf den Menschen übertragbar. Außerdem erinnerte uns die MKS folkloristisch daran, dass es sie noch gibt, die guten alten Seuchen – und nicht nur unheimliche neue Leiden wie BSE, die durch seltsame Prionen, oder wie immer die Dinger heißen, verursacht werden. Fast war es so, als sei inmitten der ständigen Hiobsbotschaften über die weltweite Aids-Epidemie plötzlich die Syphilis wieder in die Schlagzeilen geraten.

Beipackzettel

BSE

Auffälligste Symptome:
Torkeln bis zum Tod
Typische Zielgruppe/Verbreitung:
noch sind es hauptsächlich Rinder
Vorteile:
gerät schnell in Vergessenheit
Nachteile:
lange Inkubationszeit, Heilung unmöglich
Nutzwert: ★

Nach den medialen Dauerberichten über BSE wurden selbst dem ahnungslosesten Mitesser plötzlich wieder die überall lauernden Gefahren diesseits des Tellerrands bewusst. In jeder Wurst wurde sogleich die drohende Hirnerweichung gewittert. Für kurze Zeit mutierten wir alle zu mentalen Vegetariern. Zwangsläufig wurden wir mit den unappetitlichen Praktiken industrieller Tierhaltung konfrontiert, erfuhren von geshredderten Tierkadavern, die, zu Tiermehl zerstampft, an pflanzenfressende Wiederkäuer verfüttert wurden. Dieses Vergehen an der Nahrungskette, der aufgezwungene Kannibalismus der Vierbeiner, rührte an eine neue Schicht des Grauens und eröffnete allen, die es nicht wissen wollten, die Perversionen moderner Lebensmittelproduktion mit dem unheimlichen Tieropfer am veränderten Ort.

Doch der Ekel verflog schnell. Bald machten die ansonsten bei Rauchern und Alkoholikern beliebten Kalauer – »An irgendwas muss man ja sterben« – die Runde. Und der Fleischkonsum zog wieder an. Gastwirte und Köche hatten schnell ihre Lektion garantiert BSE-freier Fleischimporte aus Argentinien gelernt und in jeder Döner-Bude wurde irgendein Zertifikat ausgehängt, das die Unbedenklichkeit der geschmorten oder gegrillten Fleischwaren bescheinigte. Schon am Ende des Jahres der Fleischskandale war der Rindfleischverbrauch fast wieder auf dem Niveau der angeblich BSE-freien Vorjahre angekommen.

Die Verbraucher haben ihre Ängste weitgehend verdrängt und rechnen sich die Ungefährlichkeit des Fleischkonsums zurecht. Sie verweisen darauf, dass Fleisch noch nie so sicher gewesen sei wie heute, dass allein im Jahr 2000 in Deutschland bereits mehr als eine Million Rinderhirne auf BSE getestet worden seien. Natürlich ist richtig, dass man irgendetwas essen muss, trotzdem ist die kollektiv wieder erwachte Fleischeslust ein erstaunlicher Beweis für die Vorteile eines selektiven Gedächtnisses.

Appetitverderber sollen darin nicht vorkommen. Keiner darf uns den Sonntagsbraten oder Grillabend vermiesen – außerdem kaufen wir ja alle beim Metzger unseres Vertrauens, der sein Schlachtvieh aus der Region noch beim Vornamen kennt. Tiertransporte quer durch Europa, Fleischfabriken und eingeschweißte Dutzendware – das sind immer die anderen. Deshalb konnten wir die nationalen Jubiläen des hundertsten BSE-Rindes im August 2001 wie auch den Gedenktag »ein Jahr BSE in Deutschland« im November 2001 beruhigt begehen. Niemand hat davon Notiz genommen.

Dieses Phänomen ist auch bei einer anderen Krankheit zu beobachten. Es sind Tage wie der 1. Dezember, an denen eine schon fast vergessene Seuche wieder für kurze Zeit ins Bewusstsein zurückgerufen wird. Rituelles Gedenken und Betroffenheitsphrasen sollen den Aids-Infizierten und Kranken dann vermitteln, dass sie nicht allein sind, dass die Gesellschaft solidarisch und mitfühlend an ihrem Schicksal teilhat. Doch wenn der alljährliche Welt-Aids-Tag vorbei ist, kehrt wieder Alltag ein, dann will niemand mehr an die Bedrohung unseres Intimlebens erinnert werden. Dann müssen Kranke und jene, die sich um die Kranken und Infizierten kümmern, feststellen, dass die Zuschüsse für Aids-Hilfsorganisationen gekürzt werden, dass die Aufmerksamkeit für die ehemals sensationsheischend als »Lustseuche« bezeichnete Erkrankung weitgehend dahin ist. Auf die Aids-Hysterie Ende der achtziger Jahre folgte seit Mitte der neunziger Jahre eine neue Gleichgültigkeit gegenüber Aids. Zumindest hier zu Lande.

Und gibt es nicht auch eine Reihe neuer Medikamente, die den Ausbruch der Erkrankung hinauszögern? Ist nicht die Rate der Neuinfektionen rückläufig? Reden nicht sogar Mitglieder von Selbsthilfeorganisationen davon, dass Aids in Deutschland und anderen industrialisierten Ländern nicht mehr einem unausweichlichen Todesurteil gleichkomme, sondern eher den Charakter einer chronischen Krankheit angenommen habe, mit der sich über einen immer längeren Zeitraum leben lässt? Die zynische Begriffsschöpfung »Langzeitüberlebende« ist sprachlicher Ausdruck dieser Entwicklung.

Schon ist von einer neuen Sorglosigkeit im Umgang mit der Krankheit zu hören, von Schwulenpartys, auf denen neuerdings ungeschützt verkehrt werde, von immer mehr Jugendlichen, die ein Infektionsrisiko ignorierten oder billigend in Kauf nähmen. »Safer Sex« scheint aus der Mode zu kommen. Erweist sich der Sensenmann, der zu Beginn der neunziger Jahre über jedem neuen Intimkontakt schwebte und die Erinnerung an eine flüchtige Affäre in Existenzangst verwandeln konnte, heute als verstaubtes Schreckgespenst, das einer neuen Sittlichkeit Vorschub leisten sollte?

Beipackzettel

Aids

Auffälligste Symptome:
Schwäche, Siechtum, Tod
Typische Zielgruppe/Verbreitung:
alle, die Sex haben oder Blutkonserven bekommen
Vorteile:
keine
Nachteile:
es wird schon wieder so getan, als ob Heilung möglich sei
Nutzwert: ★

Die neue Sorglosigkeit ist ein Luxusphänomen. »Es ist sehr auffällig, dass sich gerade in den wohlhabenden Ländern die Auffassung durchsetzt, dass die Aids-Epidemie vorbei ist«, sagt Peter Piot, Leiter des UN-Programms zur Bekämpfung der Seuche. Dabei ist Aids nach wie vor unheilbar. »Auch in Deutschland müssen 20 Prozent der HIV-Infizierten als austherapiert angesehen werden«, erklärt Ulrich Marcus vom Robert-Koch-Institut in Berlin. Die Erreger sind gegen einige der neuen Therapie-Cocktails resistent geworden.

Global ist die Situation dramatischer denn je, wie aus den Zahlen der WHO und der Aids-Organisation der Vereinten Nationen (UNAIDS) hervorgeht. Allein im Jahr 2002 sind mehr als drei Millionen Menschen weltweit an Aids gestorben, seit Ausbruch der Seuche sind es bereits mehr als 26 Millionen. Nach offiziellen Angaben tragen 42 Millionen Menschen das HI-Virus in sich. Diese Zahlen liegen um mehr als 50 Prozent höher, als die Schätzungen der WHO aus dem Jahr 1991 voraussagten. In Afrika ist die Situation am schlimmsten. Nach UN-Angaben wird in den kommenden Jahren mehr als die Hälfte der afrikanischen Bevölkerung an Aids sterben. Als eine »Tragödie noch nie dagewesenen Ausmaßes« bezeichnete der ehemalige Präsident

Südafrikas, Nelson Mandela, die Aids-Epidemie. Er weiß, dass sich die meisten Afrikaner die Kombinationstherapie nicht leisten können. Sie zögert bei vielen Infizierten den Ausbruch der klinischen Symptome hinaus, kostet allerdings mehrere tausend Dollar jährlich pro Patient.

In Afrika wurde die Region südlich der Sahara besonders schlimm von dem Virus heimgesucht. Etwa drei Viertel der Neuinfektionen, Erkrankungen und Todesfälle weltweit werden aus diesem Gebiet gemeldet. Hier gibt es nur vereinzelt Präventionsmaßnahmen und Therapiemöglichkeiten. In Botswana, Namibia, Simbabwe und Südafrika sind mehr als 30 Prozent der 15- bis 49-Jährigen HIV-infiziert. In Botswana tragen 38,8 Prozent der Gesamtbevölkerung das HI-Virus in sich, in Simbabwe sind es 33,7 Prozent.

Bei dieser Krankheitshäufigkeit ist das Gemeinwesen bedroht, die sozialen Folgen für die Länder dürften alle Befürchtungen übertreffen. Tausende Aids-Waisen wachsen in Heimen auf. Schon jetzt ist Aids zu einem erheblichen Wirtschaftshemmnis für die ohnehin armen Länder geworden. Schätzungen von UNAIDS und WHO gehen davon aus, dass die Epidemie die jährliche Wachstumsrate der Wirtschaft in Südafrika um 0,3 bis 0,4 Prozent senkt. Deshalb werde das Bruttoinlandsprodukt im Jahr 2010 um 17 Prozent niedriger ausfallen als ohne die Aids-Seuche. Aber selbst in Botswana, das etwas wohlhabender ist als andere südafrikanische Länder, wird Aids in den kommenden Jahren den Staatshaushalt zu etwa 20 Prozent belasten.

UNAIDS stellte in Afrika zwar erstmals einen leichten Rückgang der Zahl der Neuinfektionen fest, von vier Millionen im Jahr 1999 auf 3,8 Millionen im Jahr 2000 (weltweit sind im Jahr 2000 5,3 Millionen Neuinfektionen aufgetreten), dies ist jedoch keineswegs ein Grund zur Hoffnung, sondern zeigt vielmehr, wie verheerend die Seuche bereits gewütet hat: In der Region südlich der Sahara sind nach Erhebungen von UNAIDS schon so viele Menschen infiziert, dass immer weniger Menschen für eine Neuansteckung in Frage kommen. Nur in wenigen Staaten wie Uganda sinken die Infektionsraten auf Grund erfolgreicher Präventionsmaßnahmen.

Von den Auswirkungen, die Aids in Afrika mittlerweile hat, ist zwar in Europa einiges bekannt, doch wird das Massensterben auf dem schwarzen Kontinent häufig mit eurozentrischem Achselzucken kommentiert, wird den Afrikanern selbst die Schuld daran gegeben, dass sich die Seuche ausbreitet. Ungezügelte Promiskuität, mangelndes Interesse an Aufklärung, fehlender Wille zur Verhaltensänderung – rassistische Klischees und die rasche Entlastung des eigenen schlechten Gewissens gehen da schnelle Koalitionen ein.

Äußerungen, wie die des südafrikanischen Präsidenten Thabo Mbeki im Umfeld der Welt-Aids-Konferenz in Durban im Sommer 2001, bestätigen das gängige Vorurteil: Sie wollen sich ja nicht helfen lassen. Mbeki hatte seine Sympathie für eine kleine Gruppe amerikanischer »Aids-Dissidenten« bekundet, die leugnen, dass Aids durch das HI-Virus verursacht wird. Von der Wissenschaftsgemeinschaft werden diese Forscher weltweit boykottiert. Und jetzt ignorierte auch noch ein afrikanisches Staatsoberhaupt die wissenschaftlichen Beweise für den längst etablierten Zusammenhang zwischen einer Ansteckung mit dem HI-Virus und einer Erkrankung mit Aids.

Natürlich ist es für die Prävention und weitere Aufklärungskampagnen fatal, wenn ein afrikanisches Staatsoberhaupt Aids allein als ein Armuts- und Unterentwicklungsproblem abtut. Aids kriegt man nicht, man holt es sich – und davor kann man sich schützen. Das muss immer wieder vermittelt und gezeigt werden. Europäer und Nordamerikaner machen es sich jedoch zu einfach, wenn sie Mbekis Äußerungen zum Anlass nehmen, sich von Hilfsmaßnahmen abbringen zu lassen. Der Kurzschluss »Afrika und Aids – selbst schuld« ist falsch und für viele Menschen südlich des Äquators tödlich.

Immer noch ist Krankheit für viele Afrikaner ein gottgewolltes Schicksal, ein kaum zu beeinflussendes Naturereignis oder auf das Treiben von Dämonen oder Geistern zurückzuführen. Was ein paar blasse Forscher am anderen Ende der Welt über die Erkrankung herausgefunden haben, ist da nicht von Bedeutung. »Wir Europäer suchen zur Erklärung von Leiden nach einer notwendigen Krankheitsursache«, sagt der Medizinhistoriker Thomas Schlich, »wir brauchen für unser Verständnis ein Substrat, eine stoffliche Veränderung, einen Erreger.«

Als 1981 in den USA die ersten Aidsfälle bekannt wurden, ohne dass eine Ursache ermittelt werden konnte, galt die Erkrankung als »Schwulenseuche«. Erst mit der Identifizierung des Virus Ende der achtziger Jahre verlor sie zunehmend dieses Stigma und wurde zu einer Krankheit, die alle Menschen befallen kann. »Mit dem Erregernachweis verschwand in den westlichen Ländern das Bedürfnis nach mythischen oder gesellschaftlichen Erklärungen für Aids«, sagt Schlich. Mit der Identifizierung und immer besseren Charakterisierung des Virus entstand allerdings auch ein neuer, zuweilen fataler Irrglaube: Dass die Krankheit damit besiegt und eine wirksame Therapie nur noch eine Frage der Zeit sei.

Wie falsch die Annahme ist, Infektionskrankheiten »endgültig« besiegen zu können, hat sich auch bei anderen mikrobiellen Erkrankungen gezeigt, die längst ein Fall für die Medizingeschichte zu sein schienen: Der Steckbrief des Feindes wurde im Herbst 2001 überall verbreitet: Zwischen zwei und vier Tausendstel Millimeter ist er lang, ungefähr einen Tausendstelmillimeter breit. Robuste Kapsel, kommt fast immer in Stäbchenform vor. Die Frage tot oder lebendig stellt sich – im Unterschied zu anderen steckbrieflich gesuchten Übeltätern – vor allem für den, der unversehens Feindberührung hat. Das mag an der unangenehmsten Eigenschaft des Milzbranderregers liegen – besonderes Kennzeichen: tödlich.

Milzbrand (Anthrax) wird durch das 1855 entdeckte Bakterium *Bacillus anthracis* verursacht und ist primär eine Erkrankung von Huftieren. Er kann allerdings auf nahezu alle Säugetiere übertragen werden und ist daher auch für den Menschen gefährlich. Bei erkrankten und an Milzbrand gestorbenen Tieren beobachtet man eine stark vergrößerte, braunrot verfärbte Milz, die wie verbrannt aussieht – daher der Name.

Die drei Verlaufsformen des Milzbrands sind unterschiedlich gefährlich. Robert Stevens, 63-jähriger Fotoredakteur beim US-Verlag American Media in Boca Raton, der als Erster bei den Anschlägen des Jahres 2001 starb, entwickelte die gefährlichste Variante, den Lungenmilzbrand. Dazu muss erregerhaltiger Staub eingeatmet werden. Auf der Computer-Tastatur in Stevens' Büro wurden ebenso Anthrax-Sporen nachgewiesen wie in der Poststelle des Verlagshauses. Werden die Infizierten nicht sofort mit Antibiotika behandelt, verläuft der Lungenmilzbrand fast immer tödlich. Es kommt zu einer akuten Atemwegsinfektion, die sich bis zur schweren Lungenentzündung steigert. Die Krankheit wird begleitet von hohem Fieber, Schüttelfrost und blutigem Husten. Der Tod tritt durch den Zusammenbruch lebenswichtiger Organe ein: Die Lunge kann den Gasaustausch nicht mehr übernehmen, das Blut wird von Abwehrzellen überschwemmt. Im Körper tobt der Kampf gegen die Keime, bis Herz und Kreislauf versagen. Robert Stevens starb am 5. Oktober 2001 in Florida.

Beipackzettel

Milzbrand

Auffälligste Symptome:
wie bei einer Lungenentzündung
Typische Zielgruppe/Verbreitung:
heute nur noch Opfer von Terroranschlägen
Vorteile:
keine
Nachteile:
das Gift ist einfach herzustellen
Nutzwert: ★

Glimpflicher verläuft der Hautmilzbrand – er ist unbehandelt in »nur« 5 bis 20 Prozent der Fälle tödlich. Wenn mit Antibiotika behandelt wird und die Therapie zeitig beginnt, sind die Heilungschancen bei Hautmilzbrand recht gut. Ohne Behandlung kommt es dort, wo der Erreger in die Haut eindringt, zu einer Entzündung. Innerhalb weniger Tage entwickelt sich ein mit schwärzlichem Schorf bedecktes, nicht schmerzhaftes Geschwür, das Milzbrandkarbunkel. Wenn sich die Infektion über die Lymphgefäße im ganzen Körper ausbreitet, kann es zu einer schweren Blutvergiftung kommen.

Der Darmmilzbrand schließlich ist äußerst selten und entsteht durch Verzehr von infizierten Lebensmitteln, zumeist Fleisch. Es kommt zu starken Bauchschmerzen, blutigen Durchfällen, Blutvergiftung und anschließendem Herz-Kreislauf-Versagen. Auch Darmmilzbrand ist – ähnlich wie Lungenmilzbrand – bei fehlender oder verspäteter Behandlung fast immer tödlich.

Der kürzlich gestorbene Harvard-Zoologe Stephen Jay Gould hat betont, dass wir Menschen keinen Grund hätten, uns gegenüber anderen Lebewesen als Krone der Schöpfung zu fühlen. Bakterien und andere mikrobielle Erreger sind weitaus älter als die Menschheit, und es gibt sie in ungleich größerer Zahl und Vielfalt. Es spricht nichts dagegen, dass sie den Menschen dauerhaft überleben. Entwicklungsgeschichtlich sind sie die erfolgreichsten Organismen der Erde und nicht etwa *Homo sapiens*, der bereits von ein paar Schnupfenviren aufs Lager geworfen werden kann.

Im Herbst 2001, in den Wochen nach dem 11. September, da jedes weiße Pulver unter Bakterienverdacht stand, schien sich Goulds Behauptung auf zynische Weise zu bestätigen. Zumindest die westliche Welt zitterte vor einer Attacke mit biologischen Waffen. Ganz oben auf der Hitliste stand ein Angriff mit *Bacillus anthracis*, dem Erreger des Milzbrands. Obwohl in Deutschland in keinem der etlichen Briefe mit weißem Pulver die gefährlichen Erreger festgestellt wurden und die Zahl der Infizierten in den USA weniger als ein Dutzend betrug, griff Panik um sich. Ein Flugzeug der Continental Airlines mit 155 Passagieren an Bord stand in Cleveland, Ohio, mehrere Stunden unter Quarantäne, weil Pulver unklarer Herkunft in der Maschine aufgetaucht war. Etliche Postämter wurden vorübergehend geschlossen. Überall in den USA fanden Evakuierungen von Schulen, Behörden und Firmengebäuden statt, weil niemand darauf vertrauen wollte, dass es sich bei den rieselnden Körnchen, die hier und da auftauchten, nur um Waschpulver handelte.

Mehr als 3000 Warnhinweise gingen im Herbst 2001 in den USA ein. Und hier zu Lande erhielten nicht nur die Poststelle des Bundeskanzleramts und eine PDS-Zentrale in Leipzig ominöse Briefe von Trittbrettfahrern. In jeder Kleinstadt tauchten Sendungen mit unklarem, weißlichem Inhalt auf. Und im schleswig-holsteinischen Neumünster versetzte ein 30-jähriger selbst ernannter »Künstler« Bevölkerung und Behörden in Angst und Schrecken, als er 30 Gipsblöcke in der Stadt verteilte und mit der Aufschrift »Anthrax« versah.

Das Unbehagen wuchs mit jedem neuen Verdacht, und selbst der Blick in den Himmel wurde getrübt: Konnte sich nicht an jeder Propellermaschine eine Verteilerdüse zum Ausbringen der tödlichen Gefahr befinden? Brachte der Postbote die Bedrohung für Leib und Leben mit der nächsten Lieferung in Wohnung oder Büro? Die Unsicherheit war in jenen Tagen größer als die konkrete Gefahr, die Angst die stärkste Waffe der dahinter vermuteten Terroristen.

Insgesamt wurden im Herbst 2001 in den USA 18 Menschen mit Milzbrand infiziert, fünf von ihnen starben. Im November des Jahres mutmaßte man, dass amerikanische Mikrobiologen hinter den Anschlägen steckten; seitdem wurde kein weiterer Fall mehr gemeldet. Doch die Aufmerksamkeit für die Gefahr durch biologische Erreger und den Kampf der Bakterienkulturen war einmal geweckt und hat bis heute nicht nachgelassen.

Beruhigend war für die Mikrobiologen und Seuchenmediziner, dass der japanischen Aum-Sekte die Verbreitung biologischer Kampfstoffe in großem Maßstab misslang – trotz erheblicher Anstrengungen und etlicher Wissenschaftler in den eigenen Reihen. Lange vor dem Nervengasanschlag auf die U-Bahn in Tokio am 20. März 1995, bei dem 12 Menschen starben und mehr als 5000 verletzt wurden, hatten die Anhänger des vermeintlichen Wunderheilers Asahara bereits mit diversen Bakterien experimentiert. 1990 versuchten sie, gefährliche Keime über die Auspuffrohre von Lastwagen in Tokio zu verbreiten, ein paar Jahre später versprühten Sektenmitglieder den gefährlichsten biologischen Kampfstoff überhaupt, das Botulinum-Toxin, mit einem eigens dafür ausgerüsteten Fahrzeug in Tokio. Wenigstens viermal brachte die Sekte Biowaffen zum Einsatz – in keinem Fall wurde jemand verletzt.

Als sich die Sekte dann Milzbranderregern zuwandte, blieben die Anschläge ebenfalls ohne die geplante verheerende Wirkung. Die Aum-Anhänger verteilten das Gift über mehrere Tage von ihrem Labor in einem achtstöckigen Gebäude aus mit einer großen Sprühvorrichtung in die Luft Tokios. Anwohner beschwerten sich bei den Behörden über den üblen Geruch, auch wurden einige Haustiere und Pflanzen krank. Menschen kamen jedoch, trotz der massiven Bemühungen der Sekte, nicht zu Schaden. Einige klagten über Bauchschmerzen, das war glücklicherweise alles.

Zwar ist die Züchtung und Kultivierung der Milzbranderreger von jedem versierten Biologen in einem Labor mittlerer Größe zu bewerkstelligen, aber, so die Experten, der Haken sei die großflächige Verteilung. Und außerdem müsse für eine Infektion die relativ große Keimmenge von mehreren tausend Erregern aufgenommen werden. Dazu kommt es nur, wenn das Pulver die richtige Größe hat, damit es weder in den Härchen von Nasen und Luftwegen hängen bleibt, noch sofort wieder ausgeatmet wird. Kein Grund zur Panik also? Ist alles eine Übertreibung der Medien, die die Unwissenheit über die fiesen Bazillen ausnutzen?

Das wäre ein möglicherweise fataler Irrtum. Denn wie gefährlich die Keime sein können, haben sie bereits mehrfach bewiesen. Als in einer Fabrik im russischen Swerdlowsk die Lüftung nicht ordnungsgemäß gewartet wurde, starben 1979 mehr als 60 Menschen an den Milzbrand-Sporen. Und die schottische Insel Gruinard ist seit dem Zweiten Weltkrieg dauerhaft verseucht und darf bis heute nicht betreten werden, weil dort Milzbrandbakterien zu Versuchszwecken ausgebracht wurden.

Dabei galt Milzbrand hier zu Lande längst nicht mehr als Bedrohung. Infektionen gab es zuletzt Anfang der neunziger Jahre. Die letzte tödliche Milzbrand-Erkrankung in Deutschland ereignete sich 1975. Ein 48-jähriger Mann hatte damals infiziertes

Fleisch aus einer Notschlachtung gegessen und war an einer durch Milzbrand verursachten Blutvergiftung gestorben. Im Juli 2000 wurden aus Kasachstan und Rumänien etwa zwei Dutzend – offenbar erfolgreich behandelte – Milzbrandfälle bekannt. Das Robert-Koch-Institut nahm diesen Ausbruch »in der WHO-Region Europa« in seinem *Epidemiologischen Bulletin* zum Anlass, »kurz an den Milzbrand zu erinnern«. Milzbrand, so schien es, war in Deutschland ein Fall für die Medizingeschichte und trat höchstens noch bei Schäfern und Ziegenhirten in unterentwickelten Ländern auf.

Verheerende Seuchen in Deutschland schienen seit langem Geschichte zu sein. Im Jahre 1892 suchte eine verheerende Cholera-Epidemie verschiedene deutsche Städte heim – besonders schlimm betroffen war Hamburg. Mit den verbesserten Hygienebedingungen der Weimarer Republik ging die Zahl der Infektionskrankheiten dann in der ersten Hälfte des 20. Jahrhunderts spürbar zurück. Doch erst nach dem Zweiten Weltkrieg ließen sich die durch Mikroben verursachten Krankheiten durch die Verbreitung von Antibiotika wirksam eindämmen. Als 1980 feierlich verkündet wurde, dass mit den Pocken eine der letzten Geißeln der Menschheit ausgerottet sei (der letzte Pockenkranke bis dato wurde 1977 in Somalia registriert), schien die Gefahr endgültig gebannt.

Doch dann waren sie plötzlich wieder da und verbreiteten Angst und Schrecken. In den achtziger Jahren setzte sich die Erkenntnis durch, dass von einem Ende der Infektionskrankheiten keineswegs die Rede sein konnte. Seit 1981 brachte das HI-Virus Tod und Verderben über weite Teile der Welt. Und auch in den Hospitälern der westlichen Hemisphäre häuften sich die Krankheitsfälle mit so genannten multiresistenten Erregern. Das sind Keime, die kurz nach Einführung der Antibiotika noch leicht zu bekämpfen waren. Doch jetzt schlugen die bewährten Medikamente plötzlich nicht mehr an. Ganze Stationen mussten schließen, weil die Patienten von bisher als harmlos eingestuften Bakterien dahingerafft wurden – und die Mediziner dies weitgehend hilflos mit ansehen mussten. Das Schlagwort von den »neuen Seuchen« machte die Runde. Die uralte Furcht vor Ansteckungsgefahren, vor Miasmen und Kontagiosität, wurde neu belebt – eine Furcht, die Laurie Garretts 1996 auf Deutsch erschienenem Buch *Die kommenden Plagen* eine Auflage von weltweit mehr als 300 000 Exemplaren beschert hat.

Die Macht der Mikroben ist ungebrochen, überall wimmelt es von Keimen und Bazillen, Seuchen lauern überall – darunter auch längst vergessen geglaubte. 1994 brach im indischen Surat eine Pest-Epidemie aus. Etwa 500 000 Einwohner flohen binnen einer Woche in Panik aus der Stadt. Übrig blieben die Ärmsten der Armen in Hospitälern, Elendsvierteln und Leprastationen.

Als 1995 in Zaire das hämorrhagische Ebola-Fieber zum ersten Mal nach 1976 aufflackerte, war die Stadt Kikwit am schlimmsten betroffen. Patienten starben in ihren Blutlachen, Tote wurden aus Angst vor Ansteckung nicht von ihren Angehörigen bestattet.

Mit dem Ausbruch der Seuchen einher gingen Mythen und Verschwörungstheorien. Während der Pest in Indien ist von pakistanischer Rache die Rede, von US-Experimenten, regierungsfeindlichen Ressentiments oder einem durchgedrehten russischen Forscher. Auch Ebola in Zaire und Tuberkulose in den Nachfolgestaaten der Sowjetunion wurde auf fremde Mächte zurückgeführt.

Allerdings sind nicht nur verschmutztes Trinkwasser, unhygienische Krankenhäuser und fehlende Aufklärung Wegbereiter der Seuchen, sondern auch die gestiegene Mobilität und Flexibilität der Menschen. *Bacillus anthracis, Yersinia pestis, Mycobacterium tuberculosis* und Co. könnten sich nach einigen Jahren Inkubationszeit als die wahren Nutznießer der Globalisierung erweisen. Und das nicht nur in den armen Regionen der Welt. Die neue Bedrohung durch biologische Waffen hat uns kurzzeitig daran erinnert, dass die Gefahr durch die kleinsten, aber gemeinsten Feinde des Menschen noch längst nicht vorüber ist. Auch wenn wir das inzwischen längst wieder vergessen haben.

Vergessene Leiden: Eisenbahnkrankheit, Hysterie und Chlorose

Der Arzt machte eine unheimliche Entdeckung, dabei hatte er in seiner Berufspraxis schon einiges gesehen: »Aufgrund langjähriger Erfahrung weiß ich, welchen Einfluss der Prozess des normalen Alterns auf Leute hat, die aktiv im Leben stehen; nie jedoch habe ich eine Gruppe von Menschen beobachten können, die im Verlauf weniger Jahre so schnell gealtert sind wie diese.« Was ein englischer Mediziner 1862 im wissenschaftlichen Fachblatt *The Lancet* so drastisch beschreibt, sind nicht etwa schwer schuftende Bergleute oder andere unter beklagenswerten Zuständen tätige Arbeiter, sondern seriöse Geschäftsreisende. Der Grund für den furchtbaren Zustand und die sichtbare Frühvergreisung der honorigen Herren mutet aus heutiger Sicht kurios an: Die Gentlemen pendelten täglich mit der Eisenbahn zwischen London und Brighton.

Die Symptome, die durch die Bahnfahrt entstanden, betrafen jedoch nicht nur das vorschnelle Altern der Geschäftsleute. Dienstpersonal wie Reisende klagten über Zittern, Ermüdung und Erschöpfung. Nervöse Reizbarkeit und Verdauungsstörungen wurden ebenfalls nach häufigeren Bahnreisen beobachtet. Bei den nicht in den gleichmäßiger temperierten Abteilen tätigen Heizern und Lokführern, die auf der halb offenen Lokomotive ihren Dienst verrichteten, kamen außerdem Rheumatismus, Gelenkbeschwerden und Knochenschmerzen hinzu.

Mit der zunehmenden Verbreitung der Eisenbahn im 19. Jahrhundert entstand vor etwa 140 Jahren eine neue Form des Leidens. »Eisenbahnkrankheiten« wurden zu einer populären Diagnose. Hier drückten sich diffuse Ängste und bisher unbekannte Erfahrungen körperlich aus – die neuartigen Vibrationen, die schnell wechselnden optischen Eindrücke und die veränderte Wahrnehmung von Raum und Zeit. Das Leiden fand bald Eingang in die Lexika und Medizinbücher der zweiten Hälfte des 19. Jahrhunderts. Im *Brockhaus* aus dem Jahr 1892 etwa wird beschrieben, dass »die äußern Einflüsse, denen das Maschinen- und Fahrpersonal der Eisenbahnen ausgesetzt ist, auf den Organismus in besonders ungünstiger Weise einwirken und verhältnismäßig frühzeitig Gebrechlichkeit und Dienstunfähigkeit herbeiführen. Infolge des Stehens auf der Maschine, des Dröhnens derselben und der fortgesetzt auf den Körper einwirkenden Erschütterungen zeigt sich nach längerer Dienstzeit vielfach dumpfer, anhaltender Schmerz in den Beinen«.

Zunächst vermutete man mechanische Einflüsse als Ursache für die Beschwerden, und entsprechend waren die Empfehlungen zur Abhilfe. Das Personal der Lokomotiven versuchte sich durch elastische Materialien und weiche Unterlagen vor den Erschütterungen zu schützen. Manche Lokführer versuchten während der Fahrt so lange wie möglich auf Zehenspitzen zu stehen, um mit den eigenen Muskeln die Federung zu erreichen, die bei den Eisenbahnen nicht gegeben war. Die Reisenden hatten es einfacher, sie wurden durch immer aufwändigere Polsterungen in ihren Abteilen vor den Stößen und Schlägen des stählernen Beförderungsmittels geschützt.

Beipackzettel

Eisenbahnkrankheit

Auffälligste Symptome:
Beschwerden aller Art, besonders Schmerzen, Rheuma und Schwindel
Typische Zielgruppe/Verbreitung:
früher spleenige Engländer, heute Sensible aller Länder
Vorteile:
mutet heute originell an
Nachteile:
nur noch von historischem Wert, taugt nicht mehr zur Berufsunfähigkeit
Nutzwert: (★★★)
Symptomwechsel wird empfohlen

Wolfgang Schivelbusch hat in seinem Buch *Geschichte der Eisenbahnreise* eindrucksvoll dargestellt, wie sich zwischen 1860 und 1890 die Wahrnehmung der durch die Eisenbahnfahrt entstehenden Beschwerden und Irritationen veränderte. Zunächst dominierte die physikalisch-pathologische Sicht von Ursache und Wirkung. Die Eisenbahn wurde zeitgenössischen Medizinern zufolge wie ein »ausgeleiertes Pferd«, wie ein »Knochengerüst ohne Muskeln« wahrgenommen, das ohne Federung Reisende wie Personal hin- und herschüttelte.

Bei besonders starken Erschütterungen, aber auch bei Unfallopfern, die selbst keine sichtbaren Verletzungen erlitten, jedoch eine Entgleisung oder einen Zusammenprall miterlebt hatten, wurde eine »Zerrüttung« des Rückenmarks angenommen – man vermutete mikroskopisch kleine Veränderungen, die jedoch nie nachgewiesen werden konnten. Dieses als »Railway Spine« bezeichnete Leiden war die frühe Antwort der Medizin auf die neue Wirklichkeit des Reisens und den technischer und mobiler werdenden Alltag.

In den achtziger Jahren des 19. Jahrhunderts wurde die rein körperliche Deutung der Eisenbahnkrankheit abgelöst. Der ärztliche Blick wandelte sich. Immer häufiger erschienen Berichte über Opfer von Unfällen, die äußerlich unversehrt blieben, aber stark verstört, ängstlich und psychisch auffällig reagierten. So ist über einen Reisenden, der bei einem Unfall nur ein paar Schrammen abbekommen hatte, zunächst sogar noch Erste Hilfe leisten konnte und dann seine Reise fortsetzte, im Jahr 1866 zu erfahren: »Zu Hause angekommen, beginnen sich die ersten Anzeichen der Verletzung bemerkbar zu machen. Ein völliger Umschlag findet statt. Er bricht in Tränen aus, wird ungewöhnlich gesprächig, seine Erregung nimmt zu. Er kann nicht schlafen, und wenn es ihm schließlich doch gelingt, schreckt er plötzlich auf, von einem unbestimmten Angstgefühl besessen.«

In der Folge ist bei Eisenbahnfahrten und -unfällen immer häufiger von einem »Schock« für das Nervensystem die Rede. Die Erschütterung bezieht sich nicht mehr allein auf den physischen Aufprall, ihre Folgen sind nicht mehr nur gewebliche Veränderungen des Rückenmarks oder der Beine. Die Nerven und die Psyche kommen ins Spiel. Unabhängig von der körperlichen Verletzung etabliert sich die psychische Verletzung als Symptom – in Abgrenzung zum »Railway Spine« wird 1883 das »Railway Brain« erwähnt. Auf Dauer setzt sich für die psychischen Folgen der Erschütterung jedoch der von Hermann Oppenheim geprägte Begriff »traumatische Neurose« durch, auch wenn Bezeichnungen wie »Schreck-Neurose« und »hysterische Neurose« Ende des 19. Jahrhunderts ebenfalls in der Literatur kursieren.

Die pathologische Erklärung war fortan nicht mehr allein gültig; seit etwa 1885 dominierte die psychische Deutung. Plastisch werden die Folgen eines Unfalls geschildert und psychische Symptome beschrieben, die auf die Plötzlichkeit des Unfalls, das Ausgeliefertsein der Reisenden, ihre Hilflosigkeit, die traumatischen Auswirkungen des allgemeinen Durcheinanders und der Schreie bei einem Unglück zurückgeführt werden.

Um die Jahrhundertwende ebbte die Welle der »Eisenbahnkrankheiten« dann ebenso plötzlich wieder ab, wie sie gekommen war. Nicht, dass es weniger Unfälle gab, aber die Reisenden hatten mittlerweile gelernt, sich während der Fahrt abzulenken. Die Wahrnehmung der Fahrt wurde eine andere. Das Genre der Reiselektüre entstand, Speisewagen wurden eingeführt, und wer nicht las oder aß, dem wurde das anfangs als bedrohlich empfundene Vorüberrauschen der Landschaft am Abteilfenster zum genussvollen Schauen mit Panoramablick. Gleichzeitig wurde die Technik der Lokomotiven und Waggons verfeinert, Erschütterungen konnten zwar nie ganz vermieden, aber doch verringert werden, die verbesserten Polsterungen und Federungen taten ein Übriges.

All dies führte dazu, dass die Reisenden vor lauter Zerstreuung und Genuss das anfängliche Misstrauen gegenüber der Geschwindigkeit, das Unbehagen angesichts der gewaltigen Maschinen und die Angst vor Unfällen und Entgleisungen vergaßen oder verdrängten. Das Empfinden wurde abgepolstert, wie Wolfgang Schivelbusch es ausdrückt. Wer heute im Großraumwagen eines ICE Reisende mit Laptop, Handy oder Walkman, beim Essen oder in die Lektüre vertieft beobachtet, kann sich davon überzeugen, dass dieses Verhaltensmuster immer noch verbreitet ist. Irritierend wirkt hingegen, wenn ein Reisender während einer mehrstündigen Zugfahrt »einfach nur dasitzt« und »nichts« tut.

Der Passagier um 1900 hatte gegenüber dem Eisenbahnreisenden um 1860 eine »dickere Haut« entwickelt. Er fühlte sich durch die neue Art der Fortbewegung nicht mehr überfordert, denn er hatte einen gewissen Reizschutz erlernt und konnte deswegen während der Fahrt lesen oder sich anderweitig vergnügen, während der frühere Reisende noch mit allen Sinnen die neuen und beängstigenden Eindrücke von Raum, Zeit, Geschwindigkeit und Bewegung verarbeitet hatte. Heute als selbstverständlich empfundene Anregungen während der Bahnfahrt konnten die frühen Reisenden so irritieren, dass sie traumatische Reaktionen mit teilweise schweren psychischen Schockzuständen entwickelten.

In der Geschichte der Medizin gibt es immer wieder Beispiele für Leiden und Befindlichkeitsstörungen, die mit einer zeitweisen Überforderung im Alltag, der Unsicherheit gegenüber neuen technischen Entwicklungen oder anderen zeittypischen Irritationen erklärt wurden – und mit der Gewöhnung an diese auch wieder verschwanden. Die Chlorose etwa, volkstümlich als Bleichsucht bezeichnet, betraf vor allem junge Mädchen aus unteren Schichten, die viel arbeiten mussten. Sie wurden schnell müde, schwindelig, ohnmächtig. Angeblich verfärbte sich ihre Haut gelblichgrün. Anfang des 20. Jahrhunderts verschwand auch diese Erkrankung wieder, deren Symptome heute wohl am ehesten mit Blutarmut und niedrigem Blutdruck umschrieben würden.

Beipackzettel

Chlorose

Auffälligste Symptome:
grün vor Arbeit
Typische Zielgruppe/Verbreitung:
junges, weibliches Dienstpersonal
Vorteile:
Arbeitsschutzbestimmungen und Sozialgesetzgebung haben das Aussterben des Leidens bewirkt
Nachteile:
es wird immer schwieriger, gutes Personal zu finden
Nutzwert: (★)
Symptomwechsel wird empfohlen

Auch die »Kriegszitterer« kamen nur während des Ersten Weltkriegs vor: Sie klagten über nervöse Anspannung, motorische Unruhe und zitterten am ganzen Körper. Für diese Beschwerden ließ sich keine eindeutige somatische Ursache finden. Hier wurde ähnlich wie bei der von den »Eisenbahnkranken« bekannten »traumatischen Neurose« bald von einer »Begehrungs-« oder »Kriegsneurose« gesprochen – die Soldaten wollten frontuntauglich geschrieben werden. Durch die neue Form der Kriegsführung, die Materialschlachten, den Stellungskrieg und die größere Vernichtungskraft der Waffen erlitten viele Soldaten einen »Granat-Schock«. Ähnlich wie die äußerlich unverletzten Passagiere nach einem Eisenbahnunglück wurden die Soldaten durch die plötzliche Gewalt, den optischen und visuellen Schock und die Erschütterung einer Explosion psychisch traumatisiert – ohne selbst körperlich verletzt zu werden.

Mediziner mussten entscheiden, ob es sich um Simulanten handelte, die zurück an die Front zu schicken waren, oder um therapiebedürftige Kranke. Doch die soziale Anerkennung des Leidens blieb aus, die Betroffenen wurden medizinisch nicht ernst genommen und in der Mehrzahl der Fälle zurück aufs Schlachtfeld geschickt. Dies mag ein Grund gewesen sein, warum Soldaten in späteren Kriegen anders auf traumatische Erfahrungen reagierten. Im Zweiten Weltkrieg etwa hatte sich die Kriegführung gegenüber dem Ersten entscheidend verändert. Das Kriegszittern trat nicht mehr auf, dafür häuften sich die Magengeschwüre so sehr, dass manche Abteilungen als »Ulkus-Kompanien« bezeichnet wurden.

Vom Golfkrieg schließlich ist bekannt, dass viele US- Teilnehmer mit einem chronischen Erschöpfungssyndrom reagierten, was zunächst auf einen Kontakt mit unbekannten Kampfstoffen zurückgeführt

Beipackzettel

Kriegszittern

Auffälligste Symptome:
alles bebt
Typische Zielgruppe/Verbreitung:
Soldaten im Ersten Weltkrieg
Vorteile:
kurzer Heimaturlaub – bis zur medizinischen Untersuchung
Nachteile:
zumeist ging es wieder zurück an die Front
Nutzwert: ★

wurde. Inzwischen hat sich die Meinung durchgesetzt, dass es die psychischen Kriegsfolgen waren, die etliche US-Veteranen chronisch erschöpft werden ließ.

Man mag über manche historische Diagnose schmunzeln. Doch verhält es sich mit unseren heutigen Leiden nicht ähnlich? Können die Angst vor Elektrosmog, die Überempfindlichkeit gegen bestimmte Chemikalien und Umweltstoffe oder eben das chronische Erschöpfungssyndrom nicht auch als Reaktion auf neue oder irritierende Entwicklungen, auf die Angst vor Giften und Technik, als körperliche Ausprägung unserer Überforderung verstanden werden? Manche Analogien drängen sich auf.

Beipackzettel

Hysterie

Auffälligste Symptome:
nervöse Überreaktion aus nichtigem Anlass, gelegentlich mit anzüglichen Stellungen
Typische Zielgruppe/Verbreitung:
junge, überforderte Frauen
Vorteile:
Frau wird sofort der Mittelpunkt jeder Gesellschaft
Nachteile:
langwierige Analysen, voyeuristische Ärzte, heute aus der Mode
Nutzwert: (★)
Symptomwechsel zu aktuelleren Diagnosen wird empfohlen

Oder gibt es einen Wandel der Krankheiten? »Jede Zeit, jede Kultur bietet bestimmte Krankheitsbilder an«, sagt der Medizinhistoriker Thomas Schlich, »und Menschen, die leiden, nehmen diese Angebote eben an oder nicht.« So kann es sein, dass sich Überforderung, Unruhe und Nervosität vor 140 Jahren als »Eisenbahnkrankheit« manifestierten, später als Hysterie in Erscheinung traten und sich heute als Schwindel oder Herzstolpern bemerkbar machen. Was wir als neue Erkrankung oder als Modewelle wahrnehmen, ist möglicherweise das Ergebnis von Angebot und Akzeptanz. »Es gibt immer ein gewisses Maß an Leiden. Wie es schließlich seinen Ausdruck findet, ist stark kulturabhängig«, so Schlich.

Nicht nur bei Syndromen, die Überschneidungen mit psychischen Störungen aufweisen, kann ein Bewertungswandel beobachtet werden, dies gilt auch für Leiden, die bislang eindeutiger dem somatischen Bereich zugeordnet wurden. Beim Asthma etwa dominierten lange Zeit psychosomatische Erklärungen. In den vergangenen Jahren jedoch ist das Modell des allergischen Asthmas stärker in den Vordergrund getreten. Gleichzeitig kann die Krankheit mittlerweile ziemlich gut behandelt werden. Durch beide Entwicklungen ist ihr symbolischer Wert als psychosomatisches Leiden gesunken. Nur noch selten wird Asthmatikern geraten, ihre Blockaden zu lösen und sich »innerlich zu befreien«. Der Griff zum Aerosolspray ist an die Stelle wohlmeinender Ratschläge getreten.

Selbsterfahrung IV: Hautkrankheiten und Ekzeme

Als Kind ging ich gern Schuhe kaufen. In Göttingen gab es ein kleines Geschäft in der Gotmarstraße, in das meine Mutter immer mit uns ging. Schuhmachermeister Hartung begrüßte uns dort persönlich und bediente mit viel Zeit und Ruhe. Es war ziemlich spannend, sich im Geschäft auf einen alten abgeschabten Holzblock zu stellen, in den so etwas wie Löschpapier eingeklemmt war. Anschließend klappte der Schuhmachermeister das Gestell auf und entnahm ein gelbliches Blatt Papier. In schwachem Lila kam unser Fußabdruck zum Vorschein, und Herr Hartung konnte daraus unsere Schuhgröße ablesen.

Noch spannender war allerdings das Ekzem auf und hinter Herrn Hartungs Ohr. Ich glaube, es war das rechte Ohr. Er hatte da einen großen, roten Knubbel, auf den ich ständig starren musste. Die Haut am Ohr war aufgeworfen, schuppte und glänzte silbrig-weiß. Ich musste auf das Ohr gucken, auf dem sich diese zerfurchte, rote Kraterlandschaft erhob, ich konnte gar nicht anders. Besonders gut konnte man das Gebilde betrachten, wenn er sich zu uns herunterbeugte und uns mit dem Schuhlöffel behilflich war. Irgendwann habe ich Herrn Hartung dann danach gefragt. Meine Mutter tadelte mich dafür, aber Herr Hartung lächelte und sagte, am Ohr sei er ein bisschen krank.

In den nächsten Wochen

Beipackzettel

Ekzem

Auffälligste Symptome:
blühende Landschaften – es schuppt, läuft rot an, manchmal mit Pusteln oder Quaddeln
Typische Zielgruppe/Verbreitung:
beide Geschlechter, jedes Alter, bevorzugt nervöse Mitmenschen
Vorteile:
je nach Lage, an exponierter Stelle ist Aufmerksamkeit garantiert
Nachteile:
je nach Lage – im Intimbereich sind Irritationen beim Partner möglich
Nutzwert: ★★★★

wollte ich öfter Schuhe kaufen gehen. Denn das fand ich gut: Herr Hartung hatte gute Laune, konnte das tun, was er immer tat, und nur sein Ohr war ein bisschen krank. Das kannte ich bisher nicht – wenn ich krank war, musste ich immer sofort ins Bett und der Tagesablauf war von Fiebermessen, Kartoffelbrei, Kinderprogramm und Kamillentee bestimmt. Wir gingen in der Folge leider nicht häufiger Schuhe kaufen, aber ich konnte später meinen Schulweg so einrichten, dass ich in Herrn Hartungs Laden vorbeischauen konnte. Ich erkundigte mich dann nach den neuesten Modellen, und er war ganz Ohr für mich.

Für eine Weile verlor ich die aufregende Welt der Hautkrankheiten aus den Augen. Gut, in der Stadt sah man hin und wieder einen jener bedauernswerten Menschen, die alle Blicke auf sich zogen, weil sie ein mal lila, mal flammendrot leuchtendes Feuermal im Gesicht hatten. Und allmählich fing auch die Zeit der Pickel an. Über den Umgang damit gab es unterschiedliche Auffassungen: Auf der einen Seite standen jene, die jede Unebenheit der Haut sofort ausdrückten und mit den Fingernägeln der Zeigefinger jedem noch so kleinen Mitesser zuleibe rückten. Manchmal übernahm das die beste Freundin, quasi als Liebesdienst. Wenn ich Paare sehe, wo sie ihm die Pickel ausdrückt, wird mir heute noch ganz anders – für mich wäre das ein Trennungsgrund.

Dann gab es jene, die streng auf die natürliche Variante schworen – und die lautete »wachsen lassen«. Auf den Gesichtern dieser Akneopfer blühten die Eiterpickel in Gelb und Grün. Das sei zwar nicht schön, aber gesünder, behaupteten die entstellten Wortführer. Es gäbe keine Narben und wenn man die Pickel in Ruhe ließe, würden sie sich auch nicht entzünden.

Ich war zum Glück nur mäßig von Akne betroffen und gehörte keiner der beiden Fraktionen an: Mal ließ ich die Pickel wachsen, wenn sie jedoch an zu exponierten Stellen wucherten, drückte ich sie aus. Ich hatte allerdings das Gefühl, dass sich das Gesicht der »Ausdrücker« mit der Zeit in eine einzige, rote Mondlandschaft verwandelte, die später unschön vernarbte. Man müsste Guido

Beipackzettel

Pickel

Auffälligste Symptome:
a) Naturapostel: lässt Eiterpickel aufblühen und wachsen; ein Fest in Grün und Gelb; b) Zerstörer: drückt jeden Pickel aus – großflächige Rötungen und Vernarbungen
Typische Zielgruppe/Verbreitung:
Mädchen und Jungen zwischen 12 und 22
Vorteile:
die zickige ältere Schwester lässt einen endlich allein ins Bad
Nachteile:
das andere Geschlecht distanziert sich; der Teergeruch der Aknesalben ist wenig betörend
Nutzwert: ★

Westerwelle einmal fragen, welcher Richtung er damals angehörte, bestimmt den Ausdrückern.

Mit 13 oder 14 Jahren sollte ich weitere Erfahrungen mit der Pathologie der Haut machen. Es war ein heißer Sommer, und ich ging seit einigen Wochen zur Behandlung meiner Spondylolyse zu einer Krankengymnastin. Auf Geheiß meiner Mutter trug ich noch immer wollene Kniestrümpfe, obwohl mich die Haut darunter – gerade bei der Hitze – ständig juckte und ich mich kratzen musste. Irgendwann war es dann so weit. Als ich mich bei der Krankengymnastin umzog, entdeckte ich etliche daumennagelgroße rote Flecken an den Unterschenkeln. Es waren sicher zwei oder drei Dutzend nässende, rote Ekzeme, und ohne einen Arzt aufgesucht zu haben, wusste ich, dass die Kniestrümpfe schuld daran waren. Der Arzt verschrieb mir eine Salbe und riet zu Socken. Die Ekzeme verschwanden schnell wieder, und Kniestrümpfe waren ein für allemal passé.

Gegen Ende der Pubertät versuchten wir dann eines Tages besser zu riechen. Die älteren Jungs aus unserer Klasse schlugen vor, zu Douglas zu gehen. In der Parfümerie probierten wir etliche Düfte aus und sprühten sie uns an den Hals und die Unterarme. Ich glaube »Drakar noir« war damals für den spätpubertierenden Jüngling ziemlich in. Ich roch wie ein Moschusochse im Testlabor, konnte die Wirkung meines betörenden Geruchs auf die Damenwelt aber nur kurz genießen, denn plötzlich stellte sich am ganzen Körper ein heißes, juckendes Gefühl ein. Ich bekam überall blasse Quaddeln, und zu Hause angekommen ging meine

Mutter sofort mit mir zum Arzt. Der murmelte etwas von Nesselsucht, spritzte mir eine kalziumhaltige Lösung, dann war der Spuk auch schon wieder vorbei.

Neue Beschwerden ließen jedoch nicht lange auf sich warten. Ich war vielleicht 17, da setzte sich eine hartnäckige, kleieförmige Schicht auf meiner Kopfhaut fest. Es wäre untertrieben, von Schuppen zu sprechen. Es waren eher Flocken, die eine leicht schmierige, auf jeden Fall zähe Konsistenz hatten. Unser Hausarzt schickte mich zu einer Dermatologin. Sie murmelte etwas von »Gnies« auf dem Kopf – ich verstand anfangs immer »Kies«. Das sei nicht weiter schlimm, nur wenn ich nichts dagegen unternähme, bekäme ich ziemlich bald und unwiederbringlich eine Glatze.

Ich erhielt eine übel riechende Tinktur, die ich mir auf die Kopfhaut reiben sollte, und ein Shampoo, das dem Beipackzettel zufolge mindestens zu sofortiger Blindheit führte, wenn es in die Augen gelangte. Natürlich kriegte ich es in die Augen und spülte anschließend eine halbe Stunde mit Wasser nach.

Beipackzettel

Der Atopiker/Allergiker

Auffälligste Symptome:
kratzt sich ständig; trockene Haut und zersplissene Haare; »dagegen bin ich allergisch«, »ich habe empfindliche Haut«
Typische Zielgruppe/Verbreitung:
alle Mitteleuropäer unter 50 Jahren
Vorteile:
man kann sich bei jedem Essen und jeder Landpartie dezent aus der Affäre ziehen
Nachteile:
man kann kaum jemanden damit beeindrucken, weil alle betroffen sind
Nutzwert: ★★★

Die Dermatologin hatte mir bei meiner »empfindlichen Haut« zum Allergietest geraten. Das sollte die beeindruckendste Untersuchung werden, die ich bisher mitgemacht hatte. Ich musste dazu mehrmals morgens vor der Schule in die Praxis kommen und bekam allerhand kleine Nadelstiche auf Rücken und Unterarme gesetzt, die mit Pflastern überklebt wurden. Mehrere Tage durfte ich nicht duschen. Dann kam die feierliche Enthüllung. Das Ergebnis war wenig eindeutig. Hier und da hatten sich ein paar Quaddeln gebildet, aber sie waren auch wieder nicht so groß, dass ich mir Sorgen machen musste. Gegen was ich alles »ein bisschen allergisch« war, wie die Ärztin es ausdrückte, habe ich wieder vergessen. Es waren ziemlich viele Substanzen und Allerweltssachen, so dass ich mir nicht die Mühe machte, sie mir zu merken. Hier war Vorbeugung sowieso zwecklos.

Im Studium erlahmte mein Interesse an Ekzemen und Allergien ein wenig, und ich entdeckte eine große Leidenschaft für Leberflecke – bei mir wie bei anderen. Hier war die Möglichkeit für endlose Beobachtungen in trauter Zweisamkeit gegeben. Meine damalige Freundin hatte zwei besonders schöne Exemplare, die nicht nur groß und dunkel, sondern auch erhaben waren. Sie hatte sie zwar schon seit ihrer frühesten Kindheit, aber als plötzlich alle Welt sich von Hautkrebs bedroht sah, ließ sie sich die beiden reizenden Schönheitsflecke entfernen.

Da konnte ich nicht nachstehen. Ich hatte zwar eher wenige und nicht besonders auffällige Leberflecken, aber wenn ich mich mit dem Suchen und Zählen anstrengte, kam ich auf ein knappes Dutzend, die meisten an Beinen und Rücken. Zwei davon ließ ich mir in kurzen Abständen entfernen, bei einem wurde sogar das ganz frühe Frühstadium einer beginnenden Anomalie festgestellt. Wie gut, dass ich zum Arzt gegangen war.

Ich wollte mich gerade auf das weitere Studium meiner Leberflecke einlassen, als mein Leben eine unerwartete Wendung nahm. Ich entdeckte einen Leberfleck an der Unterseite des Penis. War er schon immer dagewesen oder handelte es sich um eine neue Errungenschaft? Ich wusste es nicht. Ich wollte mich beim Arzt vergewissern und zeigte ihm, was mich beschäftigte. Jetzt kam es darauf an. Der Arzt erklärte umständlich, dass der Leberfleck zwar zurzeit noch völlig harmlos aussehe, aber andererseits: an dieser exponierten Stelle, wo der Kontakt mit »Fremdmaterialien« und allerlei unbekannten Stoffen und Substanzen häufig sei … Ich wisse doch sicher, was er meine. Er riet jedenfalls dazu, den Fleck zu entfernen. Ich entfernte mich schleunigst aus der Dermatologenpraxis und versuchte mir noch voller Grauen die

»sieben Schichten« vorzustellen, die meinen Penis angeblich umhüllten und den Eingriff erheblich vereinfachen sollten.

Vor ein paar Jahren bemerkte ich dann eine periodisch wieder kehrende, vielleicht pfenniggroße Hautveränderung auf der rechten Wange. Mal schuppte die Haut, dann wieder war sie einfach nur gerötet. Ich ging zu verschiedenen Hautärzten, und jedes Mal fragten sie: »Haben Sie Stress?« Ich konnte diesen Satz nicht mehr hören, schließlich musste ich doch auch behandelt werden können, wenn ich Stress hatte.

Ich hatte damals in der Tat gerade Ärger und meine ersten vulgärpsychosomatischen Theorien entwickelt. Also redete ich mir ein, dass das kleine Ekzem auf meiner Wange eine Träne symbolisierte, die ich nicht weinen konnte oder wollte. Nachdem ich damit angefangen hatte, mir jeden Morgen eine harnstoffhaltige und nach Urin riechende Creme ins Gesicht zu schmieren, verschwand der rote Fleck rasch wieder.

Noch heute bilde ich mir gelegentlich ein, dass meine Haut ein Gradmesser für mein seelisches Befinden sei. Aber ich habe die Symptomatik gewechselt. Die neueste Errungenschaft hat mit meinem Teint zu tun. Ich werde relativ schnell braun und nach dem Urlaub wieder schnell blass. Das Abblättern der Bräune geschieht allerdings unregelmäßig. An manchen Stellen im Gesicht bleibt sie haften, an anderen ist der Lack sofort ab und trockene, helle Haut tritt zu Tage. Ich sah mich schon gemeinsam mit Michael Jackson an einer Bleichbehandlung teilnehmen. Angeblich hat der Popstar seine Haut ja auch nur aufhellen lassen, weil er an der Weißflecken-

Beipackzettel

Schuppen

Auffälligste Symptome:
die Partnerin wischt ihm häufig über den Kragen; er hat kein Anti-Schuppen-Shampoo im Haus, trägt keine dunklen T-Shirts, Hemden oder Sakkos; »das ist normal, dass die Haut sich schuppt, das sind die Zellen, die sich erneuern«
Typische Zielgruppe/Verbreitung:
Männer häufiger als Frauen
Vorteile:
keine
Nachteile:
alle
Nutzwert: ★

krankheit leidet und seinem Publikum nicht wie ein gescheckter Pudel gegenübertreten will.

Mit den symbolischen Ekzemen ist es in letzter Zeit besser geworden. Aber ich schaue manchmal unter meinen Ehering. Der ist schließlich aus Gold, und unter von Schmuck bedeckten Stellen bilden sich gern schuppende oder nässende Ausschläge. Zum Glück ist bislang nichts dergleichen aufgetreten. Das beruhigt mich. Unsere Ehe scheint noch in Ordnung zu sein.

V. Behandlungsresistent bleiben: Diagnosen kann man nie genug haben

Wenn Ärzte Krankheiten erfinden

Arzt, der – Gentleman, der an Krankheit gedeiht
und an Gesundheit stirbt.
Ambrose Bierce, *Des Teufels Wörterbuch*, 1906

Man kann niemandem unterstellen, er wolle neue Krankheiten erfinden. So weit gehen selbst Ärzte nicht. Dennoch ist verblüffend, wie viele neue Krankheitsangebote fortwährend auftauchen. Die Zahl der Diagnosen nimmt beständig zu, neue Symptome und Syndrome werden ausführlich beschrieben – auch wenn sie bisher nur bei einer Handvoll Betroffener beobachtet wurden oder kaum Leidensdruck erzeugen und keinen Krankheitswert haben.

Zungenbrecherische Namen für die neuen Leiden werden kreiert, und selbstredend zeigen selbst ernannte Experten auch die diversen Wege von Diagnose und Therapie auf. Häufig sind es die Mediziner selbst, die diese neuen Krankheitsangebote machen. Ein besonders schönes Beispiel dafür bietet die im Frühjahr 2001 weltweit erstmals von deutschen Ärzten beschriebene »Botulinophilie«, die in der Fachzeitschrift *Der Hautarzt* in umständlicher Wissenschaftssprache als »neue Lifestyle-Venenophilie« charakterisiert wurde.

Die beiden an der Hautklinik Erfurt tätigen Autoren schildern in dem Artikel ihre Erfahrungen mit 13 (!) Patienten, die mit ihrem Äußeren unzufrieden waren und außerdem den Eindruck hatten, stark zu schwitzen. Die Patienten hatten bereits von einer Behandlungsmöglichkeit mit Botulinum-Toxin gehört, einem hochwirksamen Bakteriengift, das neuerdings für »verschönernde« Eingriffe im Gesicht Anwendung findet, da es die Muskeln für vier bis sechs Monate lähmt (vgl. S. 142). Falten verschwinden so für eine absehbare Zeit. In den USA finden bereits »Botox-Partys« statt, bei denen freundliche Mediziner ihrer verjüngungswilligen Klientel zwischen ein paar Drinks das Maskengift ins Gesicht injizieren. Soll die Gesichtshaut glatt bleiben, ist nach einem halben Jahr allerdings die nächste Injektion fällig. Obwohl Botulinum-Toxin für die Behandlung des krankhaft übermäßigen Schwitzens noch nicht zugelassen ist, gibt es einige Veröffentlichungen, die auch hier eine Wirksamkeit nahe legen.

Beipackzettel

Botulinophilie

Auffälligste Symptome:
man glaubt zu schwitzen, auch wenn man nicht schwitzt
Typische Zielgruppe/Verbreitung:
bisher nur bei Bewohnern aus »Neufünfland« dokumentiert
Vorteile:
exotische Krankheit, guter Name, noch Seltenheitswert
Nachteile:
Spritzen
Nutzwert: ★★★★

In Erfurt und Umgebung gab es also 13 Patienten (davon 11 Frauen), die wegen übermäßigen Schwitzens in die Hautklinik kamen und »biopsychosozial untersucht« wurden. Bei 23,1 Prozent der Patienten lag nach dem »Schweißtest nach Minor« allerdings eine völlig »normwertige Schweißbildung« vor. Doch auch diese Patienten »drängten auf eine Therapie mit Botulinum-Toxin, so dass entsprechend bei 23,1 % aller Patienten die Diagnose Botulinophilie gestellt wurde«, schlussfolgern die Autoren.

Prima Sache. Es hat schon seine Richtigkeit, dass jeder Medizinstudent im fünften Semester mit ein paar Grundlagen der Statistik vertraut gemacht wird. Ein Grundsatz der medizinischen Statistik lautet: Prozentangaben machen erst Sinn, wenn die Zahl der untersuchten Probanden mehr als hundert beträgt, ansonsten dienen sie eher der Verschleierung, wie in diesem Fall. Denn 23,1 Prozent von 13 entsprechen drei Patienten. Weil also drei Bewohner der neuen Bundesländer Spritzen gegen das Schwitzen wollten, obwohl sie gar nicht übermäßig schwitzten, meinen einige Ärzte gleich, eine neue Krankheit erfinden zu müssen.

Nun ist die »körperdysmorphe Störung«, auf welche die beiden

Erfurter Hautärzte in ihrem Artikel hinweisen, in der Tat ein wichtiges und wahrscheinlich auch immer häufiger auftretendes Krankheitsbild: Die Betroffenen beschäftigen sich übermäßig mit einem eingebildeten Mangel ihrer äußeren Erscheinung, halten sich für zu dick, zu schief, zu hässlich – oder eben zu schwitzend. Die vermeintlichen oder realen Beschwerden können derart überhand nehmen, dass der Leidensdruck im privaten wie beruflichen Umfeld der Betroffenen enorm wird. Nur: Die »Dysmorphobie« und verwandte Störungen wurden in den achtziger und neunziger Jahren schon etliche Male beschrieben, so dass verwirrende Zahlenspiele mit 13 Patienten überflüssig sind.

Natürlich verfolgen Verlage, Ärzte und Autoren auch materielle Interessen. Dem findigen Kopf, der irgendwann den Begriff »Cellulitis« prägte, sollte die Kosmetikindustrie ein Denkmal setzen. Und auch die Fachverlage bieten viele Beispiele für den Versuch, bisher unbekannte Krankheiten zu etablieren oder zumindest die Öffentlichkeit für bestimmte Abnormitäten zu sensibilisieren. Fast jeder größere Medizinverlag verfügt mittlerweile über Abteilungen für Presse- und Öffentlichkeitsarbeit, die neben der Werbung für die hauseigenen Titel die Journalisten der so genannten Laienpresse auf spezielle Artikel in Fachzeitschriften aufmerksam machen.

Ende Oktober 2001 verschickte der wissenschaftliche Springer-Verlag eine Pressemitteilung mit der viel versprechenden Ankündigung »Krankhafter Liebeswahn. Die ›Paranoia erotica‹ ist eine ernst zu nehmende psychische Störung«. Das haben wir zwar schon immer geahnt, aber es ist trotzdem beruhigend, wenn eine vage Vermutung end-

Beipackzettel

Cellulitis

Auffälligste Symptome:
wabenförmige Musterbildung auf der Haut, besonders an Po und Oberschenkeln; Druckstellen in der Haut sind noch eine Weile zu sehen
Typische Zielgruppe/Verbreitung:
Frauen, sobald sie in den Spiegel schauen können
Vorteile:
vollkommen harmlos
Nachteile:
Abzüge bei der Optik, behandlungsresistent
Nutzwert: ★★★★

lich wissenschaftlich beglaubigt wird – vielleicht macht eine Diagnose erneut Karriere, die es bereits im 19. Jahrhundert als Erotomanie, Liebes- oder Gouvernantenwahn zu Einträgen in Lexika und Fachbüchern brachte. In der einseitigen Ankündigung wurde auf einen Beitrag von zwei Psychiatern aus Bochum hingewiesen, der ein paar Tage später in der Novemberausgabe der Zeitschrift *Der Nervenarzt* erscheinen werde.

Immerhin ist dem Artikel zu entnehmen, dass der Liebeswahn keineswegs »eine erotische Wahnbildung sexuell unbefriedigter weiblicher Wesen« sei, wie noch in den fünfziger Jahren angenommen wurde. Auch um »Liebeswut« oder »Mannstollheit«, die ausschließlich bei Frauen vorkommt, handele es sich dabei nicht. »Vielmehr fixiert sich die erkrankte Person – männlichen oder weiblichen Geschlechts – auf ein Liebesobjekt in herausragender Stellung und von höherem sozialen Status, wie etwa einen Chefarzt, einen Popstar oder sogar den englischen König Georg V., dem eine Französin im Liebeswahn verfallen war.«

Jahrzehnte nach der »Beatlemania«, nach etlichen wahren Geschichten und fiktiven Fernseh-Soaps, in denen Krankenschwestern Chefärzten verfallen, nach der Hysterie um diverse Boygroups und Girlie-Bands, nach mehreren Gerichtsprozessen gegen »Stalker«, die Monica Seles, Martina Hingis oder Steffi Graf nachstellten und sie belästigten, merken zwei Psychiater, dass hier eine krankhafte Störung vorliegen kann. Wie gut, dass es in Deutschland noch anwendungsorientierte Forschung gibt.

Immerhin erfahren wir auf diese Weise über den Liebes-

Beipackzettel

Pop-Liebeswahn

Auffälligste Symptome:
Ohnmacht beim Konzert, tagelanges Herumlungern vor Hotels, Heiserkeit, Dehydration
Typische Zielgruppe/Verbreitung:
die Zahnspangenfraktion, bei Erwachsenen selten
Vorteile:
die Gören sind von der Straße
Nachteile:
teure Eintrittskarten und Devotionalien; für aufgeklärte Eltern nicht einfach, dazuzustehen
Nutzwert: ★★

wahn, dass »die Heilungschancen von Experten unterschiedlich eingeschätzt« werden: »Während einige von einer chronischen Krankheit mit schlechter Prognose sprechen, gibt es auch positive Stimmen, die mit einer kompletten Heilung rechnen.« Wahrscheinlich sind weitere umfangreiche Studien mit noch mehr Teilnehmern und Fördermitteln von Land und Bund und Hitparade nötig, um die langfristige Prognose von Jugendlichen genauer zu bestimmen, über deren Bett ein *Bravo*-Starschnitt hängt.

Auch der »Mousepad-Finger« schaffte es vor kurzem als Krankheitsbild in die Fachliteratur. Holländische Mediziner berichteten von dieser völlig neuen Berufskrankheit bei einem Bildschirm-Beschäftigten. Der 32-jährige, ansonsten völlig gesunde Patient entwickelte am Daumen und am kleinen Finger der rechten Hand gerötete und schuppende Ekzeme. Die anderen Finger waren nicht betroffen. Der Niederländer war seit fünf Jahren täglich mindestens vier Stunden im fahlen Schein der Monitore tätig. Er betätigte die Computer-Maus mit der rechten Hand, so dass die beiden betroffenen Finger ständig mit dem Mousepad in Berührung kamen. Neue Tätigkeiten, neue Leiden.

Beipackzettel

Mousepad-Finger

Auffälligste Symptome:
Bildschirmblick; leicht verwahrloste Garderobe; Ekzeme an Daumen und kleinem Finger
Typische Zielgruppe/Verbreitung:
blasse Mittzwanziger, deren Ernährung Pizza-Dienste sichern
Vorteile:
der Chef merkt, dass man viel arbeitet
Nachteile:
wenn die Finger woanders hinfassen als an den Computer
Nutzwert: ★★★★

Am ergiebigsten für die Beschreibung neuer Krankheitsbilder scheinen jedoch nach wie vor die neuen Bundesländer zu sein. Vielleicht besteht dort nach der Wende ein besonderes Bedürfnis, die lange vermissten Freiheiten zu nutzen. Im Frühjahr 2002 publizierten zwei Nervenärzte aus Zwickau in der Fachzeitschrift *Aktuelle Neurologie* eine merkwürdige Arbeit: Wenige Tage vor dem Amoklauf des Sportschützen Robert Steinhäuser in Erfurt, bei dem der 19-Jährige im April 2002 16 Menschen und dann sich selbst umbrachte, berichteten die sächsischen Neurologen von einer »Aktionsinduzierten Handdystonie bei einem Sportschützen« – im Untertitel noch radebrechend in Englisch und Latein als »Action-induced Dystonia in an Archer« und »Dystonia sagittariorum athleticorum« bezeichnet.

Beipackzettel

Schießkrampf

Auffälligste Symptome:
Streck- und Beugehemmung des Zeigefingers
Typische Zielgruppe/Verbreitung:
einzelgängerisch veranlagte junge Männer in den neuen Bundesländern
Vorteile:
immer die Hand am Abzug
Nachteile:
»nach Erfurt« politisch nicht mehr korrekt
Nutzwert: ★

Was uns die Nervenärzte aus dem Osten damit sagen wollen, ist dieses: Ihr 35-jähriger Patient, im Hauptberuf Werkzeugschleifer, verbrachte täglich mehrere Stunden beim Training als Sportschütze und schien das auch noch gut zu finden. Seit zwei Jahren klagte er jedoch über deutlich schlechtere Ergebnisse beim Schießen, da er »beim Abdrücken die Gewalt über die Hand verliere«. Diese an sich begrüßenswerte Entwicklung gefiel dem Trainer gar nicht. Er setzte nicht etwa auf eine Erholungspause, sondern ordnete für seinen Schützling eine Erhöhung der täglichen Trainingsstundenzahl an – woraufhin die Ergebnisse noch schlechter wurden. Schließlich war der Sportschütze sogar »nicht mehr in der Lage, den Abzug des Gewehrs zu bedienen«.

Dem jungen Mann konnte geholfen werden. Nach der Injektion des nicht nur die Gesichtshaut, sondern auch die Muskeln entspannenden Mittels Botulinum-Toxin durch die Ärzte in Zwickau konnte er wieder an seine alten Leistungen anknüpfen. Zum Beleg zeigten die Ärzte in ihrer Fachveröffentlichung das Bild einer Luftgewehrscheibe, die der Sportschütze im Bereich der 10 mehrfach durchlöchert hatte. Bravo!

Dem Nicht-Schützen schon viel näher liegt »die generalisierte

Heiterkeitsstörung«. Auch sie tauchte vor kurzem als neuartiges, äußerst bedrohliches Syndrom in der Fachliteratur auf. Mit der sorgfältigen Beschreibung und Analyse dieser psychischen Erkrankung brachte Ulrich Streeck es während einer Tagung zu einem Vortrag, anschließend wurde der Beitrag in der Fachzeitschrift *Forum der Psychoanalyse* veröffentlicht. Der Göttinger Mediziner weiß zwar, dass Heiterkeit früher »als ein erstrebenswerter Seelenzustand« galt. Heute jedoch stelle »insbesondere der persistierende Zustand der Heiterkeit eine wirklichkeitsunangemessene pathologische seelische Gemütsverfassung« dar, für die eine »mehr oder minder ausgeprägte Gleichförmigkeit des seelischen Erlebens charakteristisch« sei. Selbst bei Ereignissen, »die das Leben für den Durchschnitt der Bevölkerung außerordentlich schwer machen würden«, ändere sich der Zustand der von Heiterkeit Betroffenen nicht merklich, »sondern scheint sich im Gegenteil noch zu vertiefen«. Bedenklich, äußerst bedenklich.

Beipackzettel

Generalisierte Heiterkeitsstörung

Auffälligste Symptome:
man ist gut drauf
Typische Zielgruppe/Verbreitung:
wird leider immer seltener
Vorteile:
das Leben kann schön sein
Nachteile:
die anderen werden nur noch griesgrämiger
Nutzwert: ★★★★★

Mehrere Mediziner und Psychologen entrüsteten sich über diese neue Krankheit und ihre Darlegung in der Fachliteratur – oder gaben eigene detailgenauere Fallbeobachtungen zum Besten. Ihnen war entgangen, dass der Autor mit seinem Artikel die Wissenschaftsgläubigkeit und das Erfinden neuer Störungen, Krankheiten und Syndrome persiflieren wollte. Ulrich Streeck musste in einer späteren Ausgabe der Fachzeitschrift seinen Scherzartikel erklären, was keinesfalls gegen ihn, wohl aber für die Humorlosigkeit und Forschungsblindheit vieler seiner Kollegen spricht.

Neue Krankheiten durch Absicherungs- und Hochleistungsmedizin

Es gibt keine gesunden Menschen. Es gibt nur Menschen, die noch nicht gründlich genug untersucht worden sind.
Mediziner-Bonmot

Es war einmal ein alter Mann, dem ging es so weit ganz gut. Es zwickte und zwackte ihn hier und da, aber das war nicht weiter schlimm. Eines Tages aber, der Mann wollte gerade in den Garten gehen, tat es ihm plötzlich im Schritt weh. Er ertastete eine leichte Vorwölbung in der Leistenbeuge und ging zu seinem Hausarzt. Der sagte ihm, er hätte einen Leistenbruch, beruhigte ihn aber: Das sei weiter nichts Schlimmes und könne auch in seinem Alter noch problemlos operiert werden. Ein kurzer Eingriff, ein kleiner Schnitt, das sei alles.

Artgerechtes Verhalten

Rüstiger Rentner – vor dem Arztkontakt

Auffälligste Symptome:
mit sich und dem Leben zufrieden
Typische Zielgruppe/Verbreitung:
ältere Männer, Typ »lieber Opa«
Vorteile:
mäht den Rasen, nervt nicht
Nachteile:
er glaubt den Ärzten zu viel
Bewertung: ★★★★

Der alte Mann begab sich in ein Krankenhaus, um die empfohlene Operation über sich ergehen zu lassen. Im Laufe der Vorbereitung auf den Eingriff wurde bei dem Mann allerdings ein auffälliger Herzbefund festgestellt. Der alte Mann hatte bis zu diesem

Tag nie Herzbeschwerden gehabt, war aber dankbar, dass man ihn jetzt darauf aufmerksam machte. Ihm wurde eine Herzkatheteruntersuchung empfohlen – dabei wird ein Schlauch durch die Blutgefäße bis zum Herzen vorgeschoben und Kontrastmittel in die Herzgefäße gespritzt. Vor dem Röntgenschirm lässt sich feststellen, wie durchlässig die Herzkranzgefäße noch sind und ob ein Infarkt droht.

Bei dieser Untersuchung stellte sich heraus, dass bei dem alten Mann die Herzkranzgefäße schon ziemlich verengt waren. Ihm wurde deshalb eine Bypass-Operation nahe gelegt. Der Mann willigte ein, doch vor diesem weitaus schwereren Eingriff musste er einige weitere Untersuchungen über sich ergehen lassen. Dabei wurde entdeckt, dass sich auch die Halsschlagader des alten Mannes bereits deutlich verengt hatte. Kein Arzt würde das Risiko einer Herzoperation eingehen, wenn die wichtige, zum Kopf führende Halsschlagader ebenfalls nicht gut durchlässig ist.

Artgerechtes Verhalten

Der Mir-können-Sie-vertrauen-Arzt

Auffälligste Symptome:
sonore Stimme, gelassener Habitus, Typ Fernsehdoktor
Typische Zielgruppe/Verbreitung:
braun gebrannte Hedonisten
Vorteile:
so viel Selbstverliebtheit hat wenig Nebenbuhler
Nachteile:
kurze Halbwertzeit, Bedarf für diesen Typus wird es immer geben
Bewertung: ★

Also empfahl man dem alten Herrn, zunächst die verengte Halsschlagader operieren zu lassen. So geschah es auch. Während dieser Operation erlitt der Patient allerdings bedauerlicherweise einen Schlaganfall. Er brauchte sechs Monate Erholung und Rehabilitationsmaßnahmen, bis er wieder einigermaßen bei Kräften war und schließlich doch noch die Herzoperation durchgeführt werden konnte. Ein Jahr nach dem Schlaganfall hatte er sich schon wieder ziemlich gut erholt, und die Halbseitenlähmung behinderte ihn nur noch ein bisschen.

Der Leistenbruch hingegen ist bis heute noch nicht operiert worden – es kam ja so viel dazwischen. Allerdings ist der Patient inzwischen auch viel inaktiver. Er bewegt sich deutlich weniger als zuvor, so dass ihn der Leistenbruch kaum noch stört. Damit könne er leben, sagt der alte Mann, der den Ärzten sehr dankbar ist, dass sie seine medizinischen Probleme an den Herzkranzgefäßen und der Halsschlagader gerade noch rechtzeitig erkannt haben.

Diese Geschichte ist kein Märchen und auch nicht frei erfunden, sie wurde 1999 im angesehensten medizinischen Fachblatt, dem *New England Journal of Medicine*, abgedruckt. Wahrscheinlich können viele Menschen von sich oder ihren Angehörigen und alle Mediziner von ähnlichen Fällen berichten. Solche End-

Artgerechtes Verhalten

Ehemals rüstiger Rentner – nach dem Arztkontakt

Auffälligste Symptome:
an der Grenze zur Invalidität
Typische Zielgruppe/Verbreitung:
ältere Männer, Typ »lieber Opa«
Vorteile:
keine
Nachteile:
er hat den Ärzten zu viel geglaubt
Bewertung: ★

losketten der Behandlung treten immer wieder in einem System auf, dem allerlei technische Methoden zur Verfügung stehen und in dem die Ärzte neben allen therapeutischen Bemühungen auch bestrebt sind, ihr Handeln möglichst gut abzusichern. Für ältere Menschen kann diese Art Medizin besonders gefährlich werden, wie die Erfahrung des alten Herrn eindrucksvoll zeigt.

Dabei wurden hier von ärztlicher Seite keinerlei Fehler begangen. Die Mediziner sind so vorgegangen, wie ihre Kollegen in allen wohlhabenderen Ländern mit einem noch halbwegs funktionierenden Gesundheitssystem auch vorgegangen wären. Hier geht es nicht um Kunstfehler oder große Skandale, sondern um den Alltag der Patienten – und gerade das macht den eigentlichen Skandal aus. Denn schließlich litt der ältere Herr zunächst nur an einem Leistenbruch. Er musste dann aber die Schwächen des Gesundheitssystems ertragen und an seinen Folgen leiden. Schwächen, die auf die Ausbildung des medizinischen Personals beziehungsweise auf die Organisation in den Krankenhäusern zurückzuführen sind. Hier sind nicht die Ärzte an den Pranger zu stellen – der Kunstfehler liegt im System.

Dabei ist in den letzten Jahren immer häufiger von Qualitätskontrolle und Qualitätsmanagement in der Medizin die Rede – 42-mal taucht der Begriff im deutschen Gesundheitsbericht 2001 auf. Die Zahl der so genannten Qualitätszirkel bei Praxisärzten nimmt stetig zu – dort sollen neue Entwicklungen und häufig beobachtete Fehler in kollegialer Atmosphäre diskutiert werden. Die Teilnahme ist freiwillig. Ob sich aus diesen Zirkeln Verhaltensänderungen ergeben werden, ist bislang unklar.

Und die Krankenhäuser lassen sich seit Mitte der neunziger Jahre in zunehmendem Maße nach der Industrienorm DIN/ISO 9000/9001 zertifizieren. Dadurch sollen Abläufe optimiert und einer stetigen Korrektur bei Fehlentwicklungen unterworfen werden. Das Zertifikat in der Eingangshalle soll Qualität und Vertrauen suggerieren – Stempel drauf und alles gut, wie beim TÜV? Das Verfahren wird in gleicher Weise bei der Produktion von Autoreifen angewendet. Kein Wunder, dass die Auswirkungen auf die Versorgung des einzelnen Patienten umstritten sind.

Auch das Krankenhaus, in dem der alte Herr behandelt wurde, hätte bestimmt seinen Qualitätsstempel bekommen. Denn alle Leiden und Komplikationen des Patienten wurden ja sachgerecht therapiert. Dass die Kaskade seiner Beschwerden allein durch die aufeinander folgenden Eingriffe und die vermeintliche Notwendigkeit der medizinischen Absicherung ausgelöst wurde, wird von keiner Qualitätskontrolle erfasst.

Und wenn sie nicht gestorben sind, werden auch heute noch alte Menschen »zur Sicherheit« operiert und behandelt, auch wenn sie kaum Beschwerden haben.

Der Wunsch nach dem Optimum: Der Trend zur »zweiten Meinung«

Die 48-jährige Psychologin hat Brustkrebs im fortgeschrittenen Stadium. Bei drei Ärzten war sie wegen des Tumors bereits in Behandlung. Zu jedem Arzttermin kommt sie mit Artikeln und Informationen aus dem Internet, mit Broschüren und Fachbüchern. Ihr neuestes Fundstück heißt *Breast Cancer – State of the Art.* In jedem Gespräch mit ihrer Ärztin legt sie eine lange Liste mit Anregungen und Forderungen vor, die sie abgearbeitet sehen will. Beim ersten Termin kam sie in das Sprechzimmer gestürmt, als dort noch eine andere Patientin behandelt wurde. Als sie bei einem der nächsten Arzttermine von einer nicht promovierten Medizinerin behandelt wurde, fragte sie sofort: »Haben Sie denn keine Doktorarbeit geschrieben? Dann muss ich wohl noch zu einem anderen Arzt.«

Natürlich ist es gerade in der Krebsmedizin wichtig, dass Patienten sich umhören. Doch es ist nicht allein das Bedürfnis der Patienten nach Aufklärung, das darüber entscheidet, wie selbständig sie sind oder werden. Vielmehr ist es der Grad der erfahrenen Fürsorge durch Ärzte und Pflegende, der den Ausschlag gibt, wie aktiv Kranke sich um weitere Informationen oder eine »zweite Meinung« bemühen.

Es gibt keine Zahlen darüber, wie viele Menschen in Deutschland einen Arzt aufsuchen, um eine »zweite Meinung« zu ihrem Leiden, ihren Beschwerden, der weiteren Diagnostik und Therapie einzuholen. Ebenso wenig ist bekannt, wann Patienten den Entschluss fassen, den Arzt zu wechseln. Wie viele bei »dem Neuen« bleiben und wie viele zu ihrem ersten Arzt zurückkehren, auch darüber gibt es noch keine Statistik.

Natürlich gibt es Patienten, die auch nach ausführlichster Beratung noch unzufrieden sind und sich nicht ausreichend informiert fühlen. Es gibt Kranke, die die Bearbeitung ihrer Krankheit zu ihrem Lebenszweck gemacht haben. Vielleicht ist das Teil - ihrer individuellen Bewältigungsstrategie. Wenn dazugehört, dass manche Kranken die Ärzte wie die Hemden wechseln, ist dies nicht zu verhindern.

Es besteht ein Widerspruch zwischen dem Anspruch auf Aufklärung und der Verwirrung durch zu viel oder fehlgeleitete Informationen. Außerdem gibt es den Patientenwunsch nach einer festen ärztlichen Bezugsperson. Doch die kann nicht alles leisten, nicht jede Technik, jede Untersuchungsmethode perfekt beherrschen und gleichzeitig alles verstehen und trösten. Deshalb ist der Arztwechsel manchmal medizinisch sinnvoll. Auch wenn etliche Ärzte es nach wie vor als Kränkung empfinden, wenn ein Patient zum Kollegen wechselt.

Für manche Menschen kommt ein Arztwechsel gar nicht in Frage. Das wäre ein Sakrileg, ein Vertrauensbruch, der fast einem Betrug gleichkommt. »Ich kann doch nicht einfach zu einem anderen gehen«, sagt die 69-jährige Luise B. Seit 25 Jahren vertraut sie sich mit ihren gesundheitlichen Problemen demselben Hausarzt an. Zuvor war sie bei seinem Vorgänger. Sie lässt sich von ihm an Spezialisten überweisen, wenn es nötig ist. Selbständig einen anderen Mediziner aufzusuchen, weil ihre Schmerzen in den Beinen weder nach der Hüftoperation noch nach der Entfernung der Krampfadern besser geworden sind, traut sie sich nicht. »Was soll ich dem Hausarzt denn sagen, wenn er fragt, wozu ich meine Unterlagen brauche?«

Andere Patienten bleiben bei ihrem Arzt, auch wenn sie Zweifel an seinem Vorgehen bekommen. Die 73-jährige Gerda S. etwa. Bei ihr wurde vor wenigen Jahren ein kleiner Schatten auf der Lunge festgestellt. Von einem Röntgenarzt, per Zufall. Sie ließ sich sofort einen Termin in der Chirurgie geben. Dort wurde eine Gewebeprobe entnommen. Krebszellen waren nicht darin zu finden. Man entließ sie mit der Empfehlung, in einem Vierteljahr wiederzukommen. Doch Gerda S. ließ nicht locker, ihr Hausarzt unterstützte sie dabei. »Vier Wochen nach der Entlassung habe ich gekämpft um ein Bett«, sagt die grazile ältere

Dame, »sie wollten erst, dass ich mich noch mal in der Ambulanz vorstelle, aber ich habe gesagt: Ich will jetzt ein Bett.« Der Professor versuchte sie zu beschwichtigen. Er sprach von der Zeit, die man habe, schließlich sei ja nichts Bösartiges festgestellt worden. »Bis wir genau wissen, dass es Krebs ist, könnte es zu spät sein«, entgegnete Gerda S. bestimmt.

Die vornehme Dame, eine Medizinerwitwe, ist stolz darauf, dass sie ihren Willen durchgesetzt hat. »Bitte schneiden Sie großzügig im Gesunden«, empfahl sie dem Arzt vor der Operation noch. Seit dem Eingriff vor drei Jahren fühlt sie sich äußerst wohl. Dem Röntgenmediziner, der den Schatten entdeckte, und ihrem Hausarzt ist sie »ewig dankbar«. Aber sie sieht keinen Grund, ihren Lungenarzt zu wechseln. »Er ist ein hervorragender Operateur«, erklärt Gerda S. und fügt verschmitzt hinzu: »Und außerdem hat er ja gemacht, was ich wollte.«

Das Gegenteil dieser gutmütigen Kranken sind jene Patienten, die sich mit einem Haufen Fachartikel und Bücher wappnen. Information als Schutzschild, zur Abwehr von Angst und Irritation. Sehr ausgeprägt, das bestätigen fast alle Ärzte, seien Skepsis und Informationsgier bei Lehrern und, fast noch schlimmer, bei Angehörigen von Heil-, Hilfs- und Pflegeberufen. Ärzte selbst sind die schlechtesten Patienten.

Es gibt natürlich auch die notorisch Unzufriedenen unter den Patienten, die Besserwisser. Sie begegnen jedem Arzt mit Misstrauen. Sie fühlen sich bei Medizinern grundsätzlich nicht sicher und wissen von etlichen Kunstfehlern und ärztlichen Missgeschicken zu berichten. Ist das Thema Medizin einmal dran, lässt es sie nicht mehr los. Erhard B. ist so jemand. Der 47-Jährige ließ sich nach einer Sportverletzung an der Schulter operieren. Er ist privat versichert und kennt etliche ausgewiesene Fachleute persönlich. Das sagt er den Ärzten, die ihn behandeln, auch immer als Erstes.

Natürlich galt der Operateur von Erhard B. als ausgewiesene Kapazität. Sonst wäre er gar nicht zu ihm gegangen. Doch nach dem Eingriff konnte Erhard B. seinen Arm nicht mehr über die

Die Skeptiker und Besserwisser unter den Patienten

Auffälligste Symptome:
privat versichert, Internetanschluss
Typische Zielgruppe/Verbreitung:
mehr Männer als Frauen
Vorteile:
keine
Nachteile:
niemand mag sie
Bewertung: ★

Horizontale hinaus heben. Die Beweglichkeit ist bis heute stark eingeschränkt, Decke streichen oder andere Überkopfarbeiten sind nicht mehr drin. »So ein Pfuscher«, sagt Erhard B. erbost, »sein Operationsverfahren ist gar nicht mehr üblich.« Das haben ihm verschiedene Fachleute bestätigt. Er hat sie mittlerweile fast alle aufgesucht. Außerdem hat er vor Gericht geklagt, die Entscheidung steht noch aus.

Und dann sind da noch jene, die ihre Angst hinter Wut und Aggressionen verstecken. In der Kinderklinik sind es die Eltern, die Ärzte gleich davor warnen, mit ihren Kleinen keine Experimente zu machen. Bei den Erwachsenen sind es die ungeduldigen Patienten, die, wenn sie nicht nach ihren Wünschen behandelt und entlassen werden, sofort argwöhnen, sie seien nur noch im Krankenhaus, weil die Betten belegt sein müssten. Selbst unaufschiebbare Operationen werden in der Weltsicht dieser Patienten nur durchgeführt, damit die Ärzte ihren OP-Katalog vollbekommen. Das Misstrauen gegenüber den Medizinern ist groß. Hier sind Ärzte längst keine Halbgötter in Weiß mehr, sondern Watschenmänner und Lückenbüßer, an denen sich Angst und Ärger entladen.

Der Ärger kann so groß werden, dass er sich direkt gegen die Mediziner richtet. Viele Ärzte berichten davon, dass in der ersten Wut Drohungen gegen sie ausgesprochen würden. Wenn Pa-

tienten beispielsweise mitgeteilt werden müsse, dass sie an einer weit fortgeschrittenen Krebserkrankung litten. Die Aggression erwächst aus der Unbeholfenheit angesichts der furchtbaren medizinischen Wahrheit; selten ist sie gegen den Arzt persönlich gerichtet. Andererseits: Früher wurden die Überbringer einer schlechten Nachricht gelegentlich getötet.

Es gibt unterschiedliche Strategien zur Bewältigung einer schweren Krankheit. Die einen weinen und sind verzweifelt. Andere werden aggressiv und wissen alles besser. Manchmal macht das aggressive Besserwissen auch vor nahen Angehörigen nicht Halt. So übernimmt die 48-jährige Tochter die Arztgespräche für ihre 79-jährige Mutter, die an Krebs erkrankt ist. Bevor die Mutter, die schon seit mehreren Jahren ganz gut mit ihrer Krankheit zurechtkommt, in die Sprechstunde geht, schickt die Tochter eine Liste mit Anforderungen an die behandelnde Ärztin. Die Tochter war früher in der Forschung tätig – jetzt möchte sie über jede Blutabnahme bei der Mutter mitbestimmen. In die Sprechstunde kommen beide dann gemeinsam.

Die Mutter berichtet dann immer wieder vom Tod ihres Mannes, den sie noch nicht verkraftet hat. Die Tochter stellt Ansprüche und redet von weiteren Untersuchungen, die nötig seien: Mutti erzähl doch mal, was du sonst noch für Beschwerden hast. Dann schleppt sie die Mutter zu anderen Ärzten, verschickt seitenlange Briefe und Unterlagen. Aus der Angst vor der Krankheit und der Trauer über den Verlust eines nahen Menschen werden die Unzufriedenheit mit Ärzten und Heilkundigen und der Ärger über aggressive Therapiemethoden.

»Die so genannte Schulmedizin hat da ein riesiges Imageproblem«, sagt die behandelnde Ärztin, »alles, was wir zur Krebsbehandlung unternehmen, ist Gift und Chemie. Wir machen aus Sicht der Patienten alles kaputt. Alternative Heilverfahren geben dagegen vor, aufzubauen und zu stimulieren.«

Und so kollidieren die verschiedenen Ansprüche. Die an andere und die an sich selbst. Denn die Menschen sind überfordert, wenn sie zu Patienten werden: Sie wollen das Optimum und das vom bestmöglichen Spezialisten. Gleichzeitig sehnen sie sich danach, aufgefangen und nicht mit medizinischen Entscheidungen behelligt zu werden. Wohin dann mit dem Bedürfnis nach Aufklärung?

Ein Kranker kann sich nicht objektiv über sein Wohl und Wehe informieren, wenn er gleichzeitig subjektiv betroffen ist. Auch wenn statt eingebildeter Kranker immer mehr ausgebildete Kranke in den Wartezimmern sitzen – der mündige Patient ist ein schönes Ideal, wenn das Leiden fern ist. Wer schwer krank ist oder unter Schmerzen leidet, kann nicht über die beste aller Therapien entscheiden. Medizinische Aufklärung hat ihre Grenzen dort, wo die Beschwerden anfangen. Wenn sie vorbei sind, wenn Trost und Hilfe gespendet wurden, ist Zeit für Fragen und Erklärungen. Natürlich gemäß neuesten medizinischen Erkenntnissen.

Krankheitsüberzeugung beibehalten, Selbsthilfegruppe gründen

Conny hat »die Fibro« mindestens seit der Pubertät, sagt sie, aber erst vor vier Jahren wurde die richtige Diagnose gestellt. Die resolute 47-Jährige redet laut und anklagend. Sie vermittelt einem sofort den Eindruck, dass sie schon immer zu kurz gekommen ist im Leben, dass sie sich ständig hat wehren und durchbeißen müssen. Und dass »die anderen« – seien es die Behörden, die Krankenkassen oder die Ärzte – ihr nicht glauben wollten, wie stark ihre Beschwerden wirklich seien. Aber mittlerweile hat sie es ihnen gezeigt, hat sich geholt, was ihr zusteht. Conny hat ihr Umfeld und die zuständigen Ämter überzeugt von ihrem Leiden. Inzwischen ist sie Frührentnerin.

Bei Karin, 58, wurde bereits vor 20 Jahren erstmals ein »Weichteilrheumatismus« vermutet, »eine lange Geschichte«. Letztes Jahr war die Lehrerin dann zur Kur, bald darauf stellte sie einen Rentenantrag. Ihr steht ein erneutes Gutachten bevor, deshalb ist sie heute »fix und alle«. Sie wirkt resigniert, ja fast depressiv, wie sie so dasitzt, immer wieder die Hände im Schoß knetend. Die Schultern sind eingezogen, als ob sie ihren Kopf verstecken wollte. »Nein, ich bin nicht gut drauf«, sagt sie.

Ruth ist bereits Rentnerin. Die 52-Jährige hat ebenfalls als Lehrerin gearbeitet. In diesem Beruf scheinen manche Leiden häufiger vorzukommen, zumindest die Fibromyalgie. Bis die Schmerzen unerträglich wurden, war Ruth im Schuldienst, aber dann war Schluss: »Es ging einfach nicht mehr.« Dabei macht sie einen handfesten, zufriedenen Eindruck. Im Vergleich zu den anderen in der Runde erscheint sie fröhlich, fast ausgelassen. Ihr würde man am ehesten zutrauen, noch aktiv im Beruf zu stehen und sich außerdem um Familie, Freunde und Freizeit zu kümmern. Ihre Körpersprache strahlt Zuversicht aus, sie wirkt kraftvoll und munter. Außerdem sitzt sie nicht so blass und eingefallen da wie ihre Nachbarinnen, sondern wendet sich aufrecht ihren Gesprächspartnern zu.

Anne hingegen ist ganz bei sich. Sie redet nur über ihre Schmerzen. Sie klagt mit leiser, aber fester Stimme und ist unzufrieden mit der Welt. Der Hausarzt der 56-Jährigen will ihr keine Herzmittel mehr verschreiben, die sie neben den Schmerzmitteln ihrer Meinung nach aber auch braucht. Sie fühlt sich schlecht betreut, ist wütend auf ihren Arzt und noch mehr auf sein grenzenloses Unverständnis. Vielleicht auch auf sich selbst, weil sie sich das bisher noch immer hat gefallen lassen.

Birgit, 54, geht es gar nicht gut, während Gisela ängstlich und ärgerlich zugleich ist, weil sie so weit reisen muss, um ihre Schwester zu sehen. Sie ist 63 Jahre alt und will demnächst in die USA fliegen. Eine Mischung aus Niedergeschlagenheit, Angst und Ärger erfüllt die Runde. »Gedrückte Stimmung« wäre eine positive Beschreibung. Ich stelle mir vor, dass jetzt ein strahlender Chefarzt, Typ Fernsehdoktor, zur Tür reinplatzt und munter »Na, wie geht's uns denn heute« ausruft. Wahrscheinlich würde er gesteinigt werden.

Beipackzettel

Fibromyalgie

Auffälligste Symptome:
es tut überall weh
Typische Zielgruppe/Verbreitung:
ehemalige Lehrerinnen um die 50, seit ein paar Jahren frühpensioniert
Vorteile:
alle Körperteile können betroffen sein
Nachteile:
wird immer noch als »Weichteilrheumatismus« abgetan
Nutzwert: ★★★

Die Frauen der Selbsthilfegruppe Fibromyalgie treffen sich alle zwei Wochen im ehemaligen Kloster einer kleinen Gemeinde. Sie wollen nur ihre Vornamen nennen, es reicht ihnen, wenn sie bei Ärzten auf Unverständnis stoßen. Wenn schon über sie geschrieben werde, dann anonym. Erst nach mehrmaligem Nachfragen willigen sie ein, einen Fremden bei ihrem Gruppentreffen zu dulden. Sie sind skeptisch geworden mit der Zeit.

Selbsthilfegruppen werden immer zahlreicher. Nach Schätzungen sind mittlerweile mehr als drei Millionen Menschen entsprechend organisiert. Hier merken Patienten, dass sie mit ihrem Leiden nicht allein sind. Hier lernen Patienten, sich so zu akzeptieren, wie sie sind, und mit ihrer Krankheit umzugehen – besonders wenn ihr Leiden von den Medizinern vernachlässigt wird. Doch ist geteiltes Leid wirklich halbes Leid?

Obst und Gebäck liegen auf dem Tisch, es werden Kerzen und Geschenke verteilt. Die Selbsthilfegruppe Fibromyalgie gibt es seit etwas mehr als drei Jahren. Männer sind nicht dabei. Einer war mal da, aber »der wollte nur ein paar Tipps und Adressen« und ist danach nie wiedergekommen.

Fibromyalgie, das ist »die unsichtbare Krankheit«. Mit Schmerzen am ganzen Körper, besonders an Muskeln, Sehnen und Knochen. Verspannte Schultern, steifer Nacken, Druck im Kreuz und Gelenkbeschwerden sind neben Muskelverhärtungen die häufigsten Symptome. Unter Ärzten ist die Diagnose umstritten, weil Untersuchungen zumeist keine auffälligen Befunde ergeben. Manche Mediziner leugnen deshalb, dass es die Krankheit überhaupt gibt. Wenn die Mitglieder der Selbsthilfegruppe dies hören, können sie jedes Mal aufs Neue in Rage geraten.

In der medizinischen Fachliteratur wird betont, dass »körperliche und seelische Traumata sowie übermäßige Arbeitsbelastung« bei der Entstehung der Krankheit keine besondere Rolle spielten. Kaum zu glauben. Irgendetwas muss doch mit diesen Frauen passiert sein, wie sie so dasitzen in ihren Rattan-Sesseln, in dieser Landschulheimatmosphäre, und klagen, jammern, sich beschweren. Eine Schwere lastet auf der Gruppe, ein Druck, so dass man unwillkürlich versucht ist, leiser zu sprechen und behutsamer zu fragen.

Die Ursache für die Fibromyalgie ist ungeklärt. Die Medizin versucht das Leiden und seine verschiedenen Ausdrucksformen zu beschreiben, erklären kann sie es nicht. Typischerweise sind Frauen zwischen 30 und 50 mit der Krankheit geschlagen – siebenmal häufiger als Männer. Fast 2 Prozent der Bevölkerung in Mitteleuropa sollen betroffen sein. Die Schmerzen sind besonders ausgeprägt im Bereich von Schultern und Becken, in der kalten Jahreszeit werden sie stärker. Die Ärzte haben 18 Druckpunkte identifiziert, »Tender points«, an denen der Schmerz schon durch die leichteste Berührung hervorgerufen werden kann. Am Hinterkopf, am Schulterblatt, am Kreuzbein, aber auch an Knien und Ellenbogen. Außerdem haben sie beobachtet, dass die Fibromyalgie-Patientinnen häufig noch über eine Vielzahl anderer Beschwerden klagen: Müdigkeit, Schlafstörungen, depressive Verstimmung, Kopfschmerz und Morgensteifigkeit. Allesamt ähnlich weiche Diagnosen.

Die Patientinnen in der Selbsthilfegruppe wissen, dass sie schnell in den Ruf geraten, sich Atteste oder Berentungen erschleichen zu wollen oder sich die Beschwerden nur einzubilden. Carl Scheidt, Oberarzt für Psychosomatik an der Freiburger Uniklinik, leugnet die Existenz eingebildeter Krankheiten: »Wenn Patienten Beschwerden haben, sind die echt – unabhängig davon, ob ein krankhafter Befund festgestellt werden kann oder nicht. Für die Kranken ist das Leiden ja ihre Realität.«

Ohne Zweifel, das hier ist alles sehr real. Die Beschwerden scheinen das Leben der Frauen zu dominieren, es geht um nichts anderes. Eigentlich sind sie zu zwölft, aber heute abend kommen nur sechs Mitglieder der Selbsthilfegruppe. »Herbst und Winter machen uns ganz schön zu schaffen«, erklärt Conny, »da ist häufig nur die Hälfte der Gruppe da.« Trotzdem nehmen sie seit einem Jahr keine Neuen mehr auf. »Wir sind keine Anfänger mehr«, sagt Ruth leise, aber bestimmt zur Erklärung. Am Beginn einer Selbsthilfegruppe steht nämlich das Informationsbedürfnis im Vordergrund. Es geht um den Austausch von Adressen, um konkrete Tipps für Kuren, Therapien, Ärzte.

Mit der Zeit ändern sich die Ansprüche. Außerdem sind die fibromyalgiekranken Frauen inzwischen Freundinnen geworden. »Du merkst, du bist nicht allein«, bringt Birgit das Gefühl auf den Punkt. Und außerdem sei die Stimmung super. Eine fröhliche Runde, sagen sie über sich selbst, als wollten sie sich Mut machen. Nun ja, da gibt es ausgelassenere Zusammenkünfte. Der Pizzeria-Wirt von gegenüber habe neulich sogar gefragt, ob sie ein Gesangsverein wären, sagt Conny, um zu unterstreichen, was für ein lustiger Haufen sie sind.

Mittlerweile treffen sich die Frauen vor allem, um darüber zu reden, wie es ihnen in den zurückliegenden vierzehn Tagen ergangen ist. Dazu gibt es die so genannte Blitzrunde. Jede Frau erzählt, was sie besonders beschäftigt hat. Karin war »nervlich dermaßen belastet«, dass ihre Schmerzen wieder zunahmen. Sie musste sogar »an den Tropf beim Schmerztherapeuten«. Ruth beunruhigt, dass sie demnächst schon wieder zur Amtsärztin soll. Sie hat Angst vor dem Termin, hat jetzt bereits mehr Schmerzen und ist viel erschöpfter als sonst. Während der kalten Tage geht sie deshalb abends schon zwischen acht und halb neun ins Bett. Ihre Ärztin hat ihr ein Präparat verschrieben, das stärkend in den Muskelstoffwechsel eingreifen soll. Die Gruppe studiert den Beipackzettel, erörtert die Nebenwirkungen, fachsimpelt über andere Wirkstoffe. Soll Ruth das Zeug, »diese Chemie, dieses Gift«, wirklich einnehmen?

Bei Anne wurde neben der Fibromyalgie auch das Chronische Erschöpfungssyndrom diagnostiziert, »von einem Umweltmediziner«, sagt sie, als sei dies der Ritterschlag für die Erkrankung. Noch so eine umstrittene Krankheit, die von vielen Ärzten nicht ernst genommen wird. Annes Hausarzt macht Schwierigkeiten. »Erst hat er die Fibromyalgie jahrelang totgeschwiegen«, und nun, wo das Belastungs-EKG wider Erwarten doch in Ordnung ist, glaubt er, dass sie sich auch die Herzbeschwerden nur einrede.

Birgit wirkt unzufrieden. Sie hat ein spitzes Gesicht, schmale Lippen, nichts Fröhliches, nichts Sinnliches. Sie tut es momentan nicht, aber sie sieht so aus, als ob sie an den Fingernägeln kauen oder sich ständig auf die Lippen beißen würde. Vielleicht sieht man ihr heute auch nur besonders deutlich an, dass mit ihr manchmal gar nicht gut Kirschen essen ist. Besser nicht ansprechen, wenn man sie so im Büro oder auf der Straße trifft. In der Tat, zur Zeit sei sie reizbar und aggressiv, sagt sie, fühle sich von der kleinsten Kleinigkeit überfordert. Außerdem sei sie so unruhig, jetzt, wo sie das Beruhigungsmittel abgesetzt habe.

Conny unterbricht Birgit, als sie von der Medikamentenumstellung erfährt: »Aber damit ging es dir doch so gut. Du nimmst jetzt zwar das Gift nicht mehr, aber um welchen Preis?«, insistiert sie laut. Birgit winkt ab, will das Thema beiseite schieben. Ihr ist das alles zu viel. Sie will nicht dauernd müssen: zum Arzt, zu Ämtern, zu Behörden.

Mir fällt die Beobachtung einer Freundin ein, die lange in der Psychiatrie gearbeitet hat: Niemand muss müssen. Und die Sprache verrät bereits so viel. Das fängt schon bei den Kleinen an. In Deutschland lernen Kinder zu sagen: »Ich muss aufs Klo.« In Frankreich heißt es: »J'ai envie de faire pipi« – ich habe Lust, Pipi zu machen. Ich überlege, ob ich Birgit die Anekdote erzählen soll oder besser doch nicht. »Ich hänge halt durch«, sagt sie.

Vielleicht liegt es an der »atmosphärischen Konstellation«, vermutet Gisela, denn auch sie fühlt sich in letzter Zeit viel abgespannter als sonst. Wenn eine der Frauen aus der Gruppe einhakt oder unterbricht, ist sie fast immer sofort bei ihren eigenen Problemen. Erstaunlich selten wird auf die andere eingegangen, auf das, was sie gerade gesagt hat. Die Auseinandersetzung mit den eigenen Beschwerden dominiert alles, die Frauen wirken selbst in der Gruppe einsam. Vielleicht verstärkt die Gruppe diesen Eindruck auch nur.

»Ich hasse das Kämpfen und vermeide alle Termine«, sagt Gisela. Ihre Gedanken kreisen nur um ihre bevorstehende Reise. Gisela hat beschlossen, sich mit dem Rollstuhl vom Flugzeug abholen zu lassen. Während des Fluges in die USA könnten die Schmerzen schließlich unerträglich werden. »Sollen die mich doch aus dem Flugzeug tragen«, sagt sie. Die Runde lacht. Alle zollen Gisela Respekt dafür, wie sie sich selbst Mut macht. Sie scheinen sie zu bewundern, wie sie zunächst scheu, aber dann immer beharrlicher ihr zerbrechliches Selbstbewusstsein zur Schau stellt.

Dann werden Namen von Therapeuten und Masseuren ausgetauscht. »Der eine Krankengymnast«, schwärmt Conny, »der hat so unglaubliche Hände, so warm, so ruhig.« Birgit bleibt skeptisch. Sie könne momentan »nur Streicheln« vertragen, weil sie in letzter Zeit so extrem empfindlich sei. Was heißt das? Sehnt sie sich nach mehr Zärtlichkeit, fühlt sie sich vernachlässigt – und vor allem: Glaubt sie, diese Bedürfnisse bei einem Masseur befriedigt zu bekommen? Birgit wirkt traurig und verloren und es scheint so, als wüsste sie davon.

Dann klagen die Frauen über grobe und unwissende Ärzte. Jede kann von solchen Erfahrungen berichten. »Die therapeutische Begleitung der Betroffenen über Jahre verlangt vom behandelnden Arzt Geduld, Einfühlungsvermögen und Ausdauer«, steht in einem Fachbuch. Schöner Anspruch. Die Frauen hier haben andere Erfahrungen gemacht. Birgits Hausärztin hat behauptet, die Fibromyalgie, die gebe es doch gar nicht. Ein Orthopäde hielt ihr sogar vor: »Es macht keine Freude mehr, Sie zu behandeln.« Birgit wollte ihm die Freude nicht nehmen und suchte sich sofort einen anderen Arzt. Als sie das erzählt und ihre spontane Entscheidung ausschmückt, nickt die Runde zustimmend. Wieder einen Punkt gemacht, wieder sich ein bisschen behauptet gegen die ignorante Umwelt und die dummdreiste Ärzteschaft.

Die Frauen kommen in Fahrt, erzählen von Tipps und Tricks, um ihr Ziel zu erreichen. Wobei schwer zu sagen ist, worin das Ziel besteht. In Ruhe gelassen zu werden oder mehr Aufmerksamkeit zu bekommen? Mit der Krankheit anerkannt zu werden oder gar nicht mehr auf das Leiden angesprochen zu werden? Zu Anne sagte der Hausarzt, sie sei eben keine 20 mehr. Sie weiß mittlerweile, dass man mit vielen Ärzten nur über die Fibromyalgie reden könne, wenn »anständige« Begleiterkrankungen vorliegen: »Ein Bandscheibenvorfall, das ist was Richtiges.«

Und dann gibt es noch jene Ärzte, die wissen, dass die Menschen in Afrika und »im Krieg« andere Sorgen hätten als die Fibromyalgiekranken. Zu solchen Medizinern gehen die Frauen längst nicht mehr. Dafür sind sie regelmäßige Bittstellerinnen bei Ämtern und Behörden. Conny, die Bauernschlaue, erklärt, welche Vorteile ein Behindertenausweis habe. Ermäßigungen, klar, aber auch auf Ämtern werde man zuvorkommender behandelt.

Gisela erzählt, dass sie zum Schlafen auf das Witchi-Kissen schwöre.

Wie sieht es mit Behandlungsmöglichkeiten aus? Die Frauen reden von Kuren und verschiedenen Massagen, von guten Erfahrungen, die sie mit Wärme und immer wieder bei Urlauben in südlichen Ländern gemacht hätten. Die meisten von ihnen nehmen Schmerzmittel, einige zusätzlich noch Medikamente gegen die Angst und außerdem Antidepressiva. Sie schlucken Psychopharmaka, schimpfen aber gleichzeitig auf »diese Chemie, die unseren Körper vergiftet«.

In Lehrbüchern und Fachartikeln werden den Kranken »Ausdauerprogramme« und »intensive Gymnastik« zur Behandlung der Fibromyalgie empfohlen. Das klingt ein wenig nach den Vorschlägen, die gelegentlich als Reaktion auf psychosomatische Beschwerden zu hören sind: Lass die mal ordentlich an der frischen Luft sein und regelmäßig arbeiten … wenn die genug zu tun hätten, kämen sie nicht auf solche Gedanken …

Damit wird man den Leidenden nicht gerecht, zieht ihre Beschwerden ins Lächerliche. Andererseits wird in der Fachliteratur Patienten mit Fibromyalgie von einer langwierigen Psychotherapie abgeraten, weil dadurch »ihre Selbständigkeit beeinträchtigt«, weitere »Abhängigkeiten gefördert« und vor allem die eigene Krankheitsüberzeugung verstärkt werden könnten. »Krankheitsüberzeugung« – ein Wort, das vieles in Frage stellt und das die Ernsthaftigkeit des Leidens relativiert. Ein Wort, das man sich merken muss. Aber vielleicht nicht gerade für das Gespräch mit Mitgliedern einer Selbsthilfegruppe.

Ob sich die Fibromyalgiekranken als Behinderte fühlen? Eine schwierige Frage. Eingeschränkt sei der treffendere Ausdruck, meint Ruth nach einer längeren Pause nachdenklich. Sie empfindet sich eher als chronisch krank, nämlich als schmerzkrank, erläutert sie. Birgit schweigt eine Weile. »Eigentlich bin ich schon behindert«, sagt sie traurig, »denn alles, was mir früher Spaß gemacht hat, geht heute nicht mehr.«

Psychosomatik für Anfänger: Schuldgefühle und der schwere Weg zur Heilung

Wie fühlen Sie sich? Das ist die verpönteste Frage, die es unter Sportjournalisten gibt, und dennoch wird sie immer wieder gestellt. Wenn das Schwanken zwischen Hoffen und Bangen unfassbar bleibt, versuchen Reporter häufig die Magie des Augenblicks mit eben dieser Frage einzufangen: Wie fühlen Sie sich? »Ja gut, ich sag mal« – man kennt die Floskeln direkt nach dem Wettkampf. Aber das macht nichts. Denn wenn sie wirklich emotional bewegt sind, merkt man den Gefragten an, wie aufgewühlt oder enttäuscht sie sind, was in ihnen vorgeht, was nach außen drängt oder noch nicht rauskann – egal was sie sagen.

Peter Weppler ist kein Sportler. Als er wenige Tage nach seiner Operation den Aufenthaltsraum in der Klinik betritt, bekommt er Applaus. »Das ist was«, sagt der 59-Jährige, »kein Tor geschossen und trotzdem gibt's Beifall.« Wie fühlen Sie sich? Weppler schmunzelt, scheint das plötzliche Interesse an seiner Person irritiert zu beobachten und sagt: »Sonst gut.« Der erste Patient, dem in Deutschland ein »permanentes« Kunstherz eingepflanzt wurde, weiß noch nicht so recht, wie er sich fühlen soll. Glück und Dankbarkeit seien dabei, sagt er leise, aber er spüre auch so etwas wie Schuld. Es ist die Schuld des unverhofft Überlebenden, des Noch-einmal-Davongekommenen.

Peter Weppler geht es den Umständen entsprechend gut. Den Umständen entsprechend heißt: Er atmet noch schwer. Das Kopfhaar wurde ihm abrasiert. Er ist bis auf die Knochen abgemagert und hat eingefallene Wangen. Und er hat einen Knopf hinter dem Ohr. Aber immerhin hat er überlebt.

»Das ist psychisch schwierig, wenn man weiß, dass man eigentlich sterben muss«, sagt Weppler, der seit zehn Jahren an einer krankhaften Erschlaffung des Herzmuskels litt. »Dilatative

Kardiomyopathie« lautet der Fachbegriff. Bei diesem Leiden kann das ausgeleierte Herz immer weniger Blut in den Kreislauf pumpen. Selbst leichte Anstrengungen waren ihm schwer gefallen. In den Wochen vor der Operation war Weppler schon das Duschen und Rasieren zu anstrengend geworden. Seine Frau musste ihm helfen. Weppler fuhr »quer durch die Republik« auf der Suche nach Hilfe. Er wusste, dass es wenig Hoffnung gab. Etliche seiner »Kollegen«, wie er die Mitpatienten nennt, die an der gleichen Krankheit litten, waren gestorben. Weppler ging zur Beerdigung, trauerte, fühlte sich dem eigenen Tod immer näher. Im Winter hatte sich Weppler schon fast damit abgefunden: »Ich war bereit zu sterben.«

Wie fühlen Sie sich, was spüren Sie? »Ich spüre gar nichts«, sagt Weppler, »das fühlt sich nicht anders an als vorher.« Mit dem »das« ist sein neues Kunstherz gemeint. Weppler wurde die nur daumengroße Pumpe am 16. Mai 2001 in einer fünfstündigen Operation in Freiburg implantiert. Das Kunstherz liegt in der Spitze des verbliebenen Herzens und leitet das Blut in die Hauptschlagader. Nicht pulsierend, sondern mit gleichmäßiger Strömung. Daher gibt das Kunstherz auch keinen eigenen Takt vor, sondern Weppler spürt den Puls seines »alten« Herzens aus Fleisch und Blut. Unter der Haut wird ein Draht bis hinter das Ohr geführt, wo ein Stecker fest verankert ist, um das Batteriekabel aufzunehmen. Ach ja, den Knopf hinter dem Ohr habe er in der ersten Nacht schon gespürt. »Das knarrte wie eine Holztreppe, wenn man auf dem Weg zu einem Mädchen war, wo man nicht hin sollte.«

Zweifel daran, die Operation über sich ergehen zu lassen, hatte Weppler kaum: »Ich wusste, auch wenn es nicht klappen sollte: Das ist der richtige Weg.« Man spürt, dass Weppler den anderen Herzkranken etwas weitergeben will. Er will ihnen Mut machen – durch sein Glück, noch einmal davongekommen zu sein. Vielleicht ist das sein Weg, mit der Schuld des Überlebenden umzugehen.

Wie fühlen Sie sich? Was bringt die Zukunft? Peter Weppler

ist bescheiden geworden. Ja früher, da habe er »so laienmäßig« Rock'n'Roll-Kurse belegt. Tanzen würde er schon gerne wieder. Dem stehe nichts entgegen, sagen die Ärzte. Schließlich kann er sein Kunstherz »auf fünf Stufen« regulieren. »Er muss einfach von 9 000 Umdrehungen pro Minute auf 12 000 hochgehen«, sagt der Chirurg, der die Operation vorgenommen hat, »das kann er am Gürtel verstellen.« Noch ist es nicht so weit, Weppler braucht zunächst Ruhe. Bald soll er ein Trainingsrad in sein Zimmer bekommen. Das wird Wepplers wichtigster Wettkampf. Aber er ist zuversichtlich, er weiß jetzt, wie er sich fühlt: »Ich merke, es wird wieder.«

Doch für Peter Weppler wurde es nur kurze Zeit nach der Operation »wieder« etwas. Er starb im Frühjahr 2002. Ihm sollte ein Spenderherz übertragen werden, dazu musste er Medikamente einnehmen, die sein Abwehrsystem schwächten. Er bekam eine Lungenentzündung, von der er sich nicht wieder erholte.

Wie fühlen Sie sich? »Um mich herum wurde es still, es gab kein Oben und kein Unten mehr, die Erde hörte auf, sich zu drehen, die Zeit blieb stehen, ich war alleine, ganz alleine mit mir. Ich hörte mein Herz klopfen, spürte meinen Atem, Tränen wollten fließen, aber sie kamen nicht. War das nur ein Albtraum? Ich wollte raus aus diesem Traum, aber er war Wirklichkeit.« So schildert Annette Rexrodt von Fircks die Augenblicke, nachdem ihr die Ärzte mitgeteilt hatten, dass sie Brustkrebs hätte – einen riesigen Tumor, der bereits die ganze Brust befallen hatte. Das war im Jahr 1998, Annette Rexrodt von Fircks war gerade 35 Jahre alt und hatte drei kleine Kinder. Für sie brach eine Welt zusammen. Schließlich wusste die junge Übersetzerin aus dem Rheinland, dass die Chancen auf Heilung am größten sind, wenn der Tumor frühzeitig erkannt wird. Bei ihr war er zum Zeitpunkt der Diagnose schon recht weit fortgeschritten. Wenig später wurden ihr beide Brüste abgenommen.

Annette Rexrodt von Fircks war verzweifelt, doch sie fasste Mut. Eine Psychologin riet ihr: »Entscheiden Sie sich für das Leben.« Ein guter Ratschlag – leichter gesagt als getan. Doch aus der anfänglichen Verzweiflung wurden schon bald Zuversicht und Überlebenswille. Die krebskranke Frau begann bereits während der Chemotherapie einen Brief zu schreiben, den sie an Kliniken und Tumorzentren schickte, um anderen Patienten Mut zu machen. Darin berichtete sie von ihrem Bemühen, nicht gegen, sondern mit der Medizin wieder gesund zu werden.

Die Chemotherapie fasste sie nicht als Feind, sondern als ihren zu dieser Zeit »besten Freund« auf. Im Bestrahlungsraum versuchte sie eine »kleine Oase« zu sehen, mit der Bestrahlung als »gutmeinender Sonne«, die alle Krebszellen zerschmelzen lasse. Sie sah sich nicht als Opfer einer Krankheit, sondern als »Täterin ihrer Gesundheit«, die aktiv am Heilungsprozess teilnahm.

Neben den positiven Vorstellungsbildern, die sie sich machte, versuchte Annette Rexrodt von Fircks noch an möglichst viele Informationen zu kommen. »Bringt mir Bücher statt Blumen mit«, bat sie die Besucher, die zu ihr ins Krankenhaus kamen. Sie las so viel sie konnte über Erfahrungsberichte, Krebsentstehung, Therapien, Atemtechniken und Selbstheilungskräfte.

Natürlich hat die Wissbegierde von Patienten Grenzen. Vor kleineren Eingriffen etwa wollen viele Kranke nicht mit ausführlichen Aufklärungsunterlagen belästigt werden. Wo muss ich unterschreiben, ist oft ihre Reaktion, wenn der Arzt ans Krankenbett kommt, um über mögliche Risiken und Komplikationen zu informieren. Manche Patienten wollen auch gar nichts über ihr Leiden wissen, sie scheuen die Konfrontation mit der Krankheit. Sie verdrängen die schreckliche Diagnose und wollen einfach nicht wahrhaben, dass sie schwer krank sind. »Es kommt immer wieder vor, dass wir mit Patienten zehnmal über ihren Tumor reden«, sagt Wiebke Arlt, Internistin an der Uniklinik Würzburg, »und dann ruft uns nach der Entlassung der Hausarzt an und fragt, warum wir den Patienten nicht über seine Krebserkrankung aufgeklärt haben.«

Bei Kindern ist der Umgang mit schweren Leiden direkter – und zumeist ein sehr bewusster. »Wichtig ist die altersgerechte Aufklärung«, sagt Charlotte Niemeyer, Krebsexpertin an der

Freiburger Unikinderklinik, »Kinder wollen die Krankheit verstehen und wissen, was das für sie bedeutet – auch schon im Vorschulalter.« Eine Erklärung, warum sie in die Klinik müssen, wollen alle Kinder haben. Und natürlich die Versicherung, dass sie wieder gesund werden. Dabei brauchen die Kinder Zeit, auf den Schock der Erkrankung auch ablehnend und wütend reagieren zu können. Ohne falsche Rücksichtnahme wird ihnen gesagt, wenn sie Leukämie haben – aber auch, dass man damit umgehen kann. »Dennoch weiß jedes Kind, das bei uns auf der Station ist, dass man daran auch sterben kann«, sagt Niemeyer, »die Angst vor dem Tod haben alle Kinder, auch wenn sie nicht direkt oder sehr viel später geäußert wird.« Kann man im Himmel auch Regenbogen malen, fragen manche Kinder dann beispielsweise.

Beate Gekle-Lang zeigt die »Katheterpuppe«, an der die Kinder lernen, wie Infusionen und Katheter aussehen, die sie selbst bald tragen müssen. Die Diplom-Psychologin betreut die krebskranken Kinder an der Freiburger Uniklinik. Auf dem Stationsflur läuft ein Sechsjähriger auf und ab und zieht einen Infusionsständer hinter sich her. Vor und zurück, immer wieder. Häufig lassen die Kinder ihren Empfindungen beim Spielen und Malen freien Lauf. Die Katheterpuppe wird dann mit Spritzen malträtiert, der »Gefühlssack« mit Farben ausgemalt, die für Zorn, Wut oder Angst stehen. »Die Kinder entwickeln erstaunliche Phantasien über die Krankheit«, sagt Gekle-Lang, »da ist Aufklärung ganz wichtig zur Entlastung.«

In der Aufklärung kann aber auch eine Belastung liegen. Schließlich wird den Krebskranken vermittelt, dass nur aufgeklärte Patienten, »erfolgreich« in der Bewältigung ihres Leidens seien. Das soll sie in der Auseinandersetzung mit dem Krebs stärken. Wer weiß, ob der Zwang, gut informiert zu sein, nicht manche Patienten überfordert. Ob nicht manche Patienten glauben, sie seien selbst dafür verantwortlich, wenn sie nicht gesund werden – weil sie sich zu wenig mit ihrer Krankheit auseinander gesetzt haben. Aber sie können ja selbst steuern, wie viel sie wissen wollen. Das reden die Erwachsenen sich zumindest ein.

Vom »idealen Kinderpatienten«, der mitarbeitet und informiert sein will, mag Charlotte Niemeyer deshalb nicht reden. Schließlich wird dadurch suggeriert, dass die Kranken selbst schuld sind, wenn sie einen Rückfall erleiden – etwa, weil sie nicht positiv genug mit ihrer Krankheit umgegangen sind. »Ob ein Rückfall kommt oder wie eine Therapie vertragen wird, hat nichts damit zu tun, ob das Kind böse oder fröhlich oder traurig ist«, sagt Niemeyer. Schuldgefühle spielen eine große Rolle. Die Kinder fragen sich: Was habe ich Böses im Kindergarten getan, war ich nicht lieb zur Oma und bin ich deswegen krank? »Kinder haben Schuldgefühle, krank zu sein«, sagt Niemeyer, »und die Eltern fragen sich natürlich auch, was sie falsch gemacht haben könnten. Ernährung, Zuwendung, Schwangerschaft – haben wir etwas versäumt?«

Viele Kranke haben unter vorschnellen Psychologisierungen zu leiden. Dabei werden allzu oft die Krankheitsfolgen – beispielsweise sozialer Rückzug oder Einschränkung der Alltagsaktivitäten – als Ursachen der Erkrankung angesehen. Haben Krebskranke sich zu wenig geschont und ihren Körper auf diese Weise anfällig gemacht? Sind ungewollt Kinderlose vielleicht nur noch nicht innerlich bereit für ein Kind? Ist es die Angst vor der Auseinandersetzung in der Leistungsgesellschaft, die chronisch erschöpfte Menschen müde werden lässt? Solche Vulgärpsychosomatik müssen sich Betroffene, deren Beschwerden noch nicht bekannt sind oder sich einer einfachen Erklärung entziehen, immer wieder anhören.

In der Vergangenheit war dies selbst bei Parkinson-Kranken der Fall. Patienten mit Schüttellähmung wurde unterstellt, sie hätten »starre Gefühlsregungen« und ihre Krankheit breche aus, weil sie ihre Affekte zu stark unterdrückten. Noch 1948 stellte ein amerikanischer Mediziner die Hypothese auf, Parkinson-Kranke seien zwanghaft und würden eine Maske tragen, mit der sie ihre aggressiven Impulse unterdrückten. Die Krankheit würde demnach auftreten, wenn Frustrationen oder traumatische Erlebnisse das psychische Gleichgewicht – und damit die Maske – zerstörten.

Mittlerweile ist seit Jahren bekannt, dass die Parkinson-Krankheit auf einer Degeneration von Hirngewebe beruht, wodurch weniger von der Überträgersubstanz Dopamin gebildet wird. Die Folge sind starre Bewegungen und das so genannte »Maskengesicht« – und nicht umgekehrt. Jetzt, da längst eine stoffliche Ursache für die Krankheit gefunden worden ist, würde niemand mehr einem Parkinson-Kranken die »Flucht« in sein Leiden oder eine typische Persönlichkeitsstruktur nachsagen.

Durch Information können Ärzte von Schuldgefühlen und Selbstvorwürfen entlasten. Wichtig dabei ist auch die Aufklärung über den Fetisch Laborwerte. Viele Patienten achten, auch wenn sie gesund sind, penibel auf die Schwankungen ihrer Blutwerte. Auf den Laborbögen ist ja immer ein Referenzbereich angegeben, innerhalb dessen alle Werte in Ordnung sind. Dennoch fragen Patienten immer wieder besorgt nach, wenn sich der Blutwert der oberen oder unteren Grenze nähert. Werden sie dann doch einmal krank, fühlen sie sich nachträglich bestätigt: Das war ja bei diesen Schwankungen der Laborwerte vorauszusehen.

In der Krebsmedizin spielen die so genannten Tumormarker für Patienten eine ähnliche Rolle. Bei den meisten Krebsformen geben sie nur äußerst ungenaue Hinweise auf den Verlauf der Erkrankung. Nur in Ergänzung zu den körperlichen Befunden, den Gewebeproben und bildgebenden Verfahren bei der Tumorsuche können sie hilfreich und aussagekräftig sein. Doch nicht wenige Kranke führen nach einer Krebsbehandlung Tabellen über den Verlauf des Tumormarkers, auch wenn alle anderen Kontrolluntersuchungen keine Anzeichen für neue Krebszellen oder Absiedlungen ergeben.

Natürlich gibt es Patienten, die auch nach ausführlichster Beratung noch unzufrieden sind und sich nicht ausreichend informiert fühlen. Es gibt Kranke, bei denen die Auseinandersetzung mit der Krankheit zum zentralen Lebenszweck geworden ist, zum wichtigen Bestandteil ihrer individuellen Bewältigungsstrategie, der sich durchaus positiv auf den Heilerfolg auswirken kann.

Hier besteht zumindest bei Krebserkrankungen ein großer Unterschied zwischen Kinder- und Erwachsenenmedizin. Tumore im Kindesalter wachsen schnell und sind häufig gut zu behandeln – daher die relativ guten Heilungschancen. In der Erwachsenenmedizin handelt es sich zumeist um langsamer wachsende Karzinome. Hier stehen oft so genannte palliative Maßnahmen im Vordergrund. Dadurch wird die Krankheit nicht geheilt, vielmehr geht es darum, Beschwerden zu lindern und die Lebensqualität zu verbessern. Dabei kann es nach Ansicht vieler Ärzte nützlich sein, wenn die Patienten sich bemühen, den Krankheitsverlauf aktiv zu beeinflussen.

Doch diese Fähigkeit ist nicht jedem Kranken gegeben. Es gibt unterschiedliche Strategien zur Bewältigung einer schweren Krankheit. Die einen weinen und sind verzweifelt. Andere werden aggressiv, wenn ihnen die Diagnose unterbreitet wird. Und manche wissen lange Zeit gar nicht, wie sie sich fühlen sollen.

Selbsterfahrung V: Vom Magen über die Brust in den Kopf

Im Sessel sitzend, blicken Sie bitte durchs Fenster in den Himmel. Mit etwas Geschick werden Sie in Ihrem Blickfeld bald zahlreiche winzige, bläschenartige Kreise wahrnehmen, die bei Stillhalten der Augen langsam nach unten sinken, beim Zwinkern aber nach oben schnellen. Bemerken Sie ferner, dass diese Kreise immer zahlreicher und größer zu werden scheinen, je mehr Sie sich auf sie konzentrieren. Erwägen Sie die Möglichkeit, dass es sich um eine gefährliche Erkrankung handelt, denn wenn die Kreise einmal Ihr ganzes Gesichtsfeld ausfüllen, werden Sie äußerst sehbehindert sein. Gehen Sie zum Augenarzt. Er wird Ihnen zu erklären versuchen, dass es sich um die ganz harmlosen mouches volantes *handelt. Nehmen Sie dann entweder an, dass er Masern hatte, als diese Krankheit in der Universitäts-Augenklinik den Medizinstudenten seines Jahrgangs erklärt wurde, oder dass er Sie aus reiner Nächstenliebe nicht vom unheilbaren Verlauf Ihrer Krankheit informieren will.*
Paul Watzlawick, *Anleitung zum Unglücklichsein*, 1982

Als Kind war ich von Erzählungen über verunglückte Schwimmer fasziniert. Ich weiß nicht, ob die Geschichten stimmten, aber es handelte sich um Leistungssportler, die vor dem Start wieder und wieder tief durchatmeten. Sie konzentrierten sich so stark auf sich selbst und auf den bevorstehenden Wettkampf, dass sie gar nicht bemerkten, wie sie hyperventilierten. Den Startsprung bekamen sie noch hin, dann dümpelten sie ohnmächtig im Wasser herum und mussten herausgezogen werden. Intensive Selbstbeobachtung und -suggestion schien wahre Wunderdinge bewirken zu können.

Anders gesagt: Man muss sich stark auf sich selbst konzentrieren und schon wird jedes Symptom schlimmer. Ich habe es später häufig ausprobiert und kann es nur empfehlen. Man sollte periodisch seine typischen Beschwerden überprüfen und sich fragen, ob sie noch tauglich sind. Schließlich nutzt sich selbst das eindrucksvollste Symptom allmählich ab, wenn es immer wieder zum Einsatz kommt. Und manche Leiden werden mit der Zeit einfach nicht attraktiver. Unsere Kleidung passen wir ja auch gelegentlich der Mode an.

Beipackzettel

Hyperventilieren

Auffälligste Symptome:
Kollaps im Pop-Konzert oder beim Sport; »Pfötchenhaltung« der Hände
Typische Zielgruppe/Verbreitung:
Sportler oder aufgeregte junge Mädchen
Vorteile:
dramatischer Auftritt
Nachteile:
abhängig vom Untergrund, auf den man fällt

Angefangen hatte ich, wie schon erwähnt, mit Bauchschmerzen. Okay, sie taten ihren Dienst, aber irgendwann war es dann auch gut. Mit dem Wechsel von der Grundschule zum Gymnasium ließen diese Beschwerden nach und das Zentrum des Leidens verlagerte sich weiter nach hinten. Ich war in den ersten Jahren der Pubertät schnell gewachsen. Mit 13 Jahren war ich bereits 1,86 Meter groß, doch bevor ich mit 16 meine endgültige Größe von 1,98 Meter erreichte, meldete sich der Rücken zu Wort. Besonders beim Fußball merkte ich einen ziehenden, dumpfen Schmerz in der rechten Kreuzbeingegend.

Unser Hausarzt verpasste mir zunächst ein riesiges abc-Pflaster. In meiner Erinnerung war es handtuchgroß, auf jeden Fall reichte es, um beim Sportunterricht und während des Trainings bei den anderen Eindruck zu schinden. Drei Wochen später waren die Beschwerden immer noch da. Ich konnte das Pflaster kaum entfernen. Von meinem Rücken mussten mehrere Röntgenaufnahmen angefertigt werden. Schließlich wurde eine Spondylolyse im Lendenbereich festgestellt, eine knöcherne

Schwachstelle in der Verbindung zwischen zwei Wirbelkörpern. Das hatte zwar den Vorteil, dass ich für ein halbes Jahr vom Schulsport befreit wurde, den gerade eine ältere Dame leitete, deren Übungen noch aus der BDM-Zeit zu stammen schienen. Aber leider riet mir der Orthopäde auch, meine Laufbahn im Fußballverein zu beenden. Das war hart. Aber nach einem halben Jahr Krankengymnastik und regelmäßigem Training im Schwimmverein gingen die Rückenbeschwerden zurück.

Immerhin ergab sich bei einer sportärztlichen Untersuchung noch die Sache mit dem erhöhten Blutdruck – im Kapitel »Selbstbeobachtung II« beschrieben (siehe S. 157 ff.). Auf Dauer fand ich jedoch wenig Gefallen daran, weil man kaum Beschwerden hat und die Sache eigentlich nur beim Arzt auffällt. Ähnlich erging es mir mit diversen Herzproblemen, aber die begleiteten mich ohnehin auf Schritt und Tritt.

Natürlich gab es in dieser Zeit, es muss vor und während der Pubertät gewesen sein, noch weitere mögliche Gesundheitsgefahren. Meine besorgte Mutter wurde nicht müde, mir einzuschärfen, kein Wasser auf Obst zu trinken, Unterhemden – und zwar am besten aus Angorawolle – zu tragen (wegen der Nieren), nicht zu schnell und zu kalt zu trinken, nicht auf Steinen zu sitzen, nicht die Augen zu verdrehen, weil sie sonst stehen blieben, und mich auch sonst vor allen möglichen Risiken zu schützen. Während ich unsere endlos langen Gartenzäune mit heute sicherlich längst verbotenen Holzschutzmitteln strich, machte ich mir ernstlich Sorgen um die mannigfachen Bedrohungen, denen mein junges Leben ausgesetzt war.

Beipackzettel

Wechselnde Symptome

Auffälligste Symptome:
es tut überall weh, jeder Körperteil kann betroffen sein
Typische Zielgruppe/Verbreitung:
Hypochonder in der Selbstfindungsphase
Vorteile:
man lernt seinen Körper besser kennen
Nachteile:
es gibt kaum Ärzte, die über alle Beschwerden Bescheid wissen
Nutzwert: ★★★★

Mit der Zeit rückte mein

Bauch wieder stärker in den Mittelpunkt. Da war doch was. Jetzt verspürte ich dann und wann ein ziehendes Stechen im rechten Unterleib. Irgendwann kam ich auf die Diagnose »Blinddarmentzündung«. In ihrer akuten Dramatik schien sie mir kaum zu übertreffen. Als ich mit 16, 17 die ersten Reisen allein unternahm, ließ ich einige Reiseziele bewusst aus, weil mir die medizinische Versorgung im Notfall nicht gewährleistet schien. Eine Zeit lang sammelte ich Berichte über berühmte Persönlichkeiten, die an einer Blinddarmentzündung zur unpassenden Zeit am unpassenden Ort gestorben waren.

In den ersten Semesterferien des Studiums wäre ich zusammen mit Tobias fast mit der Transsibirischen Eisenbahn von Moskau nach Wladiwostok gefahren. Wir hatten schon Landkarten und Reiseführer studiert. An einem lauschigen Frühlingstag gestanden wir uns dann ein, dass es mit der Reise nichts würde: Er hatte sich frisch verliebt, und ich bangte um die fachgerechte Entfernung meines Wurmfortsatzes in der Fremde, sollte er dort vereitern.

Kurzfristig stand auch die Hodentorsion auf meiner Liste, weil sie nicht nur auf Reisen, sondern schon bei harmlosen Freizeitaktivitäten drohte. Ein Studienkollege hatte sie sich beim Mountainbikefahren im Schwarzwald zugezogen. Die Vorstellung, wie sich die Hoden so sehr um die eigene Achse drehen, dass sie ihre eigene Blutversorgung abdrücken, war ekelhaft. Die Drehung muss mindestens 930 Grad betragen, damit nichts mehr geht. Eine Operation muss binnen weniger Stunden erfolgen, um eine irreparable Schädigung zu verhindern. Ich besuchte meinen Kommilitonen im Krankenhaus und malte mir lebhaft die entsetzlichen Qualen aus, die er durchgestanden haben musste. Ich litt schon bei der Vorstellung, während es ihm längst wieder gut ging.

Anschließend machte ich während des Studiums noch einige Erfahrungen mit diversen Hautkrankheiten. Von besonderem Reiz sind Allergietests, da immer etwas gefunden wird und man machtlos ist.

Während einer Krankenhausfamulatur im walisischen Cardiff entwickelte ich dann neue Beschwerden. Andere Länder, andere Leiden. Ich verspürte plötzlich während der Arbeit einen mal stechenden, mal bohrenden Schmerz im großen, rechten Zeh. Im Nachhinein mag dies die Strafe dafür gewesen sein, dass ich inmitten der zumindest im Krankenhaus stilsicheren Briten (jeder Arzt trug Krawatte unter dem Kittel) mit pinkfarbenen Socken und Sandalen durch die Flure des Cardiff Royal Infirmary stiefelte. Aber das erkannte ich damals nicht – ich machte mir ernsthafte Sorgen um meine Gesundheit. Ich klagte einem Oberarzt namens Pete mein Leid. Pete war sehr einfühlsam und versuchte mich zu beruhigen, erwähnte aber beiläufig, dass es bei Diabetikern gelegentlich zu ähnlichen Missempfindungen komme. Sofort ließ ich meinen Blutzucker testen, aber es war alles in Ordnung und das eigentümliche Leiden bald wieder verschwunden.

Beipackzettel

Hodentorsion

Auffälligste Symptome:
Notfall, anschwellende Hoden, starke Schmerzen
Typische Zielgruppe/Verbreitung:
männlich
Vorteile:
keine
Nachteile:
Familienplanung und Verhütung könnten obsolet werden
Nutzwert: ★

Eine neue Welt tat sich nach dem Ende des Studiums auf. Die Zeiten waren nicht leicht, es gab private Irritationen und berufliche Umwege. Plötzlich schien alles nicht mehr so selbstverständlich wie zuvor. Das Leben wurde mühsamer. Nach der Trennung von einer langjährigen Freundin setzte plötzlich dieser Schwindel ein. Es war ein harter, langer Winter, und auf eisigem Untergrund hatte ich das Gefühl, den Boden unter den Füßen zu verlieren. Später brauchte ich dann kein Glatteis mehr, der Schwindel war auch so vorhanden. Ich hatte – auch wenn mir nicht schwindelig war – Angst davor, dass mir schwindelig werden könnte, ich achtete penibel auf meine Schritte und beobachtete mich ständig selbst, wobei mir natürlich erst recht schwindelig wurde.

Neurologische Untersuchungen und als Abschluss eine Kernspin-Aufnahme folgten. Die Untersuchungsergebnisse waren weitgehend normal. Aber halt, war da nicht dieses leicht abweichende Muster im EEG? Nichts Besorgnis erregendes, aber es reichte, um meine Symptome weiter zu kultivieren. Und im Kernspin war auch alles in Ordnung, bis, ja bis auf diese kleine Unregelmäßigkeit. Wohl nur eine Anomalie im Verlauf einer Vene, nichts Schlimmes. Ich solle mir keine Sorgen machen, meinte der freundliche Radiologe. Nein, warum auch? Ich hatte ja lediglich eine weitere Diagnose.

In letzter Zeit habe ich es mit einem neuen Leiden versucht. Es hat sich eher zufällig ergeben. Eine Spätfolge, der Tatsache geschuldet, dass ich besonders gute Zähne habe und bis vor kurzem immer damit prahlen konnte, seit 15 Jahren nicht mehr beim Zahnarzt gewesen zu sein. Das war auch nicht nötig gewesen, denn mein Naturgebiss war nur von einer Plombe verunziert, und die war seit meinem 19. Lebensjahr fest verankert.

Als ich wegen dieser Plombe vor wenigen Monaten nun doch zum Zahnarzt musste, hatte ich kurz zuvor einen Artikel über Oralphobie gelesen. Wer daran leide, so war zu erfahren, habe so viel Angst vor dem Zahnarzt, dass er einen Termin um jeden Preis vermeide. Ich traute mich zweimal hin, doch die angedrohte Wurzelbehandlung ließ in mir die Überzeugung wachsen, dass ich eventuell auch an Oralphobie litt. Schließlich schwitzte ich auf dem Stuhl, mein Puls raste, und ohne den monotonen Sprechgesang des Dentisten wäre ich kaum zu beruhigen gewesen. Den wichtigen noch ausstehenden Termin zur Hauptbehandlung habe ich mehrmals

Beipackzettel

Oralphobie

Auffälligste Symptome:
Angst vor dem Zahnarzt
Typische Zielgruppe/Verbreitung:
alle Altersgruppen, beide Geschlechter
Vorteile:
kurzfristig erspart man sich unangenehme Momente
Nachteile:
langfristig bekommt man schlechte Zähne
Nutzwert: ★★★

abgesagt und bis heute nicht wahrgenommen. Aus Krankheitsgründen, wie ich der Sprechstundenhilfe mitteilte.

Zur Zeit bin ich weitgehend beschwerdefrei, trotz diverser Diagnosen. Ein trügerischer Zustand. Denn fast alle Symptome, Schmerzen und Beschwerden, die ich schon einmal hatte, kann ich schnell wieder hervorrufen. Der Körper erinnert sich. Nicht immer auf Anhieb, aber mit ein bisschen Anstrengung gelingt es meist. Alles ist eine Frage der Konzentration und Selbstbeobachtung. Beides habe ich gut im Griff, ich kenne mich inzwischen ein bisschen.

Nur in die andere Richtung muss ich noch üben. Das Lindern und Ignorieren der Beschwerden sollte ich verbessern. Denn leider klappt es noch nicht, dass die Symptome auch wieder verschwinden, wenn ich nur intensiv genug an sie denke.

Nachwort: Zur Zukunft des Leidens

Ich fliege, ein krächzender Rabe,
über mich selber hin.
Ich bin zum Glück nicht sehr gesund.
Und – Gott sei Dank –
auch nicht sehr krank.
Joachim Ringelnatz, *Frühling hinter Bad Nauheim*

Niemand will krank sein. Trotzdem haben die Menschen gelernt, ihrem Wohlbefinden zu misstrauen. Das hat zu kuriosen Ergebnissen geführt: Mit der Häufigkeit von Krankheiten und der zahlenmäßigen Schätzung der Betroffenen verhält es sich mittlerweile wie mit Reliquien vom Kreuze Christi. Würde man alle vermeintlich echten Nägel, Späne, Splitter und Balken, die rund um den Globus als authentische Überbleibsel verehrt werden, zusammentragen, entstünde ein riesiges Kreuz von mehreren hundert Metern Kantenlänge.

Man müsste sich die Mühe machen, alle verfügbaren Zahlen und Schätzungen von Medizinern, Krankenverbänden, Interessenvertretungen und Selbsthilfegruppen zu addieren. Hier scheint das Motto zu gelten: Wer bietet mehr? Nach den in Deutschland kursierenden Angaben wäre die Zahl der von diversen Leiden Betroffenen wahrscheinlich höher als die Einwohnerzahl des Landes. Nun kann zwar jeder Einzelne an mehreren Gebrechen leiden. Dennoch zeigt sich: Der Glaube an die Krankheit ist ungebrochen. Und nichts ist schlimmer, als Leidenden ihre Krankheitsüberzeugung zu nehmen und die Schwere ihrer Beschwerden anzuzweifeln.

Es gab Zeiten im alten China, da wurden die Ärzte nur so lange bezahlt, wie die Menschen gesund blieben. Bei Erkrankung wurde das Honorar für die Mediziner vorübergehend eingestellt. Diese Zeiten sind vorbei, doch das bedeutet nicht zwangsläufig, dass heutige Ärzte an einer Verlängerung der Leidenszeit ihrer Patienten interessiert sind. Dennoch beeinflusst die Medizin unser Leben immer stärker. Menschen werden krank geredet und krank gemacht – und häufig machen sie sich selber krank. Dazu werden Krankheiten erfunden, manche Krankheiten machen Karriere, andere werden vergessen und verdrängt.

Unsere Wahrnehmung von Gesundheit verflüchtigt sich unter dem Diktat von Risikoabwägungen und Wahrscheinlichkeitsrechnungen. Wie schon gesagt: Es gibt kaum noch Gesunde – nur Menschen, die nicht gründlich genug untersucht worden sind. Durch den Fortschritt der Medizin wird unser Alltag immer stärker von der Heilkunde bestimmt, die Pathologisierung unserer Lebensläufe hat längst begonnen: Mehr als die Hälfte aller Schwangerschaften gilt nach den Kriterien der modernen Medizin als Risikoschwangerschaften. Wir alle tragen genetische Risiken in uns, und der körperliche Verfall, so wird uns suggeriert, schreitet beständig fort. Nervenzellen werden abgebaut, Schlagadern verkalken und die Leistung unserer Organsysteme nimmt, kaum dass wir die Pubertät hinter uns haben, kontinuierlich ab. Ein weites Feld für Heilkundige wie Scharlatane aller Art.

Die Medizin hat in den Jahrzehnten seit dem Zweiten Weltkrieg fortwährend ihren Zuständigkeitsbereich ausgeweitet und ihren Teil zur Medikalisierung des Lebens beigetragen. Schon heute sind die Folgen spürbar. Immer häufiger ist nicht mehr nur von den möglichen Schäden und Komplikationen einer Erkrankung die Rede, sondern auch von den Nebenwirkungen von Prävention, Diagnostik und Therapie. Die Hochleistungs- und Absicherungsmedizin schafft sich damit einen Teil ihres Bedarfs selbst: Unter den Schlagwörtern »Vorbeugung«, »Screening« und »Risikominimierung« werden Gesunde untersucht und behandelt. Schon jetzt gibt es in den Praxen der Ärzte immer mehr Gesunde mit Befunden, die keine Bedeutung haben, und immer mehr Kranke ohne Befund.

Uwe Reinhardt, ein origineller amerikanischer Ökonom, warnte bereits vor Jahren vor den Folgen, sollten die Gesundheitssysteme in ähnlicher Form weiter expandieren und sich an den Inhalten der Medizin nichts ändern. Die USA würden von Küste zu Küste zu einem riesigen Krankenhaus werden – in dem jeder Bewohner entweder arbeite oder als Patient aufgenommen werde oder beides. Es ist anzunehmen, dass diese Prognose nicht nur auf die USA, sondern auf alle industrialisierten Länder zutrifft.

Die Folgen dieser Entwicklung sind grotesk, heute schon. Eine im Frühjahr 2002 publizierte Untersuchung erbrachte das paradoxe Ergebnis, dass die Menschen in den USA sich weniger gesund fühlen als die Bewohner des indischen Bundesstaates Bihar, obwohl die Amerikaner ein Vielfaches für ihre Gesundheit aufwenden und eine weit höhere Lebenserwartung haben.

Und so kommt es, dass in Deutschland 10,7 Prozent des Bruttosozialprodukts für Gesundheit ausgegeben werden (im Jahr 2001 entsprach dies etwa 270 Milliarden Euro), und das Land weder bei den einschlägigen Gesundheitsparametern noch bei der Lebenserwartung auf den vorderen Plätzen steht. Nur in den USA und der Schweiz wird prozentual noch mehr Geld für die Gesundheit verbraucht, doch auch diese Länder nehmen im Vergleich hintere Ränge ein.

Anlass genug, die gegenwärtigen Konzepte der Medizin zu hinterfragen. Denn das Geld wird in den meisten Staaten nicht für die Gesundheit, sondern zur Behandlung von Krankheiten verwendet. Maßnahmen und Programme zur Gesunderhaltung werden kaum unterstützt, 95 Prozent der Ausgaben fließen in die Diagnose und Therapie von bereits eingetretenen Krankheiten. Mittlerweile hat sich das Dilemma auch unter fortschrittlichen Ärzten herumgesprochen. Das Fachblatt *British Medical Journal* widmete der Frage »Zu viel Medizin?« im April 2002 ein Themenheft.

Teil dieser Entwicklung ist auch eine veränderte Einschätzung des Alters. Das Nachlassen der Leistungsfähigkeit mit dem Älterwerden wird immer seltener als normaler Vorgang angesehen, sondern als »krankhafte« Schwäche, die mit den Mitteln der modernen Medizin korrigiert und kuriert werden müsse. Da der Anspruch hoch und die Therapie umfassend ist, wird kaum noch auf Spontanheilungen und Verläufe vertraut, bei denen es auch durch Abwarten zur Gesundung kommt.

Natürlich tragen die Menschen selbst durch ihr Verhalten dazu bei, krank zu werden. Sie sind immer erreichbar, arbeiten nachts, schalten Radio oder Fernseher ein, um selbst abzuschalten. Sie setzen sich schädlichen Stoffen aus und vernichten ihre Lebensgrundlagen. Und schließlich ist der Mensch das einzige Lebewesen, das sich freiwillig Schlaf entzieht. Das hat Folgen – nicht unbedingt sofort, aber langfristig.

Und dann treffen sie auf Ärzte. Noch immer unterliegen viele Mediziner dem »Zwang zur Diagnose« und machen weder sich noch ihren Patienten klar, dass diese Untersuchung oder jener Befund zu keinerlei Konsequenzen führen wird. Und die Patienten nehmen die scheinbare Entlastung durch Vorsorgeergebnisse zum Anlass, die Eigenverantwortlichkeit für ihre Gesundheit nicht so wichtig zu nehmen. Dabei wird außer Acht gelassen, dass viele Screening-Verfahren keineswegs mit einer verbesserten Überlebenschance oder gar einer gesteigerten Lebenserwartung einhergehen und dass es – wie in diesem Buch geschildert – etliche Leiden gibt, die sich nicht mit den üblichen medizinischen Messverfahren und Diagnostika erfassen lassen.

Die Heilslehren und Behandlungsversprechen der Medizin überlagern diese Einschränkungen jedoch allzu häufig. Die Heilungsaussichten, die von neuen Therapiemöglichkeiten abgeleitet werden, sind mehr als vage. Bezeichnenderweise sind es zumeist Grundlagenforscher und keine klinisch tätigen Ärzte, die in Bereichen wie Gentechnik und Stammzellforschung eine neue Ära der Medizin heraufbeschwören. Dies trägt nicht dazu bei, die Kranken in ihrer Sicht der Erkrankung, der Wahrnehmung des eigenen Körpers und der eigenen Leistungsfähigkeit zu bestärken. Diese wichtige Krankheitsbewältigung kann durch die hohen Ansprüche der Kranken und der Medizin an sich selbst misslingen, wenn das Klassenziel der totalen Gesundung nicht erreicht wird. Und wann wird es das schon?

Die meisten der in diesem Buch beschriebenen Krankheiten und Leiden werden von der gegenwärtigen Medizin nicht ausreichend wahrgenommen. Der vorherrschende Gesundheitsbegriff reicht dafür nicht aus. »Er beschreibt das gute Funktionieren einer Maschine – einer sehr komplizierten Maschine, die man aber zerlegen kann in Teilmaschinchen«, sagte Thure von Uexküll, Nestor der Psychosomatik in Deutschland, anlässlich eines Gesprächs im Frühjahr 2001: »Die WHO-Definition von Gesundheit – das Vorhandensein von körperlichem, psychischem und sozialem Wohlbefinden – ist eine bunte Luftblase, es fehlt der Medizin eine Definition des erlebenden Körpers. Eine Definition für Seele hat sie auch nicht, wenn beides getrennt formuliert wird. Das Menschenbild der Medizin ist technokratisch. Der biotechnisch nicht fassbare Inhalt geht verloren, um den kümmern sich die meisten Mediziner nicht, da denkt man, der wäre gegeben.«

Und so gibt es trotz des rasanten medizinischen Fortschritts immer mehr Störungen unserer Befindlichkeit und eine scheinbar neue Art des Leidens. Doch nicht nur die Krankheiten haben sich verändert, sondern auch das Verhältnis zwischen Arzt und Patient. Es gibt nicht mehr den einen Arzt wie früher, der den Menschen durch alle Höhen und Tiefen begleitet. Medizin ist heute mehr Dienstleistung als Betreuung. Es ist ein Kennzeichen der Moderne, dass Vertrauensverhältnisse zu Personen immer seltener werden. Sie werden ersetzt durch Vertrauensverhältnisse zu Institutionen. Man vertraut Fluggesellschaften sein Leben an, Versicherungen seine Risiken. Das lässt sich auch in der Medizin beobachten. Die Ausbildung, die Spezialisierung in Institutionen soll Qualität garantieren.

Die ausgebildeten Kranken von heute gehen deshalb nicht primär zum Hausarzt, sondern gleich zum Spezialisten. Anspruchsvolle Patienten suchen den auf, den sie für den Experten halten –

sogar den Hals-Nasen-Ohren-Arzt, wenn sie Schnupfen haben. Die Medizin kommt diesem Bedürfnis mit ihrer Differenzierung entgegen – mittlerweile gibt es Ärzte für jede Kleinigkeit; einen für das rechte, einen für das linke Bein.

Doch trotz der zunehmenden Spezialisierung bleiben die Menschen verunsichert. Ihnen fehlt etwas. Eine Ursache liegt sicher in der Verwissenschaftlichung und Technologisierung der Medizin. Damit ist nicht die zum anti-medizinischen Klischee geronnene »Hightech-Medizin« gemeint, sondern die Forderung, dass alle Verfahren der Diagnose, Behandlung und Prognose überprüfbar und kontrollierbar sein sollen – im Labor, mit Statistiken, durch Studien. Das soll die Sicherheit erhöhen und das Vertrauen in die Medizin stärken. Doch das Gegenteil ist der Fall. Denn um wissenschaftlich Medizin zu betreiben, muss Vergleichbarkeit gewährleistet sein. Bei dieser Standardisierung kommt das Individuelle zu kurz. Spezifische Eigenheiten der Patienten spielen keine Rolle mehr. Das führt zu dem Paradox, dass sich die Patienten im Bestreben nach mehr Sicherheit und Qualität letztendlich weniger aufgehoben fühlen.

Ärzte werden in ihrer Ausbildung und Berufspraxis geschult, in Kategorien zu denken und auf jene Merkmale der Patienten zu achten, die verallgemeinert werden können. Das Ergebnis ist offenkundig: Für Ärzte ist es wichtiger, die Krankheit oder das Organ gut zu kennen als die Patienten. Hier findet eine Entindividualisierung der Heilkunde statt. Diese Tendenz gibt es seit dem Ende des 19. Jahrhunderts – in den letzten 20, 30 Jahren hat sie sich jedoch massiv verstärkt. In dieser Zeit sind wesentliche neue technische Verfahren hinzugekommen; Ultraschall, Computer-Tomographie, endoskopische Operationen und Transplantationen wurden neu eingeführt.

Dieses Phänomen ist natürlich nicht bei allen Ärzten zu beobachten. Entscheidend ist das Selbstverständnis des Arztes. Es gibt auch heute noch Ärzte, die ihren Beruf als Kunst verstehen und den Patienten als Gesamtpersönlichkeit auffassen, der nicht in Organe und Einzelteile zerlegt werden kann. Zumeist haben diese Mediziner auch einen anderen Wertehorizont. Dem gegenüber steht der Arzt als Techniker, der vor allem seine Wissenschaft oder seine Methode gut beherrscht. Es gibt ja Ärzte, die »können nur Ultraschall«.

Dies ist kein Vorwurf, sondern ein Dilemma: Der Arzt, der seine Technik perfekt beherrscht, erfüllt die Sehnsucht nach dem Optimum – aber wahrscheinlich nicht den Wunsch nach umfassender Betreuung und Fürsorge. Hier kollidieren zwei Wunschziele. Denn heutige Ärzte können nicht gleichzeitig alle Techniken perfekt beherrschen und zugleich der gütige Hausarzt sein, der alle Lebensumstände des Patienten kennt. In der zunehmenden Technisierung der Medizin ist die Teilung in Spezialisten und Generalisten bereits angelegt. Je mehr Wissen und Technik zur Verfügung stehen, desto stärker muss Kompetenz aufgeteilt werden. Für die Beherrschung mancher Methoden muss man primär Instrumente bedienen können und Techniker sein – und nicht Patienten gut betreuen können. Das heißt nicht, dass solche Mediziner herzlose Technokraten wären, aber die Anforderungen, die an sie gestellt werden, sind in erster Linie methodischer Natur. Und häufig fehlt die ärztliche Persönlichkeit, die alles wieder zusammenführt.

Die Patienten tragen ihren Teil zum »neuen Leiden« bei: Der immer häufigere Arztwechsel entspricht einer verbreiteten Konsumhaltung. Dazu gehören Wahlfreiheit und der Wunsch nach Optimierung: So wie es Lebensabschnittsgefährten im privaten Bereich gibt, nimmt sich der mündige Patient den Teilleistungsexperten als Arzt. Die Vorstellung eines Treueverhältnisses zwischen Arzt und Patient wird immer seltener. Die Art unserer Bindungen hat sich generell verändert. Auch den Tante-Emma-Laden, in dem wir alle Besorgungen erledigen, gibt es kaum noch. Einen Teil kaufen wir im Supermarkt, einen Teil im überteuerten Spezialgeschäft, wo nur höchste Qualität in Frage kommt. Damit einher geht eine neue Unverbindlichkeit. Alle Angebote können wahrgenommen werden. Und man kann die Kundenbeziehung beinahe jederzeit beenden – auch in der Medizin.

Aus dieser Konsumentenhaltung folgt: Je mehr Aufklärung, desto besser und desto optimaler die Behandlung. Einerseits. Andererseits sind Patienten natürlich überfordert, wenn sie zwischen verschiedenen Möglichkeiten der Behandlung wählen sollen. Den Patientenwunsch nach Betreuung und Umsorgtsein kann selbst die bestmögliche Therapie nicht befriedigen. Außerdem sind wir mit unserem subjektiven Leiden in diesem Prozess befangen. Wir sind ein Teil davon. Wenn man als Patient die Folgen für eine Behandlung tragen muss, die man selbst gewählt hat, ist das existenziell. Hier wünschen sich inzwischen viele Menschen, die Ärzte mögen ihnen die Entscheidung abnehmen.

Und so steigen mit dem Wandel der Krankheitsbilder und ihrer unterschiedlichen Bewertung auch die Ansprüche und Erwartungen an die Medizin. Die Bereitschaft, Leid und Entbehrung als Teil unserer Existenz wahrzunehmen, ist gesunken. Die Medizin muss in diesem Prozess immer öfter die Pufferfunktion übernehmen. Doch ein Rundumsorglospaket wird es nie geben. Vielleicht werden wir eines Tages die genetischen Grundlagen des Lebens vollständig entschlüsselt haben. Den Quellen unserer Befindlichkeit und ihrer Störungen werden wir nie ganz auf den Grund gehen.

Der renommierte Psychiater Klaus Dörner brachte das »Leiden an der Gesundheit« im September 2002 im *Deutschen Ärzteblatt* auf den Punkt: »Je mehr ich für meine Gesundheit tue, desto weniger gesund fühle ich mich. In diesem Sinne ist Gesundheit eben nicht machbar, nicht herstellbar, stellt sich vielmehr selbst her. Gesundheit gibt es nur als Zustand, in dem der Mensch vergisst, dass er gesund ist.« Diese Selbstvergessenheit lassen wir selten zu. Eine Befindlichkeitsindustrie aus Ärzten, Patienten, Pharmaunternehmen und Betroffenengruppen, die jede Abweichung zur Krankheit erklärt, sorgt schon dafür, dass uns ein Zustand ohne Beschwerden suspekt vorkommt. Unsere süße Sorge um das Selbst tut ein Übriges. So wird der Malade krank. Und die anderen werden unheilbar gesund.

Dank

Den Kranken und Gesunden, die in diesem Buch vorkommen, danke ich sehr dafür, dass sie mir Einblicke in Last und Leid, Lust und Wohlbefinden gewährt haben. Denen, die weder krank noch gesund sind oder die nicht wissen, wie sie sich fühlen sollen, danke ich auch, sofern sie mit ihrer Geschichte und ihren Geschichten zu diesem Buch beigetragen haben.

Für viele hilfreiche Anregungen und die Lektüre von Teilen des Manuskripts danke ich besonders herzlich Ulrich Bröckling und Christian Strub sowie Stephan Fessen, Martin Halter und Ilona Rubi-Fessen. Literaturhinweise und andere Tipps gegeben haben Christof Goddemeier, Hermann von Mertens, Klaus Reinhardt, Martin Fischer, Lukas Trabert, Reimer Hinrichs, Klaus Koch, Thomas Kleine-Brockhoff, Rudolf Walther, Christina Berndt, Joachim Kalka, Sabine Rückert und Wolfgang Abel – danke dafür. Vielen Dank auch an Thomas Karlauf. Und den allergrößten Dank natürlich an Silke.

Zitierte Literatur und Literaturempfehlungen

I. Die richtige Vorbereitung

Die ständige Sorge um das fragile Selbst: Leiden mit dem Organ nach Wahl

David B. Morris: *Krankheit und Kultur. Plädoyer für ein neues Körperverständnis.* München 2000

Monica Greco: »The Duty to be Well: Personal Agency within Medical Rationality«, in: *Economy and Society* 1993; 22: 357-72

Monica Greco: *Illness as a Work of Thought. A Foucauldian Perspective on Psychosomatics.* London 1998

Stress als Prinzip

Aaron Antonovsky: »A somewhat Personal Odysse in Studying the Stress Process«, in: *Stress Medicine* 1990; 6: 71-80

Tilman Borsche: »Der Reiz. Schwierigkeiten einer neuzeitlichen Bestimmung der lebendigen Natur«, in: *Allgemeine Zeitschrift für Philosophie* 1991; 16/2: 1-26

Allergisch gegen alles und jeden

Kursbuch Heft 129: Ekel und Allergie. Berlin 1997

Lothar Jäger: *Allergien. Ursachen, Therapien, Vorbeugung.* München 2000

M. Gassner-Bachmann, B. Wüthrich: »Bauernkinder leiden seltener an Heuschnupfen und Asthma«, in: *Deutsche Medizinische Wochenschrift* 2000; 125: 924-931

Selbsterfahrung I: Herz, was willst du mehr?

James F. Fixx: *Das komplette Buch vom Laufen.* Frankfurt a.M. 1979

Melvin Hershkowitz: »Penile Frostbite, an unforeseen Hazard of Jogging«, in: *New England Journal of Medicine* 1977; 296: 178

II. Besser leiden in jeder Lebenslage

Leiden für jüngere Frauen: PMS, Abzählreime und andere Hormonopfer

Norbert Kluge: »Positives Körpererleben und Sexualleben auf dem Lande«, in: *Sexualmedizin* 2000; 7: 203

Robin Baker: *Sex im 21. Jahrhundert. Der Urtrieb nd die moderne Technik.* München 2000

Carl Djerassi: *This Man's Pill. Sex, die Kunst und Unsterblichkeit.* Innsbruck 2001

Leiden für ältere Frauen: Krank auf Rezept

Writing Group for the Women's Health Initiative Investigators: »Risks and Benefits of Estrogen plus Progestin in Healthy Postmenopausal Women«, in: *Journal of the American Medical Association* 2002; 288: 321-333

S.W. Fletcher, G.A. Colditz: »Failure of Estrogen plus Progestin Therapy for Prevention«, in: *Journal of the American Medical Association* 2002; 288: 366-367

Thomas Laqueur: *Auf den Leib geschrieben. Die Inszenierung der Geschlechter von der Antike bis Freud.* München 1996

Leiden für Männer: Potenzverlust, Last mit der Lust und *mors in coitu*

Katrina Amstrong, Sanford J. Schwartz, David A. Asch: »Direct Sale of Sildenafil (Viagra) to Consumers over the Internet«, in: *New England Journal of Medicine* 1999; 341: 1389-91

Bo Coolsaet: *Der Pinsel der Liebe. Leben und Werk des Penis.* Köln 1999

Hartmut Porst: *Die gekaufte Potenz. Viagra, Sex, Lifestylemedizin.* Darmstadt 1999

Leiden für Dumme: Ach, Zucker macht krank?

Lynn Payer: *Medicine and Culture. Varieties of Treatment in the United States, England, West Germany and France.* New York 1988

Leiden für allein erziehende Mütter: Wie Kinder krank gemacht werden

Peter Cohrs, H.-J. Sternowsky: »Depression und Angst bei Müttern von Kleinkindern«, in: *Monatsschrift für Kinderheilkunde* 2002; 150: 501-507

Richard Smith: »In Search of ‚Non-Disease'«, in: *British Medical Journal* 2002; 324: 883-885

Leiden für Kinder: Hyperaktivität und Aufmerksamkeitsdefizit

Kinderärztliche Praxis: Soziale Pädiatrie und Jugendmedizin: Sonderheft »Unaufmerksam und hyperaktiv«, 15.1.2001, 72. Jahrgang, Mainz. (Darin finden sich etliche Beiträge zur ADHD.)

K.H. Krause, J. Krause, G.E. Trott: »Diagnostik und Therapie der Aufmerksamkeitsdefizit-/Hyperaktivitätsstörung im Erwachsenenalter«, in: *Deutsche Medizinische Wochenschrift* 1999; 124: 1309-1313

Michael Passolt (Hg.): *Hyperaktivität zwischen Psychoanalyse, Neurobiologie und Systemtheorie.* München / Basel 2001

Edward M. Hallowell, John J. Ratey: *Zwanghaft zerstreut. Die Unfähigkeit aufmerksam zu sein.* Reinbek 1999

Leiden für Lehrer: Pisa-Versager, Burnout-Syndrom und Frühpensionierung

Mirella Carbone, Joachim Jung: *Friedrich Nietzsche. Langsame Curen. Ansichten zur Kunst der Gesundheit.* Freiburg 2000

Leiden für Ärzte: Suchtgefahr und Sackgasse Motivationkrise

Lynne Lamberg: »If I Work Harder, I Will Be Loved. Roots of Physician Stress Explored«, in: *Journal of the American Medical Association* 1999; 282: 13-14

Tosha B. Wetterneck et al.: »Worklife and Satisfaction of General Internists«, in: *Archives of Internal Medicine* 2002; 162: 649-656

Richard Smith: »Why Are Doctors so Unhappy?«, in: *British Medical Journal* 2001; 322: 1073-1074

Samuel Shem: *The House of God.* New York 1978 (deutsche Ausgabe München 1996)

Leiden für Ossis: Nach der Wende kamen das Fett und die Hämorrhoiden

Elmar Brähler, Horst-Eberhard Richter: »Deutsche – zehn Jahre nach der Wende«, in: *Aus Politik und Zeitgeschichte* 1999; 45/99: 24-31

Andreas Mielck: »Comparison of Health Inequalities between East and West Germany«, in: *European Journal of Public Health* 2000; 10: 262-267

Laurence McFalls: »Die kulturelle Vereinigung Deutschlands«, in: *Aus Politik und Zeitgeschichte* 2001; 11: 23-29

Dietrich Mühlberg: »Beobachtete Tendenzen zur Ausbildung einer ostdeutschen Teilkultur«, in: *Aus Politik und Zeitgeschichte* 2001; 11: 30-38

Leiden für die Vorsorge: Brustkrebs, Prostatakrebs und der Streit ums Screening

Ole Olsen, Peter C. Goetzsche: »Cochrane Review on Screening for Breast Cancer with Mammography«, in: Lancet 2001; 358: 1340-1342

Gerd Gigerenzer: »Der unmündige Patient«, in: *Kursbuch* 145 (Der laufende Schwachsinn) 2001; 145: 132-144

Ingrid Mühlhäuser: »Mammographie-Screening informierte Entscheidung statt verzerrte Information«, in: Frauke Koppelin, Reiner Müller, Annelie Keil, Ulrike Hauffe (Hg.): *Die Kontroverse um die Brustkrebs-Früherkennung. S. 79-90. Bern 2001*

U.S. Preventive Services Task Force Staff: Guide to Clinical Preventive Services: Report of the U.S. Preventive Services Task Force. Baltimore 1996

Eric Chamot, Thomas Perneger: »Misconceptions about Efficacy of Mammography Screening: a Public Health Dilemma«, in: *Journal of Epidemiology and Community Health* 2001; 55: 799-803

Rüdiger Meyer: »‚Culture based medicine'. Landessitten und Therapierichtlinien«, in: *Deutsches Ärzteblatt* 1999; 96: C2084 (Heft 45)

Martin Fischer, Werner Bartens (Hg.): *Zwischen Erfahrung und Beweis. Medizinische Entscheidungsfindung und evidenzbasierte Medizin.* Bern 1999

Leiden am Mythos: Cholesterin – ein Bösewicht macht Karriere

Dieter Lenzen: *Krankheit als Erfindung. Medizinische Eingriffe in die Kultur.* Frankfurt a.M. 1991

Uffe Ravnskov, Udo Pollmer: *Mythos Cholesterin. Die zehn größten Irrtümer.* Stuttgart 2002

Leiden am eingebildeten Mangel: Der Streit um die Vitamine

Petra Werner: *Vitamine als Mythos. Dokumente zur Geschichte der Vitaminforschung.* Berlin 1998

Hans-Ulrich Grimm, Jörg Zittlau: *Vitaminschock. Die Wahrheit über Vitamine: Wie sie nützen, wann sie schaden.* München 2002

Leiden am unvollkommenen Selbst: Der Boom der Schönheitschirurgie

A. Crisp: »Dysmorphobia and the Search for CosmeticSurgery«, in: *British Medical Journal* 1981; 282: 1099-1100

Gero von Randow (Hg.): *Wieviel Körper braucht der Mensch?* Hamburg 2001

Leiden an unerfüllten Wünschen: Kinderlosigkeit und die Versprechen der Medizin

Martin Spiewak: *Wie weit gehen wir für ein Kind? Im Labyrinth der Fortpflanzungsmedizin.* Frankfurt a.M. 2002

William A. Silverman: *Where's the Evidence? Debates in Modern Medicine.* New York 1998

***Selbsterfahrung II:* Leiden an übermäßiger Selbstbeobachtung – wenn der Blutdruck steigt**

Karl Robert Rosa: *Das ist Autogenes Training.* Frankfurt a.M. 1983

III. Modekrankheiten für alle: Die Top Ten und andere Aufsteiger des Jahrzehnts

Wenn die Beine nicht zur Ruhe kommen: Restless Legs

Wolfgang H. Oertel, Karin Stiasny, Thomas C. Wetter, Claudia Trenkwalder: »Restless-Legs-Syndrom: Die vergessene Krankheit«, in: *Deutsches Ärzteblatt* 2000; 97: A2932-2940 (Heft 44)

Schön, wenn der Schmerz nachlässt: Tennisarm, Joggerknie und andere Sportleiden

Josef H. Reichholf: *Warum wir siegen wollen. Der sportliche Ehrgeiz als Triebkraft in der Evolution des Menschen.* München 2001

Zygmunt Baumann: »Philosophie der Fitneß«, in: *die tageszeitung* 25.3.1995

Kaputt und ausgelaugt: Chronische Erschöpfung

J.G. Scadding: »Essentialism and Nominalism in Medicine: Logic of Diagnosis in Disease Terminology«, in: *Lancet* 1996; 348: 594-596

P. Whiting: »Interventions for the Treatment and Management of Chronic Fatigue Syndrome: A Systematic Review«, in: *Journal of the American Medical Association* 2001; 286: 1360-1368

Peter D. White et al.: »Predictions and Associations of Fatigue Syndromes and Mood Disorders that Occur after Infectious Mononucleosis«, in: *Lancet* 2001; 358: 1946-1954

Wenn es dunkel wird: Depression

Rainer Tölle: *Depressionen erkennen und behandeln.* München 2000

Robert Burton: *Anatomie der Melancholie. Über die Allgegenwart der Schwermut, ihre Ursachen und Symptome, sowie die Kunst, es mit ihr auszuhalten.* Zürich / München 1988

Gregory E. Simon et al.: »An International Study of the Relation between Somatic Symptoms and Depression«, in: *New England Journal of Medicine* 1999; 341: 1329-1335

Ian Hacking: *Multiple Persönlichkeit. Zur Geschichte der Seele in der Moderne.* München 1996

Immer auf Sendung: Elektrosmog

Maria Blettner et al.: »Mobilfunk und Gesundheit: Noch keine gesicherten epidemiologischen Studien verfügbar«, in: *Deutsches Ärzteblatt* 2000; 97: C662-665 (Heft 13)

P.D. Inskip et al.: »Cellular-Telephone Use and Brain Tumors«, in: *New England Journal of Medicine* 2001; 344: 179-186
Dimitrios Trichopoulos, Hans-Olov Adami: »Cellular Telephones and Brain Tumors«, in: *New England Journal of Medicine* 2001; 344: 133-134
Daniel Paul Schreber: *Denkwürdigkeiten eines Nervenkranken.* Berlin 1995

Vielfach-Chemikalien-Unverträglichkeit und Sick Building Syndrome

Michael Nasterlack, Thomas Kraus, Renate Wrbitztky: »Multiple Chemical Sensitivity«, in: *Deutsches Ärzteblatt* 2002; *99: A2474-2483 (Heft 38)*
Hans Rüdiger Röttgers: »Psychisch Kranke in der Umweltmedizin«, in: *Deutsches Ärzteblatt* 2000; 97: A835-840 (Heft 13)

»Mentale Epidemien« und andere Leiden mit den Medien

Benoit Nemery et al.: »Mass Sociogenic Illness«, in: *Lancet* 1999; 354: 77
T.F. Jones et al.: »Mass Psychogenic Illness Attributed to Toxic Exposure at a High School«, in: *New England Journal of Medicine* 2000; 342: 96-100
Burckhard Müller-Ullrich: *Medienmärchen. Gesinnungstäter m Journalismus.* München 1996

Die Inflation der Süchte

Marya Hornbacher: *Alice im Hungerland. Leben mit Bulimie und Magersucht.* Frankfurt a.M. 1999
Claudia Wiesemann: *Die heimliche Krankheit. Eine Geschichte des Suchtbegriffs.* Stuttgart 2000
Heinz Schott: »Das Alkoholproblem in der Medizingeschichte«, in: *Deutsches Ärzteblatt* 2001; 98: A1958-1962 (Heft 30)
Christian Schneider, Karl-Ernst Bühler: »Arbeitssucht« in: *Deutsches Ärzteblatt* 2001; 98: A463-465 (Heft 8)

Leiden an der lauten Stille: Vom Tinnitus zum Brummton

Claudine Herzlich, Janine Pierret: *Kranke gestern, Kranke heute: Die Gesellschaft und das Leiden.* München 1991

Selbsterfahrung III: **Die persönliche Fitnesswelle**

Volker Caysa (Hg.): *Sport ist Mord. Texte zur Abwehr körperlicher Betätigung.* Leipzig 1996

Niklas Luhmann: *Soziologie des Risikos.* Berlin / New York 1991

IV. Leiden in der Abstiegsrunde: Krankheiten, die »out« sind

Vom Herzinfarkt zu Karoshi

Jürgen Hesse, Hans Christian Schrader: *Die Neurosen der Chefs. Die seelischen Kosten der Karriere.* München 1996

Rudolf Schenda: *Gut bei Leibe. Hundert wahre Geschichten vom menschlichen Körper.* München 1998

Vom Magengeschwür zum Reizdarm

Ottmar Leiß: »Ärztliche Weltbilder: Helicobacterisierung psychosomatischer Konzepte?«, in: *Deutsches Ärzteblatt* 2001; 98: A886-890 (Heft 14)

J. Hotz et al.: »Konsensusbericht: Reizdarmsyndrom – Definition, Diagnosesicherung, Pathophysiologie und Therapiemöglichkeiten«, in: *Zeitschrift für Gastroenterologie* 1999; 37: 685-700

Sherwin Nuland: *Der Blick unter die Haut. Der Weg der Medizin von der Magie zur Wissenschaft – und zurück.* München 2002

Erinnerungen an den Geschlechterkampf: Migräne

Axel Heinze: »Migräne – wenn es hämmert und pocht«, in: *Deutsches Ärzteblatt* 2001; 98: C708-709 (Heft 14)

Klaus Bergdolt: *Leib und Seele. Eine Kulturgeschichte des gesunden Lebens.* München 1999

Es ist ein Kreuz: Rückenschmerzen

Tilman Spengler: *Wenn Männer sich verheben. Eine Leidensgeschichte in 24 Wirbeln.* Reinbek 1998

Nur noch Folklore: Nervenzusammenbruch

Jürgen Link: *Versuch über den Normalismus. Wie Normalität produziert wird.* Opladen 1996

Vernachlässigte Leiden: Fortschritt – das sind immer die anderen

Thomas Schlich: »Die Konstruktion der notwendigen Krankheitsursache: Wie die Medizin Krankheit beherrschen will«, in: Cornelius Borck (Hg.): *Anatomien medizinischen Wissens.* Frankfurt a.M. 1996, S. 201-229

Peter Kemper (Hg.): *Die Geheimnisse der Gesundheit. Medizin zwischen Heilkunde und Heiltechnik.* Frankfurt a.M. 1996

Werner Bartens: *Die Tyrannei der Gene. Wie die Gentechnik unser Denken verändert.* München 1999

Verdrängte Leiden: Die neuen alten Seuchen und die Macht der Mikroben

Ken Alibek, Stephen Handelman: *Bioterror. Tod aus dem Labor.* München 2001

Laurie Garrett: *Das Ende der Gesundheit. Bericht über die medizinische Lage der Welt.* Berlin 2001

Laurie Garrett: *Die kommenden Plagen. Neue Krankheiten in einer gefährdeten Welt.* Frankfurt a.M. 1996

Tom Mangold, Jeff Goldberg: *Plague wars. The terrifying reality of biological warefare.* New York 1999

Judith Miller, Stephen Engelberg, William Broad: *Germs. Biological Weapons and America's Secret War.* New York 2001 (deutsche Ausgabe: *Virus. Biologische Waffen – die unsichtbare Front.* München 2002)

Vergessene Leiden: Eisenbahnkrankheit, Hysterie und Chlorose

Wolfgang Schivelbusch: *Geschichte der Eisenbahnreise. Zur Industrialisierung von Raum und Zeit im 19. Jahrhundert.* Frankfurt a.M. 2000, 1977

Franziska Lamott: *Die vermessene Frau. Hysterien um 1900.* München 2001

Philip Sarasin: *Reizbare Maschinen. Eine Geschichte des Körpers 1765-1914.* Frankfurt a.M. 2001

***Selbsterfahrung IV:* Hautkrankheiten und Ekzeme**

Matthias Augustin, Erwin Schöpf: *Psoriasis. Ursachen und Therapie der Schuppenflechte.* München 1999

V. **Behandlungsresistent bleiben: Diagnosen kann man nie genug haben**

Wenn Ärzte Krankheiten erfinden

Wolfgang Harth, R Linse: »Botulinophilie. Die neue Lifestyle-Venenophilie«, in: *Der Hautarzt* 2001; 52: 312-316
G. Reichel, A. Stenner: »Aktionsinduzierte Handdystonie bei einem Sportschützen. ‚Dystonia sagittariorum athleticorum'«, in: *Aktuelle Neurologie* 2002; 29: 85-87
G. Lloyd: »Medicine without Signs«, in: *British Medical Journal* 1983; 287: 539-541
P. Debbelt, H.J. Assion: »Paranoia erotica (de Clérambault-Syndrom) bei affektiver Störung«, in: *Der Nervenarzt* 2001; 72: 879-883
Ulrich Streeck: »Die generalisierte Heiterkeitsstörung – Diagnose, Differentialdiagnose, Therapie«, in: *Forum der Psychoanalyse* 2000; 16: 116-122
Ulrich Streeck: »Noch einmal zur ‚generalisierten Heiterkeitsstörung'«, in: *Forum der Psychoanalyse* 2000; 17: 94-96

Neue Krankheiten durch Absicherungs- und Hochleistungsmedizin

J.S. Goodwin: »Geriatrics and the Limits of Modern Medicine«, in: *New England Journal of Medicine* 1999; 340: 1283-85
Gereon Heuft et al.: »Funktionelle Störungen bei älteren Menschen«, in: *Deutsches Ärzteblatt* 2000; 97: A2310-2313 (Heft 36)
Michel Foucault: *Die Geburt der Klinik. Eine Archäologie des ärztlichen Blicks.* Frankfurt a.M. 1988
Paul Virilio: *Die Eroberung des Körpers. Vom Übermenschen zum überreizten Menschen.* München 1996

Der Wunsch nach dem Optimum: Der Trend zur »zweiten Meinung«

Jerome Groopman: *Second opinions. Stories of Intuition and Choice in the Changing World of Medicine.* New York 2000
Michael Jeismann: *Obsessionen – Beherrschende Gedanken im wissenschaftlichen Zeitalter.* Frankfurt a.M. 1995

Krankheitsüberzeugung beibehalten, Selbsthilfegruppe gründen

Jerome Groopman: »Hurting all over. With so many People in so much Pain, how Could Fibromyalgia not Be a Disease«, in: *The New Yorker* 2000, 13. November, 78-92

David B. Morris: *The Culture of Pain.* Berkeley 1991

Psychosomatik für Anfänger: Schuldgefühle und der schwere Weg zur Heilung

Wolfgang Schmidbauer: *Die subjektive Krankheit. Kritik der Psychosomatik.* Reinbek 1986

Charles E Rosenberg, Janet Golden (Hg.): *Framing Disease. Studies in Cultural History.* New Brunswick 1992

Scott D. Miller, Barry L. Duncan, Mark A. Hubble: *Jenseits von Babel. Wege zu einer gemeinsamen Sprache in der Psychotherapie.* Stuttgart 2000

***Selbsterfahrung V:* Vom Magen über die Brust in den Kopf**

Susan Baur: *Die Welt der Hypochonder. Über die älteste Krankheit des Menschen.* Zürich 1991

Paul Watzlawick: *Anleitung zum Unglücklichsein.* München 1988

Nachwort: Zur Zukunft des Leidens

Wolfgang Wieland: *Diagnose. Überlegungen zur Medizintheorie.* Berlin / New York 1975

Klaus Dörner: »In der Fortschrittsfalle«, in: *Deutsches Ärzteblatt* 2002; 99: A2462-2466 (Heft 38)

Thure von Uexküll: »Braucht die Medizin ein Menschenbild?« Vortragsmanuskript. Basel, 22. November 2000

»Too much Medicine?« in: *British Medical Journal* 2002; 324: 859-926

Register